中國近代中醫藥期刊彙編

第一輯

9

紹興醫藥學報

上海辭書出版社

目録

代派處

紹城 教育館
紹城 紹興公報社
紹城 阜通錢莊
柯鎮 傅伯揚君
安昌 嚴繼春君
杭州 謝丹初君
杭州 貫翰香君
湖州 李浩生君
湖州 阮屏候君
蘇州震旦醫院陸炳常君
嘉興 姚定生君
廣東衛生醫學報館 余伯華君 顧鳴盛君

中江 王問樵君
中江 醫學研究所
中江 自新醫院
南京 濮鳳笙君
江陰 馮箴若君
天津 婁公館
奉天 王叔眉君
奉天 會文書局
奉天 興仁胡同裘吉生君
潮州 新羣書局
臨平 嬰堂 陳樾喬君

紹興醫藥學報 己酉五月第十三期

本期目錄

◉◉本社徵文啓

本社以研究爲名。原以各個人之智識有限。冀得互相交換之益。組織社報。亦爲社員一得之愚。質諸海內。以求指正。與他報之提挈社會。引導國民爲質者。性質不同。願閱報諸君。時賜讜論匡勸。敝報當照登載之多寡。答相當之報酬。其不登載之稿。恕不檢還。

◉◉敬告醫藥兩界諸君啟

醫界諸君。藥界諸君。亦聞我中國數千年來。積習深痼之宗教醫藥。一躍而入於政治醫藥者乎。諸君如未有所聞。請看數日中肅邸之整頓醫學。江督之考試醫生之章程。可也。諸君聞之。爲喜爲憂。未敢知也。惟聞醫生而不知藥。藥師而不知醫。民命相關之大事業。而不學無術者操之。可乎否乎。醫院設立者教會也。藥品販賣者外商也。諸君總不以同胞生命計。亦當以一已立足計也。本社之設。有鑒於斯。冀以各人之學識閱歷。互相交換。千慮一得。豈眞不能漸臻發達。以存立於競爭劇烈之塲者耶。諸君盍起而共扶之。

◉◉請閱醫藥學報以重生命啟

嘗考德日維新。首重醫學。英初變政。先講衛生。故近今歐美日各國醫林藥界。精益求精。新理新法。日出不窮。朝登報紙。暮達通衢。與國醫之自私自秘而不顯者大相逕庭。吾儕對之能不悚惶。又且吾國病家不講衛生。不知看護。若遇重病危症。惟持一日一至之醫生。一日一服之方藥。庸有濟乎。甚或迷信鬼神。受愚巫卜。仙方靈丹。雜藥亂投。及至人財兩失。始痛詆醫藥之貽誤。土偶之無靈也。悔何及已。本社有鑒於斯。特為慎重生命起見。不揣固陋。研究中西醫學。凡生理病理證治方藥。以及衛生事宜。看護要則。與夫通俗簡便療法。靡不廣收博採。逐期刊列報章。似此苦心孤詣。應亦各社諸君所曲諒焉。敢乞 仁人君子。體天地好生之德。存民吾同胞之心。逢人說項。廣勸購閱。庶病家智識日開。而醫家亦不得不力求進步也。頹風既挽。壽域同登。本社實深厚望焉。

本社公啟

會員一覽表

右表分會董、名譽贊成員、贊助員、義務職員、普通會員五項。義務職員仍以票數之多寡爲先後。

會董

翁又魯廣文

名譽贊成員

孫寅初君

贊助員

徐友丞君　王子餘君　張若霞君　何壽萱君　丁仲祜君

義務職員

姓名	科目	住址	姓名	科目	住址
何廉臣	內科兼產科	寶珠橋	趙逸仙	內科兼產科	長橋
駱保安	兒科兼內科	接龍橋			

以上正副會長兼任編輯
包越湖　內科兼產科　倉橋街　任漢佩內科兼喉科　童家衖
陳心田　內科兼產科　觀音衖　胡東皋內科兼產科　義恩寺前
陶芝蘭　內科兼婦科鏡淸寺前　楊質盦內科兼兒科　繆家橋
汪竹安　兒科　　斷河頭　陳誼臣　內科　　魚化橋
周越銘　內科兼婦科作揖坊　樊星環　內兒婦三科　謝公橋
胡幼堂　內科　　大路　高愼生　內科　　教場沿
何幼廉　內科兼產科宣化坊　范少泉　內科　　錦鱗橋
嚴紹岐　內科兼產科官塘橋　酈鳳鈞　內科　　廣寧橋
以上評議員
曹炳章　內科　致大藥棧　會計員
吳麗生　內科　廣甯橋　何小廉　內科兼兒科　宣花坊
以上書記員

史愼之 內科 酒務橋下　趙晴孫 內科 廣寧橋

以上庶務員

普通會員

裘吉生 遊瀋　胡瀛嶠 年老辭職 眼科

舒欽哉 親病辭職 內科東街　李錦帆 戒烟辭職 內外婦科

姚小漁 內科 府直街　高光瑞 痧科 大路

施莘耘 遊瀋　蔡鏡清 事繁辭職

嚴繼春 兒科兼內科 安昌　李容栽 內科兼產科 樊江

傅伯揚 兒科兼內科 柯橋　魏芳齋 外科兼內科 湖塘

錢少堂 產科 石門檻　謝福堂 內科兼婦科 菖蒲漊

章吉堂 外科兼內科 道墟廟漊　王傳經 針科 大路

孫康候 眼科兼內科 香橋　潘文藻 內科 鮑家衖口

駱國安 兒科兼推拿 接龍橋　駱靜安 兒科 接龍橋

陳樾喬 兒科兼內科 臨平　王伯延 內科 西咸歡河

傅克振 內科 湖塘　俞少湄 內科兼喉科 袁家坆

金蔚卿 內科兼婦科 謝公橋

催繳去年報費

本報定章應將進出各款。彙結報銷。所有去年之報欵未清者務勿從速惠下以了前欠倘置之不理本報准將該欠戶姓名住址詳列下期報上俾衆咸知公欵攸關非本會好爲此不情之舉也奉勸諸子君毋吝此小費而貽笑大方也可

本報新增內容之預告

敬啟者本報自去年六月創辦以來已將一載銷數逐期加多現已再版惟外埠疊有來函皆云內容尚欠豐富閱者恒引以爲憾本館擬從本年六月起將內容新增六頁每本加報價二分全年墨銀八角仍月出一册外埠定報則以半年爲率倘蒙熱心諸君願爲派分務乞 郎惠好音不勝盼禱之至

本報館謹啓

虔製犀珀至寶丹

時邪蒙閉世多混治蒙則邪犯包絡溼蒙用太乙紫金丹熱蒙用紫雪丹皆稱神效閉則直入心臟若痰迷心竅以清心至寶安宮牛黃等丸治之獨於血塞心房一症如男子熱邪陷營婦人熱入血室及產後瘀血衝心小兒痧疹內陷急驚暴厥皆非尋常丸丹所能奏效本堂存心濟世遍採良方虔製是丹靈應無匹不敢自秘以貢病家湯引列後◉一治熱邪陷營便通用鮮生地汁熱童便調服便閉煎生錦紋川連等分調服內閉外脫煎人參青竹皮調服◉一治婦人熱入血室便秘煎桑葉丹皮廣鬱金等分調服便閉煎桃仁製錦紋等分調服血脫不在此例◉一治產後瘀血衝心挾風寒煎當歸桃仁乾薑桂枝等分調服風熱煎歸尾桃仁白薇竹葉等分調服崩厥不在此例◉一治小兒痘痧內陷煎蟬衣薑虫紫草茸櫻核等分調服痰食內閉不在此例◉一治急驚暴厥煎羚角石菖蒲廣鬱金芽茶等分調服慢驚不在此例

浙紹天保堂敬啓

看護學問答預定價

看護學之關於醫家與病家已於五月初十日申報及紹興公報中登載詳矣茲因購者紛至而書爲印刷未及尚不出版抱歉實深爰定預購價以答惠顧者之雅原價二角預購者七折同行預購上十冊者六折五十冊者五折書准六望日出版出版後不能援例折算

紹興大路內紹興教育館

總發行所水澄巷內第一

支店同啓

花柳病療法之緒論

上海譯書公會來稿

余治花柳病學有年矣久欲以經驗之法勒爲一書而未暇也今歲乃克成之名曰花柳病療法其第一章花柳病歷史第二章淋病第三章軟性下疳第四章梅毒第五章實驗花柳病新藥方刊既竣乃撮大要而序之曰

花柳病者淋病軟性下疳梅毒之總稱也淋病俗名白濁古謂之癃淋與癃古通用見素問其原因有一種病菌大抵與不潔之婦人交媾而來不潔之婦人者指患淋病或白帶或月經未凈或陰戶內發炎而言其不潔之液體入男子尿道內約一二日則尿道灼熱稍有分泌液小便之際覺尿熱異常而發疼痛陰莖稍腫時時來疼痛性勃起經過數日則分泌液變爲黃色如膿狀尿道口發赤色而腫小便時其痛益劇此爲急性淋病用法治之易愈若怠於療治往往變爲慢性慢性朝起時略有分泌物久之則有尿道狹窄之危險

軟性下疳者亦從不潔之交媾而起有一種特異之病毒侵入於陰部遂發爲潰瘍大抵覺疼痛有不潔之滲出物如豚指狀此爲限於一處之疾患異於梅

毒之發於全身也

梅毒之病源菌其形爲螺旋狀從皮膚或粘膜之損傷侵入多發於包皮龜頭尿道口大陰唇子宮頸等處如豆大之結節名曰硬性下疳有時結節崩壞而成潰瘍是時者不用法治愈則結節內之病菌遂經淋巴管而入淋巴腺其腺卽硬結腫脹發於小腹之左右謂之橫痃是時若仍不療治則病菌從鼠蹊腺（卽發橫痃之處）而達於血中以循環於全身以達於周身之淋巴腺所以頸腺項腺後頭腺肘腺腋窩腺等均有腫脹之處其腫脹也初則如豌豆大其後往往如瘰癧焉此乃梅毒之第一期也自傳染後約五六十日遂有惡寒頭痛腰痛體温昇騰食慾不振身體倦怠等症梅毒遂達於肌膚之表而發爲梅毒性薔薇疹其疹爲赤色圓形多發於軀幹又發梅毒性蕾疹其疹扁平而硬固多發於顏面又發梅毒性乾癬其癬爲白而有光澤之鱗屑多在手掌及足蹠又生扁平贅肉其肉稍隆起蒙以灰白色且惡臭之沈着物多發於肛門周圍兩陰唇間及陰莖與陰囊交界等處此外又有頭蓋骨及脛骨多於夜間作痛

梅毒性關節炎咽頭粘膜生潰瘍此爲梅毒之第二期也是時若用完全之驅梅法可以除其根焉梅毒在第二期若失於療治則其毒將不現於外皮而入於內臟其內臟成護膜腫形卽肝臟梅毒脾臟梅毒肺臟梅毒睪丸梅毒腦及脊髓梅毒是也其梅毒侵及軟口蓋則軟口蓋變成潰瘍遂至穿孔言語爲鼻聲食物有向鼻腔而流者梅毒侵及骨膜與骨質則頭蓋骨脛骨鎖骨胸骨等處生硬固之隆起亦有骨質變壞或鼻骨腐蝕者此爲梅毒之第三期也

花柳病以軟性下疳爲最輕以梅毒爲最重梅毒之所以重因失於療治之故初發硬性下疳以不痛而自以爲輕症繼而鼠蹊腺腫亦以不痛而私心自慰不知養癰成患病毒日深皆因不痛而怠於療治或雖云療治而爲醫生所誤患病者輾轉彷徨直至於焦頭爛額而後已焉嗚呼何不自惜之甚也余甚憫之故譯述是書以救吾國之患花柳病者余平日所用之藥凡一百八十餘方病者皆獲奇效雖歷數十年不復發不敢自秘刊之爲全書之殿使業醫者有所採擇焉

緒論

宣統元年己酉三月上旬無錫丁福保仲祜識

廉按丁君仲祜余畏友也博覽古今郵通中外自乙未以迄戊申所著醫籍已出二十餘種皆切於時用之書有志斯道者亟應購備而瀏覽之

國民衛生宜重飲食論　楊質安

余讀衛生學論至慎重飲料辨別食品不禁喟然曰西人知攝生哉間嘗名醫著述有與六旬以外最宜者反本而已反本者反乎上古人之所食也上古之人嗜食鮮果果仁而肉與素菜其後起者也橙橘蘋果肥果葡萄香蕉以及番茄之屬凡果之熟而乾者少淡氣少土質鹽質果仁如杏仁榛子胡桃等皆極滋補能發體內元陽若魚與鷄子乳與酥酪等則尤多涵蛋白汁者也其次若乳酪之渣與家禽之屬則聊備一格非上品也餅餌之乾者較果肉難化且易膠塞致胃腸乾燥故多食烤燥饅首恒致胃弱因乾硬之物經腹中熱氣先成膠料俟胃火變爲格羅考司(脂果與蜂蜜內之糖料)始易消化茶酒咖啡大麥水與濃烈之酒不過感動腦氣縱能奮興亦多流弊故以少飲爲宜無已惟

飲乳較佳然食時徐爲咬咀則津液自生至酒雖廢飲可也惟食果者兼可代飲米麥餅餌類皆燥血得果中所吸天然佳露以調濟之則血清而腸潤宜其爲上選也麪食者燥血而蔬食者又難以養生必戒絕乾餌少食米麪每食必以鮮果果仁爲君旁及羔犢與一切稺幼畜肉而後能收滋養之全功宣發本體元陽之妙用也脫令鮮果不能常得則以熟水浸潤乾果使復其初而食之亦佳俗喜食麩麪不托雖難消化而能磨去胃中之垢亦有可取至論糖料果汁所結者一至胃之上層卽化而甘蔗黍米蘿蔔所成者必須經胃之內層始能消化又鹽於椒類凡辛熱之品皆爲震盪血脈之用調養適宜者不用爲貴聞之居法一生取用於猿猴不血食亦不穀食專食果與果仁其時講動物學者甚韙之以爲人固果食之動物也醫博士受汶司所著延年益壽編化分食物究其利害列表二十餘種土質鹽質以果肉果仁爲最少畜類之肉次之蔬菜又次之五穀荳屬爲最多果中無含養氣之蛋白質一名膠質與微絲質（此質結聚血管易致人老）且多半含有酸質如檸檬酸蘋果酸葡萄酸等此

飲食論（第十三期論文）

酸能消膠質與微絲質。能使血不重濁。而助消化。凡人年愈老。迴血管之功用愈衰。血不重濁。則暢行無礙。周回更捷。兼能涼血。不使血之熱度。與天氣懸殊。遇冷畏縮。而養氣與有益之料。耗散自少。米飯亦易消化。但含土質鹽質亦多。果品非但至胃即化。而所含滋養之料。多半至胃即吸入血內。非如五穀之餅餌。必歷胃之上中下三層。始能將養料化入血內。故養生家以食果品瘦肉爲最宜。空腹切勿過勞。凡事量力而行。莫傷筋骨。居常多備汽水爲飲。啜烹調之用。沙漏所瀝之雨水。雖不甚清潔。亦佳。礦水頗貴。維葡萄功用酷似之。歷驗不爽。而葡萄尤能滋補培精。足生精液。平肝益腎。寬腸利氣。且燐酸極多。利於補腦。腦氣流行。則肢體靈動。其糖料入胃即化於血內。膠料又能生汁助胃消化。食素之人。每喜葡萄。此其證也。其他助火之品。雖助消化。不若使胃火常足。而無藉乎此。尤爲養生上策。鄙人體氣素弱。常病胃酸。飯後伏案。則尤甚。會長何兼臣兄饋以瑣達片。試服頗效。蓋六腑以通爲補。以消爲用。胃中化力薄弱。酸汁停頓。而胃病成矣。當此競爭時代。强種爲先。若講公衆衛生。共享康健。不亦社會中之幸福乎。

西醫謂人之知覺運動皆屬於腦中醫則謂屬心兩說孰是　中國醫學會春季課題考取第九名試卷

陳樾喬

夫人爲萬物之靈而能卓立其上者以有神明之靈智也顧靈智之作用西醫以腦系爲之機關其論腦也曰腦髓曰脊髓最要者爲腦系即腦氣筋也腦髓充滿頭顱質如豆腐前部曰大腦後部曰小腦小腦之下延長如帶通於脊骨之中下達腰部即爲脊髓腦系兩兩對生潔白如絲十二對出於腦髓三十一對出於脊髓其末端分爲極細之支線散布全身又分兩種感光音臭味寒熱痛癢而報之於腦者曰知覺腦線受命於腦而運於肌肉者曰運動腦線洵如所言則腦爲人身之主宰者也蒙不敏竊以腦系雖爲全體之機軸而司其機者究賴心主之神明有以激發而鼓動之也蓋心主之神明於人身內外百體無所不到而腦尤爲其駐治之所凡耳目口鼻以及四肢百骸之腦系皆出於腦腦系者心神之幹僕也人身內感外觸皆由腦系報知心神然後心神即命腦系行其所欲爲其關係宛如電報腦髓猶總局也四肢猶分局也其間散布之支系猶接連之電線也而總司機關發行電文者實心臟之神明有以主之

春季課題　一第十三期論文

者也。然則西醫謂人之知覺運動。皆屬於腦。而中醫則謂屬心。蒙以中外之學說徵之。腦與心臟。無非同爲神明之城府。謂人之記憶力屬腦則可。以爲人之知覺運動專屬於腦◎則不可也◎雖然。人身之腦。部中醫固重視之。素問靈樞亦且詳言者矣。經脉篇曰。人始生。先成精。精成而腦髓生。五臟別論曰。腦髓骨脉膽女子胞。此六者。地氣之所生也。大惑論曰。筋骨血氣之精。而與脈並爲系。上屬於腦。後出於項中。五臟生成篇曰。諸髓者皆屬於腦。海論曰。腦爲髓之海。又曰。髓海有餘。則輕勁多力。自過其度。髓海不足。則腦轉耳鳴。脛痠眩冒。目無所見。決氣篇曰。精液補益腦髓。又曰色夭。腦髓消。五癃精液別曰。五穀之精液。和合而爲高者。上滲入於骨空。補益腦髓。而下流於陰股。此外如秦越人難經二十四難曰。足少陰氣絕。則骨枯。少陰者、冬脈也。伏行而溫於骨髓。故骨髓不溫。即肉不著骨。骨不相親。即肉濡而却。齒長而枯。髮無潤澤者。骨先死也。又六十難曰。頭心之病。有厥痛。有眞痛。入連在腦者。名、眞頭痛。其五臟氣相干。名、厥頭

婦科證治略說

金蔚卿

治婦人病有數難焉。氣體孱弱。易觸六淫。而又不任重劑。一難也。心地窄狹。易感七情。而又不知曠達。二難也。諱疾忌醫。畏藥如虎。三難也。情多隱曲。忸於明言。四難也。俯仰隨人。不能一心調理。藥無得半之功。五難也。姑嫜之諑詬。兒女之啁啾。妯娌之微言冷語。既悶且煩。往往因服藥而反以增病。六難也。或信靈神。或疑寃鬼。求籤問卜。服藥不專。七難也。且遇醫之諒直者。則畏其規勸。遇醫之諂媚者。則樂其逢迎。謝高手而喜庸流。服藥安能中病。八難也。有此八難。而婦人之病危矣。丹溪云。寧治十男子。莫醫一婦人。豈有鑑於此哉。僕於斯科。雖非專門。而凡登門就診者。用藥頗極注意。且時時委曲開導。使之避難就易。憶數十年來。治經多人。輕則肝氣。重則肝鬱。始而猶易。繼則漸劇。先因氣滯。而後延及血病。或爲經阻。或有愆期。或瘀而骨蒸發熱。或結瘕而攻衝注痛。或血枯而火衝咳逆。或胎前而肝虛欲墜。或產後犯他故而成蓐勞。或瀉利而土敗腫脹。沈痼根牢。難以盡述。或先經他處診治。及至余醫。多是冷炙殘羹。然而既就余治。無不細心審視。故治而愈者倘夥。不中竅者轉就他手亦或不免。至論調經安胎諸法。對症施治。皆顯而易露者也。獨停經一症。而欲決其爲孕爲閉。則於所論八難之外。又一大難也。余究心有年。是脈應何適從。以爲臨診者斷攷。內經素問云。何以知懷子之姙且生也。身有病而無邪脈也。）言婦人懷孕、多有嘔惡頭痛不食諸症、）又曰、手少陰脈動甚者。姙子也。金匱云。婦人得平脈陰脈小弱。其人渴不能食。無寒熱。名姙娠。（平脈者、不見病脈、一如平人也、）內經又謂陰搏陽別。謂之有子。（言尺部得胎氣而滑搏、與寸部逈別也、）難經云。女子以腎系胞。三部脈浮正等。按之不絕者。有姙也。（亦言按陰氣而不絕也。）以僕觀之。諸家議論雖多。總以陰搏陽別。與身有病而無邪脈二說。爲確切之証。他如脈細數似虛勞。脈弦濇似瘀滯。亦有作姙脈看者。此則須以証印合。不得專憑脈象。然見此脉而姙者。生兒每多不育。以氣血素虧。故脉無確證也。至若沈堯封診周氏婦一案。則偶一有之。不足爲典要。學者不可以其新奇而謬信之也。

往往因吐血、鼻血、血痰、血便、血屎而亡。加之肺炎、精神病、耳病、腦病等、往往與痘瘡同發。一病未愈。他病又來。其不招亡者幾希。此痘病死數之所以多也

論天花痘之預防法

豫防之法。雖有多端。其效最確。法甚簡而發明最早者。卽種痘而已。種痘之能防痘於未病。我中國知之最早。吳謙曰(古有種痘一法。起自江右。達於京畿。究其所源。云自宋眞宗時。峨嵋山有神人出。爲丞相王旦之子種痘而愈。遂傳於世)其說雖甚渺茫。要我中國實發明種痘之先祖。遠傳四方。外人普受其益。稱道不置。卽如西歷一千一百十七年。駐在康司推剔腦潑兒之英國公使門台痕夫人。亦曾行此法於其子女。不幸我古法後經各國學士考驗。知有因行此法而身亡者。天花痘蔓延。因之反猖狂者。由是失信於人。一千七百九十八年。遂有種牛痘新法之發明。起於英國。一時風行。迄今未衰。雖我中國亦有行之者矣。以理揆之。實有益而無害。我雖中人。亦不得不捨舊就新。誠望我國醫生用之者日多焉。按西法種痘。必資於苗。苗者痘之漿也。苗有二種。一爲假

牛痘苗。初以眞牛痘苗種於第一人。後以該人所生痘苗轉種第二三四人。次第轉種。漸失牛痘苗之眞性。故名之曰假苗。二爲眞牛痘苗。專用牛身痘漿種人。人身所生痘漿。不再種於別人。有以人身所生痘漿復種於牛身而取其苗者。亦有以一牛之痘漿轉種他牛而留其苗者。故名之曰眞苗。難得眞苗之地。廣用假苗。中國牛痘局用假苗者居多。東西文明諸國目下專用眞苗。夫假苗非不可用。萬一選苗不得其道。則其質夾雜他物而不純。易陷求種者於危地。如求種者身患癆瘵楊梅結毒等傳染病。則其所生痘漿不無傳染之性。若種之於他人。則他求種者亦不免患同病矣。其險何如。之是以假苗非盡心精選。決不可用。試問我國舊法醫生有此智識乎。眞苗悉由專門醫學士嚴擇精選而得。其質純粹。藏法得宜。故危險亦絕無也。

種牛痘法

種痘不必醫生而後可行。如能照法施爲。保無危難。而況中國舊醫之種痘智識。與非醫生不相上下乎。種痘有順序。第一置種痘刀於水中。

未完

歪碎○歪者邪偏一邊也痙痱與偏枯常見碎者血痕傷跡也舌衄與抓傷當辨如裂紋出血者血液灼枯也此內熱失治邪火熾甚者有之宜急下救陰如舌尖出血乃手少陰心經邪熱壅盛所致宜三黃瀉心加犀地治之

脹癟○脹者腫也或水浸或痰溢或濕熱上蘊癟者瘦也或心虛或血微或內熱消肉

軟硬○軟者痿柔也氣液自滋硬者強硬也脉絡失養故舌痿者軟而不能動也痿而淡紅者宜補氣血深紅者宜凉氣血赤紅者宜清凉臟腑紫紅者宜寒凉攻瀉鮮紅灼紅者宜滋陰降火惟絳紅而痿者陰虧已極不治之症強硬者如木舌重舌腫舌大舌之類皆臟腑俱熱而心經尤爲熱極也若紅舌強硬爲臟腑實熱已極又如燥火內伏誤服溫藥則舌根亦強硬不能言語或時疫直入三陰皆裡症實熱宜苦寒救補湯急服

舒縮○舒者伸也伸之無力者氣虛也欲伸如有線吊者經脉不和非燥即寒也如舌根黃尖白短縮不燥硬而痲木欲伸不能出者內風挾痰也伸而常

舐唇者脾燥也。紅舐者全舌必紫而兼瘀。臟腑爲疫毒內攻。逼迫心經。所以舌出口外時弄不止。或舐上下唇左右口角。或舐至鼻尖不等。皆宜寒苦清臟瀉腑也。偶時伸出弄唇者。中蛇毒也。伸出不收者。痰涎上壅也。縮者卷也。舌本短縮者。厥陰氣絕也。外證必囊縮。目睛直視。乃臟腑熱極而肝血竭也。垢膩揩去仍縮者。內有所阻。猶可治也。邊卷者。中土燥極也。湯飲潤之而仍坦者可治。此病去而舌未和也。

●驗舌分證大法　八條

部位。（）困學隨筆云。凡診病未按脉。先宜看舌。蓋舌者。五臟之脉皆系之。三焦之氣皆通之。故無論內傷外感。臟腑營衛。皆有定位。寒熱虛實。視之無不了然。吳堃菴曰。滿舌屬胃。中心亦屬胃（舌鑒辨正。舌中左主胃。右主脾）。舌尖屬心（辨正。又有心包絡小腸膀胱）。舌根屬腎（辨正。主腎命門大腸）。兩旁屬肝膽（辨正。左主肝。右主胆）。四畔屬脾。舌尖應上焦。舌中應中焦。舌根應下焦。再當分形察色。在臟在腑。是寒是熱。察舌辨症。實爲診斷學之首要發熱。咳嗆不已。胸脇牽痛。余以麻黃五味子投之。信息杳然。越七月初復延診。則吐痰腥臭。臥不能起。飲食甚少。診其脉極爲短濇。辭以不治。詢其何以一診之後。越數月復請之故。病人言服藥一劑後。頗見輕減。適有戚串之過訪者。見君方。詆爲霸道。因薦某醫診視。醫言此病無妨。可以即愈。然服藥二十餘劑。不無少愈之時。而旋退旋進。更延他醫。亦如之。淹纏至三月。痰覺腥臭。因憶服君藥時。殊有小效。故復延君診也。余爲之太息。蓋醫家能愈病之藥。未有不霸道者。傷寒論金匱。無一非霸道方也。自時醫輩出。其門如市。若悉心診視。則腦力不暇給。遂釀爲不痛不癢之方。以應萬病。病家無識。喜其平穩也。咸放胆服之。病而愈。則醫之功也。病而不愈。則醫固無罪。行之既久。成爲風氣。凡遇善爲通套方者。病人安心服。親友亦放胆薦。此王道之稱所由來也。而不知養癰甑遺。世之死於通套方者比比皆是。此中國醫學之所以衰也。

按上海譯書公會丁仲祜先生致家君函。頗有發明。試爲節述其言曰。麻黃近據日人之用量。自一錢三分起至四錢止。弟亦常用此藥。少用則發微汗。（一錢三分）多用則利尿。（四錢作三四分服）可治水臌病。此爲日人之新發明也。

又按同學友陳益卿君譯述麻黃之利尿作用。云麻黃和名加豆禰草。其發汗作用自古知之。吉益東洞藥徵曰。麻黃主治喘咳水氣。旁治惡風惡寒無汗身疼關節痛一身黃腫。以東洞用於水氣推之。似又有利尿作用。知足齋水田德本遺稿有榮養湯（葛根八分麻黃桂枝芍藥生薑各六分附子杏仁甘草各四分以水二合煎爲一合一回服之）治腫滿水腫膨脹。發汗利尿。榮養湯與濟子（防己白朮商陸滑石甘草各二錢五味爲散每服一錢一日三服）並用則能利尿。蓋榮養湯有麻黃。濟子有商陸也。漢藥中感冒常套藥葛根湯。其主成分亦含麻黃。

未完

細生地三錢　麥冬一錢　生甘八分　今晚一帖明早一帖

四診　初九日

脉沉數有力左尺細弦邪氣入裡舌老黃微黑可下之然非正陽實症之大滿大堅可比用增液湯可矣

元參兩半　麥冬一兩　細生地一兩　用水六碗煮成三碗分三次服完如大便不快再作服快利停服

五診　初十日

昨服增液黑糞已下舌中黑邊已退舌肉兼赤脉浮下行極而上也仍用玉女煎加知母善攻病者隨其所在而逐之

生石膏八錢　知母六錢　麥冬六錢　細生地五錢　生甘三錢　白粳米一撮　斷不可食粥食粥則患不可言

六診　十一日

邪少虛多用復脈法調理二甲復脈湯主之

炙甘草三錢　乾地黃三錢　生白芍三錢　麥冬二錢　阿膠錢半　麻仁三錢　生牡蠣五錢　生鼈甲四錢　水四杯、煮取二杯、分三次服、

按此爲風温挾穢。雜藥誤投。其人又陰氣先傷。陽氣獨發者。設法其得力全在膏知芩連之清熱瀉火。牛黃清心之宣通清竅。（卽第十對長腦筋貫心之路。）若尋常風溫。不過熱傷風而已。祇須辛凉輕解。如銀翹散桑菊飲足矣。不必小題大做也。

◉◉風温發疹　吳

温疹內伏○初起肢厥。脉不甚數。勢非淺鮮。急與清宣法以透之◉

連翹五錢　牛蒡子五錢　薄荷三錢　桑葉三錢　廣鬱金三錢　生甘草一錢　元參三錢　藿香穗三錢　苦梗二錢　荊芥穗三錢

共分三包、用蘆根湯煎、一時許、服一包、服完明日再作服

次診

三焦濁氣不宣。胸膈自覺格拒、脈鬱、而滯、疹出未盡。用清通三焦法。

雜錄　常會提議之要素

四月朔、到會者三十餘人。來賓四人。內有美醫高福林君亦在座。衆會員多歡迎之。詢其近今所治。何證居多。高答曰多胃痛病。其次喉內生假皮症（卽中醫所稱爛喉痧）用注射血淸療法最效。其時已四句鐘。卽由庶務員史愼之君振鈴開會。會長何廉臣君登臺講演云。中西醫學各有所長。不可偏廢。尤不可偏執。處今學術競爭之時代。總以融貫中西。力求進步。爲第一要義。況現在政府及各社會。漸有揚西抑中之概。故東西醫接踵而至。留學歐美日本醫科之學生。源源回國。將來新舊激戰。必然之勢。政府已有整頓太醫院改用西醫之說。中醫汲汲可危。已可概見。當今之勢。不得不取彼之長。補我之短。果能新學了然。必須比較抉擇。揭彼之短。顯我之長。以保國粹。爲炎黃吐氣。近今一班老成醫士。嘗曰保國粹保國粹。特不謀保存之法。而徒托空言。於事終歸無濟。近據新學會社陳益卿君曰。我國醫術積四千餘年之經驗。所得奇方良藥。爲西醫所未見及者。指不勝屈。惟不能確定其作用。化驗其成分。致不爲西醫所公認誠可惜焉今日欲振作之第一宜搜經驗良方研究其作用第二宜就本草藥品試驗其效力第三宜錄古書論說之不背物理化學生理病理者輯爲成書此實保存國粹之要着也我輩宜亟亟力行之四月望到會者三十餘人來賓五人仍由會長何廉臣君提議設講演員事請諸會員公舉八人挨次輪講庶彼此交換智識不致徒勞跋涉提議畢即由衆會員投票公舉被舉者爲趙逸仙君駱保安君任漢佩君胡東皋君包越湖君樊星環君何廉臣君高純生君等八人當塲皆承認而退

產後慣習之貽害　陳心田

吾紹習俗新產後恒投生薑砂糖老酒溫服蓋因婦媼相戒以爲服薑酒砂糖不多易致新產諸病故產家相沿成俗醫者亦習焉不察迨服至多劑而後則辛多甘少砂糖之溫中不敵生薑之耗氣於是變症蜂起偏陽者易致液涸動風偏陰者易致中氣虛餒不善調治往往釀成蓐勞此皆慣習之誤人所以衛生學及看護學病家不可不細心研究也

通訊　復會董翁學官書　　保安駱秉鈞謹啓

幼魯廣文董長大人鈞鑑、敬覆者承詢偏門一症、備詳前期本報、幸乞　方家政、是牛痘之法、昉自英國白克雷人之善那氏、繼由哈薏侖國頒布種痘新律、勵行再三種法、於是種痘之效、遂爲各國所公認、爭行强迫種痘、以冀掃滅痘疫、此所以國家之文野、恒視種痘之普及與否爲判也、我國家上不顧問、下無遠謀、愚民何知、往往游移不種、坐失機宜、卽或種之、亦一種卽了、並不知有再三種者、非風氣之未開、擇漿之未善、實由政府法律之不頒、敎育之不普有以致之也、查西國種痘定律、雖各不同、然舉其大要、約祇三端、一曰强迫種痘、一曰再三種痘、一曰隨意種痘、三者具備、而猶慮有痳面傷身之禍、蓋亦鮮矣、想種痘爲牧民之大政、當此立憲時代、爲之牧者、必有整頓之方策、有以普及之者、保其拭目俟之矣、至於用苗種類不一、試詳述之、有自牛體天然發生之痘、採爲痘苗者、曰天然牛痘苗、有以天痘之漿、或痂種於牛體、採爲痘苗者、曰牛花天痘苗、有取天然牛痘苗、種於犢體、採爲痘苗者、曰再化牛痘苗、有以天然痘苗、或再化痘苗、或人化痘苗種於人體、採爲痘苗者、曰人化牛痘苗、有以人化痘苗、還種於犢、採爲痘苗者曰還種牛痘苗、有以牛痘苗永遠傳種於犢、不使含有人之液質者、曰純粹牛痘苗、總之製苗之原料、不外人漿與牛漿兩種、人之痘漿、往往有傳染性之弊、牛之痘漿、往往有失效力之弊、惟牛體與人體更迭換種、得永保其發痘力、且無傳染痘菌之弊、是即近來廣用之還種牛痘苗也、然還種牛痘苗、雖較勝於人化牛痘苗、亦多缺點、究不若梅野氏所發明之純粹牛痘苗爲合用、保所用苗、購諸上海、非養牛以自試者也、不過試驗牛苗之要點有三、第一須辨特製原苗用之牛苗、第二須使牛苗性質近似人苗、然後應用、第三牛苗中最易混入細菌、用時須殺菌以除障害、此實痘苗改良之一大進步也、櫻桃形似赤血細胞、內有多量醱酵素、爲痘之傳染物質、因人體中血液、有如果汁、亦能醱酵、西人因恐櫻桃之醱酵素、使本體血液亦醱酵、故終身禁食其實、我國祇種一次、未必能使血液不再醱酵、雖終身不食、亦奚以爲棉、雖含硫、而西國如脫脂棉花消毒棉布、亦未嘗不用、但櫻核棉線用以發疹最妙、檉柳則獨具解毒之功、殊乏發痘之力、固用之不可不愼也、若 貴署教修之師範生所出之痘。雖成對成漿結痂退痂一一如痘、保敢斷之曰、確係水痘、未必是前種之毒未盡出也、何則水痘者類痘也、夫類痘原有水旱兩種、(見仁端錄) 旱痘隨卽焦黯、火性然也、水痘含有漿液、水性然也、水痘之原因、體雖未發現、然其毒僅存於水疱內之容物中、與天痘之原因、體全然各別、蓋種痘足以防天痘、不足以防水痘、且經水痘後、仍染天痘、罹天痘後、亦染水痘、又已經水痘之小兒種牛痘仍善感、可知水痘與天痘顯然不同、況天痘之回期、少則六日、多或九日、有一定之期限、水痘疱內之容物、雖亦含透明液體、經一二日後、卽變不透明之乳漿、稍帶膿性、又其異也、風嗽寒哮症屬反對誤治、卽關性命、所論誠然、然亦無泥於古法、則道在活潑地矣、不經之談、幸毋竊笑也可、專此肅覆、祇請 道安

鄺鳳鈞君意見書

天雨積日傾盆、令人難於行路、今日午後係常會之期、鄙人本擬與會、乃因夙

疾末捐肢體乏力運動致難如願歉甚本會前期創議於常會時添設演講一事以　諸君之宏詞博論正足以引進後學固屬妙事惟常會之時會員不到者居於多數且有鄉間之會員屢思赴會而未便者卽使將講演之文詞登之報牘仍守著書立說之範圍而未能達交換智識之目的竊以爲非盡善之辦法不若仿上海醫學會體例或於每月或於每季請編輯員出中東西之醫藥學之課題數首先期登報限日繳卷仍由編輯員評定甲乙列前茅者刊於醫藥學報以作獎勵如前日認定會長兼編輯未能盡評閱各卷之勞可將評議員中日前投票多數者請充編輯數員帮同評閱而前議擬酌給講演員輿馬費可充作編輯員評閱各卷之紙筆費如此辦法庶本會各處會員均知守維一之學問而無偏執一見之弊并獲周知醫藥學報之貴重從此實地研究且可作將來考試醫生之預備似更一舉兩得者也鄙人學識淺陋奚敢創說於社會第以現今各學尙實尙公不得不備芻蕘之言以冀　高明之採擇焉謬妄之愆還乞　原宥幸甚肅此佈請　台安並希　垂照不宣

第七節　凡病家犯症重要將詳細病狀報告本會請會員往診者經開會研究後以多數人服其理論者方可派往診治

第五章　經費

第八節　本會常年經費由全體會員分任暫區爲甲乙丙丁四等(甲等)每年墨銀十元贈本報十分(乙等)每年墨銀六元贈本報六分(丙等)每年墨銀三元贈本報三分(丁等)每年墨銀一元贈本報一分

第九節　凡入會者每人須繳納入會費銀三元卽於入會時預繳入會後一年內無他事故不得出會如有決意出會者其所繳之入會費概不能索還

第六章　會所

第十節　本會暫假藥業會館爲開會研究之所俟籌有的欵再另行設立會所

第七章　會期

第十一節　本會每月開常會兩次於朔望下午三點鐘開會會員必須按時

到會如將所有心得付書記録存以便編入本報每年開大會兩次以三月二十日九月二十日爲大會期會中如須更張辦法於大會時決議實行

第八章　附則

第十二節　本會草創伊始規模粗具所擬章程謭陋殊多自當隨時改良尤望會外　諸有道指正爲幸將來尙須另訂詳細章程俾持久遠

續創立中國醫會之旨趣及辦法　發起人震澤楊君謀書

是故今日醫藝非參合中西不足以致用外人僑吾土者方廣設醫院以拯吾人最近且有華人救急會之設嗟吾國民自殖不暇乃日仰其嗅咏謂可感歎抑可羞已不佞念同胞之瘠痍引依賴爲國恥聯合同學三數人及我國知醫之士創立中國醫會籌集資欵推廣博愛凡關於醫界事業者皆將研求而振舉之卽以蘇州福音醫院爲總會明學之所自也已設分會者如通州常孰智林此外會城大埠以次推廣其辦事之次序及設置預備之點臚列左方願海內大學術家大慈善家及言政治地方自治者共贊成之　未完

專件

頭品頂戴陸軍部尙書兩江總督部堂端　爲

札派事。照得世界文明愈進。醫學之發明愈精。所有戶口之增殖。種族之强盛。人民生命之健康。皆惟醫學是賴。查有無錫丁生福保、俞生鼎勳、於中西醫學。極有研究。堪特派爲考察日本醫學專員。凡日本之各科醫學。及明治初年改革醫學之階級。與日人所錄用之中藥。以及一切醫學堂醫院之規制課程。均應一一調査。以爲吾國振興醫學之助。除咨行外。合行札派。札到該生等。卽便遵照辦理。特札。

宣統元年四月十八日

近聞　江南又考試醫學　　錄五月初二日中外日報

江督端午帥前月委提學司陳子礪學使考　醫學。昨巳揭曉。無錫丁福保考取最優等。俞鼎勳考取優等。其題如下。

問內經論脉有三部九候至晋王叔和始以兩手之寸關尺候五臟六腑後

江南考試醫學之題目　—第十三期專件

世因之而西人候脉則以中醫分配臟腑爲妄其得失奚若

問中藥辨氣味西藥辨質質與氣味分別何如

問玉堂閒話稱高駢時有術士善醫大風置患者於隙室中飲以乳香酒數升則惛然無知以利刀開其腦縫挑出蟲可盈掬長僅二寸然後以膏藥封其瘡口別與藥服之而更節其飲食動息之候旬餘瘡盡愈纔一月眉髮已生肌肉光淨如不患者此治法與西醫同惜世不傳試以西法詳闡其證治

問扁鵲能洞見五臟癥結世以爲怪近日愛克司光鏡照人洞達表裡惟金類不能透西醫以爲取彈子之用然其照五臟亦略有微影能研究其功用以之治他病否

中西針法療病論　　鼠疫病因療法論

說文悤字兼心與囟言與西醫知覺屬腦有合說

營行脉中一語與西醫論大動脈大靜脈同而衛行脉外一語西醫未及說

近聞〇 飭議提倡醫學

前撫臺據法政。學員楊倅慶霖禀請提倡醫學一節。經 增帥飭藩學兩司將該倅所呈一切辦法妥爲核。議以備將來開辦云。

〇京都廷試留學醫科畢業生之題目

西醫論脉與中醫論脉異同辨。

〇開設學界醫院

浙省候補道丁惠馨具禀 撫憲。略謂浙省學堂林立。學生將近萬人。每歲夏秋之交。患病者絡繹不絕。擬懇憲臺請旨開辦全省學界官醫院。並呈詳細章程。當奉批云。來禀已悉。籌設醫院。應本博愛之意。使一般普通人均可就醫。似不必專爲官界學界而設。所擬章程是否可行。仰提學使核議詳復察奪。並移丁道知照。

〇醫學研究會總理紳士貴林等禀批

增中丞批云。禀摺俱悉。所擬抽收藥捐。維持醫會各節。具見熱心公益。惟以該會名義所擬抽收捐欵恐辦理仍多窒碍。查巡警道已設有衛生一科。省城巡警總局亦有施醫院。均爲便利小民起見。醫學會卽可附屬其中。俾官紳商合力通籌。自易集事。仰抄稟錄批札行巡警道轉飭巡警總局核議辦法詳候察奪。遵繳。醫會通告書均存。

○研究醫學之續起

蕪湖創立醫學研究會。頗著成績。已登前報。茲有周尙文君發起。擬招後進諸醫。另立會所。研究名曰輔仁。庶學有根據。不致臨診漫無把握。此議一倡。醫界贊其成者甚多。衆擎易舉。業已成立。並妥訂章程。每星期請各前輩名醫命題授課云。

本報第十二期勘誤表

	頁	行	誤	正		頁	行	誤	正
論文	一	十二	妻	妻	學說	四	十五	落一痘字	
	又	又	紛	粉		五	十	均	切

創製滲濕四苓丹

專治風濕寒濕暑濕酒濕茶濕濕溫濕穢溼嗽濕瀉溼瘧溼痢溼腫溼滿溼濁溼毒濕鬱濕滯濕霍亂及水土不服等病但看病人舌苔白滑而膩或黃白相兼而厚者溼邪在三焦氣分也悉以此丹主之每服一塊各照湯引送下價廉功敏

太和春藥廬謹白

代醫學報 每月兩期每期售英洋三分郵費在內定閱者預繳報資半年

派上海醫報 每月一冊每冊六分郵費外加報資先惠

醫學世界 理法兼到組織完善每月一冊每冊英洋一角七分郵費在內定閱者報資先惠

編輯者　紹興醫學研究會
印刷者　紹興印刷局
總發行　紹興宣化坊醫藥學研究社事務所

宣統元年五月十五日出版

●●售報價目表　每月望日發行

●●全年十二册　五角

●●半年六册　三角

●●每月一册　六分　（外埠郵費另加）

●●廣告價目表

本報廣告以行計

每行以三十字爲率

第一期每行收費一角

第二期至第五期每行均收費六分

第六期以上每行收費三分

特別廣告及刊刻大字圖表者價另議

代派處

紹城 教育館
城 紹興公報社
紹城 阜通錢莊
柯鎮 傅伯揚君
安昌 殷繼春君
杭州 謝丹初君
杭州 貴翰香君
湖州 李浩生君
湖州 阮屏候君
蘇州震旦醫院陸炳常君
嘉興 姚定生君
廣東衛生醫學報館 余伯華君 顧鳴盛君

中江 王問樵君
中江 醫學研究所
中江 自新醫院
南京 濮鳳笙君
江陰 馮箴若君
天津 婁公館
奉天 王叔眉君
奉天 會文書局
奉天 興仁胡同裘吉生君
潮州 新羣書局
臨平嬰堂 陳樾喬君

紹興醫藥學報 己酉六月第十四期

本期目錄

◉◉本社徵文啓

本社以研究爲名。原以各個人之智識有限。冀得互相交換之益。組織社報。亦爲社員一得之愚。質諸海內。以求指正。與他報之提絜社會引導國民爲質者。性質不同。願閱報諸君時賜讜論。匡勦敝報。當照登載之多寡。答相當之報酬。其不登載之稿。恕不檢還。

◉◉敬告醫藥兩界諸君啟

醫界諸君。藥界諸君。亦聞我中國數千年來。積習深痼之宗教醫藥。一躍而入於政治醫藥者乎。諸君如未有所聞。請看數日中肅邸之整頓醫學。江督之考試醫生之章程可也。諸君聞之。爲喜爲憂。未敢知也。惟聞醫生而不知藥。藥師而不知醫。民命相關之大事業。而不學無術者操之。可乎否乎。醫院設立者。教會也。藥品販賣者。外商也。諸君總不以同胞生命計。亦當以一己立足計也。本社之設。有鑒於斯。冀以各人之學識閱歷。互相交換。千慮一得。豈眞不能漸臻發達。以存立於競爭劇烈之場者耶。諸君盍起而共扶之。

◉◉請閱醫藥學報以重生命啟

嘗考德日維新。首重醫學。英初變政。先講衛生。故迄今歐美日各國。醫林藥界。精益求精。新理新法。日出不窮。朝登報紙。暮達通衢。與國醫之自私自利秘而不顯者。大相逕庭。吾儕對之。能不悚惶。又且吾國病家。不講衛生。不知看護。若遇重病危症。惟持一日一至之醫生。一日一服之方藥。庸有濟乎。甚或迷信鬼神。受愚巫卜。仙方靈丹。雜藥亂投。及至人財兩失。始痛詆醫藥之貽誤。土偶之無靈也。悔何及已。本社有鑒於斯。特爲愼重生命起見。不揣固陋。研究中西醫學。凡生理病理證治方藥。以及衛生事宜。看護要則。與夫通俗簡便療法。靡不廣收博採。逐期刋列報章。似此苦心孤詣。應亦各社諸君所曲諒焉。敢乞仁人君子。體天地好生之德。存民吾同胞之心。逢人說項。廣勸購閱。庶病家智識日開。而醫家亦不得不力求進步也。頹風既挽。壽域同登。本社實深厚望焉。

本社公啟

會員一覽表

右表分會董、名譽贊成員、贊助員、義務職員、普通會員、五項。義務職員仍以票數之多寡為先後。

會董

翁又魯廣文

名譽贊成員

孫寅初君

贊助員

徐友丞君 王子餘君 張若霞君 何壽萱君 丁仲祜君 余伯垂君

義務職員

姓名	科目	住址	姓名	科目	住址
何廉臣	內科兼產科	寶珠橋	趙逸仙	內科兼產科	長橋
駱保安	兒科兼內科	接龍橋			

以上正副會長兼任編輯

包越湖 內科兼產科 倉橋街 任漢佩內科兼喉科 童家衖

陳心田 內科兼產科 觀音衖 胡東皋內科兼產科 義恩寺前

陶芝蘭 內科兼婦科鏡淸寺前 楊質盦內科兼兒科 繆家橋

汪竹安 兒科 斷河頭 陳誼臣 內科 魚化橋

周越銘 內科兼婦科作揖坊 樊星環 內兒婦三科 謝公橋

胡幼堂 內科 大路 高愼生 內科 教場沿

何幼廉 內科兼產科宣化坊 范少泉 內科 錦鱗橋

嚴紹岐 內科兼產科官塘橋 酈鳳鈞 內科 廣甯橋

以上評議員

曹炳章 內科 致大藥棧 會計員

吳麗生 內科 廣甯橋 何小廉 內科兼兒科 宣花坊

以上書記員

史愼之　內科　酒務橋下　趙晴孫　內科　廣寧橋

以上庶務員

普通會員

裘吉生　遊瀋　胡瀛嶠　年老辭職　眼科

舒欽哉　親病辭職　內科東街　李錦帆　戒烟辭職　內外婦科

姚小漁　內科　府直街　高光瑞　痧科　大路

施莘耘　遊瀋　蔡鏡清　事繁辭職

嚴繼春　兒科兼內科　安昌　李容栽　內科兼產科　樊江

傅伯揚　兒科兼內科　柯橋　魏芳齋　外科兼內科　湖塘

錢少堂　產科　石門檻　謝福堂　內科兼婦科　菖蒲漊

章吉堂　外科兼內科　道墟廟漊　王傳經　針科　大路

孫康候　眼科兼內科　香橋　潘文藻　內科　鮑家衖口

駱國安　兒科兼推拿　接龍橋　駱靜安　兒科　接龍橋

陳樾喬　兒科兼內科　臨平　王伯延　內科　西咸歡河

傅克振　內科　湖塘　俞少湄　內科兼喉科　袁家埈

金蔚卿　內科兼婦科　謝公橋

催繳去年報費

本報定章應將進出各款。彙結報銷。所有去年之報欵未清者務乞從速惠下以了前欠。倘置之不理本報准將該欠戶姓名、住址詳列下期報上。俾衆咸知公欵攸關非本會好爲此不情之舉也。奉勸諸子君毋吝此小費。而貽笑大方也可。

●●本報新增內容之預告

敬啟者本報自去年六月創辦以來已將一載銷數逐期加多現已再版惟外埠疊有來函皆云內容尚欠豐富閱者恒引以爲憾本館擬從本年六月起將內容新增六頁每本加報價二分全年墨銀八角仍月出一册外埠定報則以半年爲率倘蒙熱心諸君願爲派分務乞　即惠好音不勝盼禱之至

本報館謹啓

喉痧新論

上海譯書公會來稿

世界文化益進。交通益繁。傳染病之傳播亦益廣且速。比年來傳染病之流毒吾國。其爲害最烈者。於夏秋有虎列剌。於冬春有實扶的里亞。實扶的里亞者。卽俗稱喉痧是也。我國古無是症。有之自雍正間始。自此症流行以來。幾二百年。我同胞之歲死於此者。不知幾千萬人。病機一發。輒浸淫傳染。由一而十。而百而千而萬。以至無量數。如火燎原。如川潰隄。醫者目瞪束手。而不可奈何。或投以藥劑。亦十不一效。卽效焉。必其受病故淺。非藥之眞能已病也。喉痧爲害之烈。既如彼。醫者之無術又如此。年復一年。吾國民雖號稱四萬萬。幾何而不澌滅淪夷。以同歸於盡也。嗚呼、豈細故哉。

夫喉痧之始發也。不過微熱、頭痛、食減、渴睡、扁桃腺、腫脹、嚥下疼痛、耳、及是不治。則寒熱大作。炎症由咽頭腔而延及於鼻蕁。更侵入喉頭。害及氣道。至是病已深矣。然速施以外科手術。猶未至死也。設不治如故。則病毒益深。舌、咯、由咽、喉、延及口之粘膜。惡臭刺鼻。不可嚮邇。此時全體胥蒙其毒。終至心臟痲痺。遂至不起。距其發病之初。才數日間耳。然死者已矣。而生者且猶蔓延傳染於無窮。噫可懼哉。

昔泰西醫者之於喉痧。其瞪目束手。一如吾國也。乃自佩林氏發明血清療法以來。而喉痧遂大衰。夫此療法。曷以有效。則不可不先審其致效之原理。原理惟何。即凡黴菌之分泌液。恒有撲滅黴菌之性質是也。故欲撲滅人體中某種之黴菌。則以注射該黴菌之分泌液為第一義。而欲得此分泌液。則法以玻璃瓶盛膠。使蘊有與人體同等之溫度。以喉痧之黴菌移植其中。黴菌則漸漸繁殖。且排泄幾許之分泌物。移此膠液注入素燒之缽。令器底接觸空氣。入排器機中抽空氣令盡。則液自涔涔滲器底而出。取此液注射馬體。馬即中毒發熱。然此排泄物。非黴菌之實質。故所中之毒。即非喉痧黴菌之毒也。數日後馬體健壯如平常。以此法數數行之。馬體與此液漸狎而成為免疫質。至是即中毒亦不復發熱。由此馬之血液中。提取血清。即可為注射患者之需。而所謂血清療法者。自是遂得施之實用矣。當日本未用血清療法以前。以喉痧死者十人而八九既用之後死者銳減近今調查百人中止十餘人耳血清療法徵諸泰西日本其效既如此而吾國醫者猶夢然墨守千百年陳舊之方劑而不肯稍變坐視患者之相枕相籍以死嗚呼天下可哀可痛之事寧有逾於此哉此余所以廢寢忘餐而亟亟有喉痧新論之作也是書於喉痧之病源病狀預防法看護法血清療法氣管切開術解剖的變化等言之綦詳雖非能別有所發明然於東西各醫士所稱述竊自謂搜抉靡遺矣世苟有起而匡余之不逮者余願馨香而祝之鑄金以事之

宣統元年歲次己酉五月十三日無錫丁福保仲祜識

中西醫學競爭論

趙逸仙

嗚呼吾不料十九世紀後工戰商戰兵戰而外又成一醫戰之新舞臺試觀通商各埠若英美若德法若日本無不創立醫院各樹一幟郎內而腹地星羅棋布何處蔑有彼豈眞愛我四百兆同胞哉特挾其解剖之術持其器械之精橫行大陸奪我中醫之利權爲我中醫之公敵歐風美雨漫天蓋地而來彼高冠

短褐。碧眼。紫髯。履聲橐橐。日往來於通衢大道者。非西醫乎。持聞症筒。寒暑針。返光鏡。顯微鏡。以診察各症者。非西醫之治病乎。以氣化爲誕妄。理想爲拘迂。診脉爲模糊影響者。非西醫之角逐中醫乎。茫茫禹域。不五年不十年後。不爲各國醫學之大戰場不止。尤可慨者。於中醫源流。漫無根柢。率從事於東西醫學。略得東西醫之門徑。卽排斥中醫不遺餘力。推其意。必將四萬萬同胞之生命。悉拱手而讓諸西洋東瀛之醫生而後已。嗚呼。彼卽不爲中醫生機計。獨不爲利權外溢計耶。卽不爲利權外溢計。獨不爲國體攸關計耶。卽不爲國體攸關計。獨不爲國粹滅亡計耶。總之醫之爲道。博大精深。愈推愈廣。愈求愈精。舊醫學固多缺點。新醫學甯無遺憾歟。況中國醫學。自黃帝以來。迄今已四千餘年。名醫輩出。代有發明。若扁鵲。若華陀。以解剖勝。若張伯祖。若張仲景。以傷寒、雜病勝。若皇甫謐。以針灸勝。若王叔和。以脉學勝。若孫思邈。若王燾。以方藥勝。至北州徐之才出。創明十劑。而療法尤爲明備。迨宋神宗考試醫生。尤極一時之盛。檢閱聖濟衆錄、和劑局方、太平聖惠方等籍。可想見吾國醫學之發達矣。

厥後金元四大家。各擅勝場。若劉守貞。專主涼瀉。若張子和。專主三法。若李東垣。專主升補。若朱丹溪。專主清滋。皆能獨自樹立。各極專門。有明一代。若薛立齋。若張介賓。各主一說。各創一派。大旨謂寒涼攻伐。動輒誤人。乃專主溫補。以糾涼瀉清滋之弊。其間尤爲繁博者。若李東璧之彙粲藥物。王肯堂之編輯六科。雖大醇不免小疵。而搜羅豐富。未嘗不嘆其苦心孤詣也。洎乎

本朝。作者益夥。支派益繁。若喻嘉言。若顧松園。若葉天士。若張路玉。若徐洄溪。若尤在涇。若吳鞠通。若王孟英。若石芾南。若唐容川。皆各鳴一得。有學問而精於經驗者。嘉道之間。王氏清任。察叢葬露臟之小兒。觀棄市刑剮之逆犯。爲醫林改錯二卷。頗能於雜症中別創新法。雖改錯中仍有錯誤。而其中論列。與西醫解剖學暗合者不少。至於

御纂醫宗金鑑。源本素靈。推崇仲景。博采衆論。嚴於去取。而又無科不備。則尤集昭代醫學之大成者矣。由是觀之。國醫學博大如斯。精深如斯。而猶遭東西醫士之詆排。嫺新學者之駁斥。其原因雖甚複雜。總因我國醫學。無官府之提

倡無學堂之造就無專門之敎育無考取之文憑而一般讀書未成服賈未遂甚至僧道乞丐無業游民皆得托業醫林江湖獵食西醫之勝我中醫者在此西醫之輕我中醫者亦在此此憂時之士所以創醫會出醫報爲吾國醫林之大局計也雖然僅僅集會辦報雖能喚醒中醫之睡夢尚不足爲中醫之護符者此何故歟蓋吾國醫生讀書臨證悉心研究志在濟世活人者固不乏人而略識之無甚或目不識丁徒知欺世漁利視人命爲兒戲者實居多數卽能閱醫報者尤十不得一今日者事急矣途窮矣不欲維持醫界則已如欲維持醫界也第一宜中西並參新編醫學教科書第二宜廣籌經費大則立醫學堂小則辦醫學補習科第三宜要求政府考驗合格者給予出身或爲醫官或爲教員或准其懸牌營業考不合格者必須入堂補習仍歸考取似此整頓則欲以醫爲業者不得不振奮精神力圖進化相馳騁於競爭劇烈之場否則東西醫着着爭先我中醫步步退後優勝劣敗必爲天演之淘汰矣能不悲夫能不悲夫

論醫家讀書之難

任漢佩常會講演稿

古今醫家。有先業儒而後業醫者。有儒與醫並業者。有粗識文字。即專從事於醫學者。下此者無論矣。蓋即此三者而言。皆非書無以求門徑。雖父之誨子。師之課弟。亦非書無以資引導焉。竊思書之作用。不外理與法二者而已。有定者理。無定者法。理有可以言者。有不可以言者。於不可言者而強言之。理愈晦而旨愈失矣。法有可以執者。有不可以執者。於不可執者而固執之。法愈密而弊愈出矣。可不愼哉。內經醫書之最古者也。素靈雖未必爲內經之眞面目。而合天地人三者以立說。其理論之融渾活潑。有非徒事記誦者所可解。急求濟世之行道家。多不願從此書入手者。無足怪也。至其間雖不免有糊糊影響之談。要皆出自後人之穿鑿附會。呂復王禕虞摶諸前輩。已先我言之。是在讀者知所取戴耳。後漢張長沙取素問熱論足六經之義。而論傷寒。定一百十三方。以爲後學審病川藥之準。則其於藥味之增減。用兩之輕重。以及煎煮服法。奇偶節制。悉具深心。可謂集諸家之大成。得中庸之正道者。千古一人而已。若但以立法之詳備褒之猶淺之乎測仲聖矣此二書者論理而法寓焉立法而理賅焉後之學者探理於寒熱虛實取法於補瀉溫涼得其一斑迹之作之卓然而成名家者豈偶然哉設諸書俱如此類醫家誠無不可讀之書矣夫亦何難之有也無如書古編殘聖不復出聰明妄作者於其亡而擅爲補綴於其誤而率爲改更於其義之深詞之奧復强爲之詁釋自王叔和竄亂、傷寒高陽生僞造、脉訣後之知造車不圖合轍者仿而效之非踵謬承訛即偏見誤解非襲舊因陳即好奇炫異非泛採濫收即剪文漏義元明以後蹈此弊者較前爲多必自毁而後人毁斯豈醫學將變之預兆乎茲擇其甚者言之如張天成之圖註脉訣周定王之普濟方武叔卿之濟陰綱目陳遠公之石室秘錄皆是也其論理則似或一道其取法則若非無本讀者於其一節之可觀服膺勿失心目一被印定吾身固有之靈機將不窒而自窒矣僕每遇一知半解之病家死守一書輒相引辯雖經開導卒莫能悟因而僨事者多矣書　誤人即此可見然病家誤小醫猶得開導之醫家誤大其孰得告戒之乎願善讀書者有以賜教也痛。其病甚。但在心。手足青者。卽名眞心痛。故旦發夕死也。合此觀之。則腦爲人身最大之部分。古聖賢未嘗偏廢。其不可忽也明矣。但細繹精旨。腦爲衆髓聚匯之區。而所以生髓者。又在腎也。蓋人之初生。先成兩腎。由腎生骨。由骨生脊。由脊生髓。髓注於項。則謂之腦。故腎爲生化之源。而八難又謂十二經之根本者也。誠如是。則腎之與腦。實有密切之關係。而腎與腦之功用。其實皆輔心神之動作。而謂人之知覺運動。舍心神而專屬於腦者。可乎否乎。且此言不獨爲我中國之所發也。而吾國儒釋道三教。與夫東西新學家。亦皆言之。蒙請先以內經爲証。靈蘭秘典論曰。心者君主之官。神明出焉。腎者作強之官。技巧出焉。刺禁論曰。心部於表。腎治於裡。膈肓之上。中有父母。七節之旁。中有小心。此言腎係通心。上貫於腦。所以互相維繫。而究出心臟之神明。實爲人身之大主宰也。他如決氣篇曰。兩神相搏。合而成形。常先身生。是謂精。本神篇曰。天之在我者德也。地之在我者氣也。德流氣薄而生者也。故生之來謂之精。兩精相搏謂之神。隨神往來謂之魂。並精而出謂之魄。所以任物者謂之心。心之所憶謂

考試題目　一第十四期論文

之意。意之所存謂之志。因志而存變謂之思。因思而遠慕謂之慮。因慮而處物謂之智。此言人之德氣受天地之德氣而生。以成精氣魂魄志意智慮。故智者能全此神智。以順天地之性而得養生之道也。德者所得乎天而虛靈不昧具衆理而應萬事者。神之用也。氣者感聲色臭味觸法。而運於智識者。形之效也。進而言之。闡而明之。人禀天地之德氣而生者。性也。神也。感父母之神氣相搏而成此身形者。命也。精也。所爲乾知大始。神作成物。德流氣薄而生者。其亦性命精神而已。故儒曰天命之謂性。釋曰性根命蒂。道曰性命雙修者。皆指神爲性。而精爲命也。而神明之作用。三教俱以心藏爲之主。儒曰正心養性。釋曰明心見性。道曰修心煉性。其言雖殊。其理則一也。故儒之性理。釋之舍利。道之金丹。舍神明之靈智。無可措手。否則爐鼎鉛汞。皆爲誣世惑民之術。不特爲儒者所斥。而亦爲二氏之罪人也。斯言也。引而伸之。則丹經內伍冲虛之仙道。爲正經。無非神炁之一貫。神者性也。天命之所賦。炁者精也。即腎中之眞陽。人因從此精氣而得生。亦可修此精炁而延年。故陳希夷云。留得陽精。決定長生者也。

內經存眞　中國普通醫學之第一種　本會常會期講演槁

緒言

嘗讀　御批歷代通鑑輯覽曰。黃帝軒轅氏（在位百年）少典氏（神農氏諸侯）之子。（母曰附寶。見電光繞斗。感而有孕）生帝於軒轅之邱（在今河南開封府新鄭縣）。故曰軒轅氏。姓公孫。（長於姬水。故又以姬爲姓）國於有熊（卽新鄭。杜佑通典新鄭祝融之墟）（都於有熊。亦在此也）故亦曰有熊氏。誅蚩尤（史記索隱古諸侯號）於涿鹿（山名。在今直隸宣化府保安州南）諸侯尊帝爲天子。以代神農氏。因有土德之瑞。色尙黃。故號曰黃帝。帝察五氣（風寒暑溼燥）立五運（甲己土。乙庚金。丙辛水。丁壬木。戊癸火）洞性命。紀陰陽。咨於岐伯而作內經。復命俞跗察明堂。究息脈。巫彭桐君處方餌。而人得以盡年。觀此。則國醫學發達之早。實冠全球。而內經一書。確爲吾國古醫書之鼻祖矣。試先考內經發現之歷史。　欽定四庫全書提要云。漢書藝文志載黃帝內經十八篇。無素問之名。後漢張機傷寒論引之。始稱素問。晉皇甫謐甲乙經序稱針經九卷素問九卷皆爲內經與漢志十八篇之數合則素問之名起於漢晉間矣故隋書經籍志始著錄也然隋志所載秖八卷全元起所註已闕其第七唐王冰爲寶應中人乃自謂得舊藏之本補足此卷宋林億等校正謂天元紀大論以下卷帙獨多與素問餘篇絕不相通疑即張機傷寒論序所稱陰陽大論之文冰取以補所亡之卷理或然也其刺法論本病論則冰本亦闕不能復補矣冰本頗更其篇次然每篇之下必註全元起本第幾字猶可考見其舊至於靈樞王冰謂即漢志黃帝內經十八篇之九李濂醫史載元呂復羣經古方論曰內經靈樞漢隋唐志皆不錄隋有針經九卷唐有靈寶註黃帝九靈經十二卷而已或謂王冰以九靈更名爲靈樞又謂九靈尤詳於針故皇甫謐名之爲針經是靈樞不及素問之古宋元人已言之矣近時杭世駿道古堂集亦有靈樞經跋曰七略漢藝文志黃帝內經十八篇皇甫謐以針經九卷素問九卷合十八篇當之第王冰以九靈名靈樞不知其何所本余觀其文義淺短與素問之言不類又似竊取素問而鋪張之其爲王冰所僞託可知後人莫有傳

其書者。至宋紹興中錦官史崧乃云家藏舊本靈樞九卷。除已具狀經所屬申明外。准使府指揮依條申轉運司。選官詳定其書。送秘書國子監。是此書至宋中世而始出。未經高保衡林億等校定也。其中十二經水一篇。黃帝時無此名。冰特據身所見而妄臆度之云云。其考證尤爲明晰。其次闡內經理論之明哲。　欽定四庫全書簡明目錄云。黃帝素問二十四卷。通貫三才。包括萬變。雖張李劉朱諸人。終身鑽仰。竟無能罄其蘊奧焉。宋濂云。黃帝內經。雖疑先秦之士所依託。其言深。其旨邃以弘。其考辨信而有徵。是當爲醫家之宗。平陽黃慶澄人學云。黃帝內經。確係秦漢前口訣相傳之書。其中容有攙僞處。然精理名言。實有西醫所未夢及者。至講醫心之法。內經中所言極精。尤宜細玩。無錫丁福保云。素靈所述醫理。或得諸舊聞。或得諸歷試。除去荒誕不經之語。確實者亦復不少。余曩時好讀是書。喜其文詞駸駸乎與晚周諸子相上下。然後覺其非典謨以前之文。蓋秦漢時之僞書也。雖然。內經縱爲僞書。而秦越人得其一二。演爲難經。倉公傳其舊學。仲經撰其遺論。晉皇甫譏刺而爲甲乙隋楊上善纂而爲太素蓋吾國古醫書之粹言也微言大義往往而在與近世西人之生理學病理學等可以得其會通者亦多豈可因其僞書而棄之乎日本丹波元堅云醫家之有內經猶儒家之有六經焉仲景則紹聖而入者也內經之所既言仲景略而不論內經之所未盡仲景推而演之其說互相爲表裡本非分驪而馳者近世有一二妄人既臆錯仲景書又橫生訾議目素問爲譌說無識之徒受其簧鼓爭相附和響然一辭不可究詰良可嘆也先教諭篤志復古天明以來主以內經講於醫庠使生徒知所嚮方竊軒岐之心法明醫經之精義而彼無意識者流亦必有所警悟其功顧不偉乎哉

又次辯內經學說之眞僞宋朱子古書餘論云黃帝聰明神聖得之於天上而天地陰陽造化發育之原下而保神練氣愈疾引年之術以至庶物萬事之理巨細精粗莫不洞然於心是以其言有及醫藥針灸者至戰國時方術之士隨筆之書以相傳授如素問之屬蓋必有粗得其遺言之彷彿者歟朱丹溪曰素問載道之書也詞簡而義深去古漸遠衍文錯簡恒或有之故非吾儒不能讀

呂復云。內經素問。世稱黃岐問荅之書。及觀其旨意。殆非一時之言。其所譔述。亦非一人之手。程子爲出於戰國之末。信然。邵瑛七修類稿云。素問文非上古人得知之。然能彰起死回生之術。則岐黃之微言。宜有一二存於後世者。而後人附會之以成是書。實非岐黃所著也。況內經一書。文氣堅峭。如先秦諸子。而言理該博。絕似管荀。造詞質奧。又類鬼谷。非秦時人書而何。 欽定四庫全書簡明目錄云。黃帝素問。其書云出上古。固未必然。然亦必周秦間人傳述舊聞。著之竹帛。若靈樞論針灸之道。與素問通號內經。然至南宋史崧始傳於世。最爲晚出。或謂王冰所依託。即割裂甲乙經之文。僞爲古書。但所言俞穴脉絡之曲折。醫者亦終莫能外。蓋其書雖僞。其法則古所傳也。陸懋修云。內經無論眞不眞。總是秦漢間書。得其片語。即是治法。後學能識病。首賴此書。日本丹波一堅曰。先教諭荊枕內經。履經星紀。大旨謂素問文辭雅奧。理法精良。獨至天元紀大論等七篇。及六節藏象論七百十八字。論司天在泉勝復加臨之義。在六朝以前。實未經見。而其言大抵迂闊穿鑿。無所取材。自王太僕闢入素問而後。沈存中、劉温舒、始張皇之。至金元諸師。奉爲科條。注家莫覺其非。續爲之解。又援其義以釋經。又無怪乎經義之湮塞。而醫道之日就固陋也。於是凡言涉運氣者。概乎屏却。不敢使僞亂眞焉。

綜而言之。內經雖多以哲理談醫。與近今科學家言。多所牴牾。而臟腑經絡。斷非憑空可杜譔。蠡時涿鹿一役。皆軒岐剖驗之資料也。所惜者代遠年湮。或有殘闕。或有傳訛。或有攙僞。甚至羼入神仙家言。眞僞雜糅。遂爲數千年蒙蔽之根源。此有志讀經者。所以廢書而三嘆。而研究泰西醫學者。排之尤不遺餘力也。炳元痛軒岐古學之將就沉淪焉。思所以挽救之。於是去其僞。存其眞。鈎其元。提其要。仿張氏類經之例。分大綱六。一曰生理、二曰衛生、三曰病理、四曰診斷、五曰療法、六曰制方。或參斟衆說以發明經義。或輸入新學以發皇舊。務使精確不磨之經旨。永垂千古。庶幾於吾心無遺憾焉。嗚呼。挽既倒之狂瀾。思中流而砥柱。世之博雅君子。其亦鑒我苦衷乎。

宣統紀元歲次己酉六月之朔紹興何炳元廉臣氏識於臥龍山之南麓

急驚風爲痰火內閉說

汪竹安原稿

嘗讀洄溪愼疾芻言曰。小兒之疾。熱與痰二端而已。蓋熱極生風。風火相煽。乳食不歇。則必生痰。痰得火煉。則堅如膠漆。而乳仍不斷。則新舊之痰日積。必至脹悶啼哭。又强之食乳。以止其啼。從此胸高氣塞。目瞪手搐。即指爲驚風。其實非驚風。乃飽脹欲死耳。由是觀之。俗名急驚風一症。非但驚字毫無干涉。即風字亦未可混稱。俗醫不察病情。凡小兒感症。見其病勢之驟也。輒名之曰急見其目直氣喘。昏悶不醒也。即名之曰驚。見其搐搦掣蹶。及引竄視也。又名之曰風。究竟驚從何來。風從何起。此等不經之言。出諸醫者之口。吾恐處二十世紀、醫戰時代。必在淘汰之列矣。無論金石重墜之劑。治驚爲可患。即柴葛發散之品、治風更屬可危、蓋小兒臟腑柔嫩。肌表薄弱。外邪易入易出。若用重墜之劑。則邪無出路矣。且小兒陽有餘而陰每患不足。若發散過甚。則陰液愈傷。邪火愈熾矣。乃世俗醫者。先有驚風二字。印入腦筋。不遇此症則已。一遇此症。即漫曰驚風。使天下無數小兒。日殺於俗工之手。傷心耶。病狂耶。抑利欲薰心以人

內閉說　——第十四期學說

命爲草菅耶。僕不佞。敢以平日所目擊者言之。蓋小兒之急驚。即小兒之感症也。風寒暑濕。小兒腦受最易。傳變更速。而溺愛之父母。見其病也。必厚覆其衣被。見其啼也。必多進其乳食。不知衣被過厚。而火即從此起。乳食過多。而痰亦從此生。且痰火鬱結。肝風又因此而內動。風乘火勢。火借風威。火挾痰而肆虐。痰隨風而上湧。由是手足拘攣。面現青色。牙關緊閉。痰聲如鋸。斯時也。若洞見其舍痰火二者之外。別無他患。治之如反手。僕業幼科十六年矣。治痰則用竹茹栝蔞橘紅。治火則用黃芩知母黑梔。治風則用桑葉菊花羚角。小便短者加導赤。大便閉者加雪羹。肺氣不開加葦莖。外邪不散加翹荷。液涸加鮮地茅根。毒重加綠豆清金汁。輕可去實。治之未有不愈者。若或牙關緊閉。藥難入口。用烏梅一粒。擦其牙根。即鬆。再用甘草兩節。放在牙之兩邊。紬竹管揷於口內。將藥以竹管緩緩灌之。不久自下。灌藥後疲極欲睡。切勿驚之使醒。徐以待之。緩以守之。醒後即開聲矣。僕歷年所治。不下數百人。悉用此法以救之。絕不用金石重墜之劑。柴葛發散之品。俾活潑之生機。均歸於盡也夫。

◉◉推廣婦人逆入血室說　六月初一日演講員樊星環原稿

謹按仲景傷寒論少陽篇云。婦人中風。發熱惡寒。經水適來。得之七八日。熱除而脉遲身涼。胸脇下滿。如結胸狀。讝語者。此爲熱入血室也。當刺期門。隨其實而瀉之。註家謂刺期門者。所以泄血分之熱也。又云婦人中風七八日。續得寒熱。發作有時。經水適斷者。此爲熱入血室。其血必結。故使如瘧狀。發作有時。小柴胡湯主之。註家爲寒熱如瘧者。邪在少陽也。故用小柴胡湯。又云婦人傷寒發熱。經水適來。晝日明了。暮則讝語。如見鬼狀。此爲熱入血室。無犯胃氣及上二焦。必自愈。註家謂無犯上二焦者。不可用小柴胡湯以犯其上焦。不可刺期門以犯其中焦也。必自愈者。以經行則熱隨血去而愈也。統觀三條。胸脇滿如結胸者。則刺期門以泄血熱。血結寒熱者。則用小柴胡湯以和少陽。發熱讝語者。則刺期門法與小柴胡湯亦禁用。而聽其經行自愈。然則仲景治此三候。原自界劃分明。何後人鹵莽讀書。見其均在少陽篇中。一遇此證。不問病狀若何。概用小柴胡湯治之。以爲本之仲景。而不知其殺人於不覺也。其尤可怪者。瀰

室說

溪先生。一代名醫。而亦云此證柴胡爲千古一定成法。舍此俱爲邪說、又云熱入血室必讝語、（見所評葉氏醫案中）不知論中三條、惟一條用柴胡。兩條有讝語。今云必讝語必用柴胡。如此渾同立論。其意以爲遵仲景。豈不讀仲景原文乎。斥人爲邪說◎而自蹈于邪說◎洄溪尚如此◎後人更不足責矣◎果如洄溪所言◎則胸脇滿如結胸者◎用柴胡以升之◎用參棗以壅之可乎◎讝語如見鬼狀者◎用柴胡以刼之◎用參棗以閉之可乎◎卽第二條之用小柴胡◎亦當細心參酌◎鄙意以爲第二句、發作有時。似宜改作寒多熱少者五字。（按金鑑訂正傷寒論五十餘條、可知此書錯訛甚多、不必以擅改爲嫌、）則字句既不重複。證治亦較相符。否則熱勢尙盛◎豈能勝參棗之補◎與薑柴之溫◎雖有一黃芩制之◎恐亦無益也◎且論中明有血結二字◎小柴胡能治寒熱◎豈能散血結◎似宜遵陶節菴加生地丹皮◎較爲完密◎若證如第一條◎而不善刺法者。用王海藏海蛤散。其如論中脉遲身涼者。用桂枝紅花湯。證如第三條。而不欲聽其自愈。則犀角地黃湯亦可用。他如陶氏之小柴胡去黃芩加生地丹皮歸尾枳殼香附乾薑。武叔卿之小柴胡加生地等方雖均治熱入血室亦只可施之傷寒若溫證熱入血室又嘗別論蓋傷寒之邪由經而入血室其胃無邪故可用參棗若溫熱之邪先已犯胃而後入血室概用參棗豈不犯實實之戒乎試觀沈堯封女科輯要中載許學士治熱入血室兩案俱不用小柴胡意可知矣以余歷年治驗則因傷寒而患此證者極少因濕熱而患此證者甚多且往往發於夏令酷暑之時稍一遷延即不可救其證大抵脉數身熱面赤便閉腹痛神昏甚至有發狂者而寒熱往來者則絕不多見故用藥不外犀角地黃湯桃仁承氣湯導赤散牛黃膏之類王孟英云溫邪熱入血室有三證如經水適來因熱邪陷入而搏結不行者宜破其血結經水適斷而邪乃乘血舍之空虛以襲之者宜養營以清熱其邪熱傳營逼血妄行致經未當期而至者宜清熱以安營並無用小柴胡之說非顯背仲景也溫邪來路與傷寒不同故也又嘗讀而思之傷寒論所列三條大抵由風寒化熱之後餘邪陷入血室本非危險之證故治法極輕而末條則并以不治治之但小柴胡一法究屬可疑以意度之殆治寒入血室之

室說

方乎。蓋凡病皆有寒熱。熱能入血室。豈寒不能入血室。熱入血室夏令為甚。寒入血室亦夏令為多。因婦人之性多喜涼而惡熱。雖或經水適來適斷。平時尚知小心。夏令則不甚措意。或貪受涼風。或飲食生冷。或坐臥冷地。皆能乘虛襲入。故寒入血室以後。有經阻不行者。有經來腹痛者。有小腹脹滿者。有泄瀉不止者。雖不盡然。而因此者頗不少。殆病勢已成。而欲治之。患者已忘其受病之原。蓋者何從知其得病之本。故或指為氣鬱。或指為血虛。或疑為宿瘀。或疑為蓄水。從無有一人能確立病名者。余謂此皆可以寒入血室名之。驟聽似乎杜撰。細思却不為無因。況以上諸病。其現證多往來寒熱。與熱入血室相符。竟不妨以小柴胡湯治之。或謂既名寒入血室。豈得用黃芩乎。不知仲景原有加減法。如云小便不利者。去黃芩加茯苓。正可援例引用。且或寒漸化熱。并黃芩亦不必裁減。其餘行氣、破血、泄濁、溫經。亦當隨證消息之。但以此方為主耳。至若病情延久。血液大傷。自當另求治法。不能執一。率臆狂言。自知僭妄。幸 諸君有以教之。

烏骨鷄丸方　烏鷄肉　山藥　肉桂　肉蓯蓉　蒲黃　當歸　山茱萸。白芍　熟地黃　大附子　鹿茸　川芎　共爲末粳米糊丸每服百丸。空心黃酒下。按葉氏烏骨鷄丸方意在育陰以配陽。故方中多用柔潤之品。此方意在扶陽以固陰。故方中多用熱補之品。用藥不同。而其調和陰陽之義則一也。

經行不暢證治

上論經阻。經已不行。乃行則行矣。而不暢。卽所謂經來澀少者是也。攷諸家之說。大抵皆以爲血虛氣滯。不及運化使然。所用之方。無非十全大補湯及人參養營湯之類。竊謂此症。亦當辨体質之强弱。經期之先後。若體素强。經來先期而不暢者。此必子宮有熱。未及行經而先逼之使下。是以不暢也。宜四物湯易熟地而生地。加知母黃芩丹皮梔子之屬。若體素弱。經來後期而不暢者。此必胞中有寒。血遇寒則凝。故亦不暢也。宜溫經湯酌用。然尤必問其腹痛與否。若腹痛。按之益甚。必有瘀血在內。宜化瘀調經湯。若腹不痛。卽痛而按之反緩。其爲血虛可知。宜補血調經湯。

化瘀調經湯方　當歸　桃仁　紅花　香附　益母草　條芩　生地　丹皮　冬桑葉　此方紅花桃仁。佐益母而化瘀。生地丹皮。佐當歸以調經。臣以香附條芩。一以破氣分之滯。一以清氣分之熱。氣通則血自行。以桑葉爲使者。取其善平肝風。而又能通血絡也。

補血調經湯方　當歸　黃　生地　川芎　香附　遠志　茯神　黃芩　炒白芍。甘菊炭。當歸黃。名補血湯。故以爲君。加川芎香附。調氣和血。茯神遠志。養心生血。又恐血虛生熱。故加生地黃芩以涼血。血虛動肝。故加菊花芍藥。以平肝也。

經來過多證治

前條言經來澀少。或點滴不下。或斷續無常。是欲其行而不行。此則如波翻浪湧。暢行無阻。又欲其止而不止。皆血氣之偏者也。以理推之。前條似偏於陰。此條似偏於陽。而亦不必泥。嘗有素體羸弱。時多疾病。經來甚少。忽一日。溢其常

藥物學

麥奴（一名麥毒）

山陰若霞氏來稿

麥奴將熟之麰麥。（即小麥）而有黑黴者也。時珍本草言其能治熱煩。天行熱毒。解丹石毒。治陽毒溫毒。熱極發狂、大渴。及溫瘧、

毆西植物學家言。麥奴內含耳臥達質。其發生之根原。為麰麥蕈遇之微細子散於空中者。則其麥生病成耳臥達質。以顯微鏡觀之。則為無數蕈微種。其間有如蛛絲者。則有甜、味、流出。從其仁與周圍之各質。漸、濃、而發黏性。而麥之上端。有浪形蟲形者。此為獨生之蕈。及其耳臥達滿時。有深紫色伸於殼之上端。曾有化學家韋爾化分其質。每百分得定質油三十五分。分其依尼四十六分。又奇異之質。名耳臥達以尼。一、二五分。此質臭、重、味、辣、而可憎。昔時化學家以其藥性俱藉此質。此各質之外。另含燐養五少許。又有糖、阿勒布門植物哇、司、瑪蘇蜜蠟。

迨有化學家溫克拉查考耳臥達極詳。用以脫去其定質油。每一百分得油三

四、四分此油毫無藥性。其餘質內可分爲兩種。一爲自散油、本質名西楷里阿、一即葦豣所名之耳臥達、以尼其藥性大約必在此雜質內。能在水與酒醇內消化。而不能在以脫內消化。細驗耳臥達色料與血內紅色之血相似。查英美德法諸國在一千八百年時。考得此質而常行之疫病。俗人常言必因食發耳臥達之麰麥得之。

耳臥達之藥性。初時在常食含耳臥達植物之人內顯出。即如食耳臥達植物人之病癎症與死肉症。並痒如螞蟻行於皮膚之病。醫士來脫等人以一百二十釐爲一服。服後卽覺有嘔吐、腹痛、頭痛、間有人變昏蒙而發狂、間令脉遲而小。惟婦人生產時服之。最爲有益。能令其痛陣速而產兒最速。故凡生產時其胎縮小不足。因此生產過遲。則服耳臥達爲穩當而大有功效之藥。又可用之令其胞衣、或凝結血塊、或小疱球易出。又能用於生產之後。令產門縮小。而免流血之弊。服數以二十釐至三十釐爲一服。不得過多。合於糖漿或便水之食物服之。每十五分時至三十分時一服。兩三服爲限。

婦科醫案

金文明君來稿

閏月下旬。有大路杜姓婦。寄居母家。年約二十許。登門就診。其脉弦大。右關上溢。左關不柔帶數。視舌灰滯不化。面色金黃。余詢其空嘔乎。耳鳴乎。答言然。其母偕來在旁。問曰。先生此脈何如。請爲細視。余遂詢其經水至否。答曰自上月十外始轉。從此或多或少。且崩過數次。遷延不了。是否有孕。余微哂之。爾病既久。豈尚不藥乎。答言曾看女科。斷爲胎孕。余亦置之不理。默思病必有因。察其從前經水之至。象答言去冬十一月曾患小產。月滿轉過。拖延時日。今年正月間停止不轉。月餘之久。於前月十外始至。初來甚少。繼而大下。嗣後又拖延不了。余因是而悉其致病之源。由乎半產調理不慎。其爲挾瘀無疑。治宜宣導瘀滯。使新者歸經。轉慮崩漏之下。血去必多。衝任已怯。況面黃失色。縱不事宣通。猶防仍蹈故轍。不如暫用膠艾四物。加黃芩和血清熱。加竹茹、橘皮、佩蘭等。以平其嘔。越一日。其母復來延余往診。勢頗傍徨。詰其情。據言服藥甚好。一劑嘔止。胃思食。二劑食知味。祇小腹作脹。其餘安靜。詎知睡方夜半。經血又崩。且其於前。今神困力乏。特延速往。余遂過其家。察視外形。氣喘神疲。面無華色。唇白舌淡。面黃浮腫。神躁自汗。胸際痞塞。心泛作嘔。頭痛甚。時時暈去。臥不能起。小腹仍脹。四肢麻木。口乾唇燥。心悸妄語。粒米不入。強與之。少傾吐盡。脈來弦大數疾。右關堅勁。直衝寸口。左關大而加勁。危殆至斯。非厥脫而何。余思良久。此非大清營熱。泄其風木。挽留欲涸之陰。猶慮勿及。何暇顧其腹之脹不脹耶。方用羚角西參鮮地元參龜板旱蓮石決明鈎籐。阿膠菊花川連枇葉露仙夏金箔。次日卽能乘輿而來。視其面黃浮腫。尤甚於昨。氣喘畧平。頭痛眩暈皆止。而胸痞小腹脹滿。並不少減。惟按其脈數易減。仍與養陰潛陽方。爲西參鮮地龜板牡蠣旱蓮阿膠決明菊花竹茹橘皮旋覆代赭。次日其母來告。服是藥片刻後。腹作痛。愈痛愈緊。幾至昏厥。當痛不可忍之際。下部突下一物。取視則如豬之網油。又雜紫黑血。其痛遂平。特神色更危。促余速診。神果憊。面皝白。極形浮腫。呻吟不止。自汗心悸。加以妄語。氣逆痰升。胸次痞塞。躁亂非常。漿水不納。強進必吐。舌白色枯。有微薄苔。頗極險篤。舉室驚惶。余切其脈。虛大按之弦勁細審之。竊喜米去較和。數且減半。遂慰病家曰視症雖劇。脉比昨日稍和。或尚可恃。爾且寬心。急與太子參、仙夏、辰茯神、栢子仁、淮小麥、決明、穭皮、菊花、川斛、元參、鮮地、川貝、麥冬、浮麥、熟地、露金、箈令服一劑。明日再看。戒其安靜弗擾。不然、無可救藥。臨走時。忽憶其下是何物色。必欲目擊。令持出一觀。果如猪之綱、油、雜以紫、黑、血、蹟、挾、許、多白沫。宛、若、綱、孔、玲、瓏、狀。然而非坯、非塊。不、知、何、由、而、下。令其來朝再診。詎知並無音耗。余亦不解。忽於二三日後。其母來告前藥甚好。嘔止神靜。米飲可進。且夜亦能寐。故原方又服一劑。祇大小便皆不能通。可否改方。余聞其言喜甚。知其病機已轉。不致變端。竟許改方。照前方加南棗、白粳米。至二便雖不通調。毋用分利。蓋由血枯液燥。肺氣失權。與甘寒法必能自通。囑服二劑轉方。食粥碗許。惟、不、能、容、雜、食。如、北、麪、下、咽、噎、塞。可、知、乾、燥、無、津。又云頭復痛且甚。仍以救陰爲急。方用阿膠、白芍、黑穭、菊花、穭皮、金斛、玉竹、茯神、生甘、橘白、穀芽等。此後無復轉音。諒其斷藥也。越旬餘。其鄰居就余門診。便詢之言。其能下樓。胃開力亦漸復矣。

按此症初誤於半產。繼誤於作娠。致厥後轉輾凶危。設使病家不甚堅信。或值有餘之家。得此一症。安有不作風潮。親朋滿座。聚訟紛紜。非延聘多醫。即禱神卜巫。遂使病家歧路亡羊。空喚奈何。今病已就痊。勿論矣。第其所下非坯非塊。又非血質之所結。形似網膜。然則究不知爲何名。若云網膜。亦不明其何由而來。殊難索解。敢質醫林諸君。共研究之。

本報醫案程式。分病源、病狀、診斷、療法、藥方、看護八類。去年夏由會長何廉臣君演說。經全體會員贊成。早經公認。故本報逐期排列。悉照此式。今金君別出體裁。未免與本報形式叅差。下次如承　惠稿。務請降格相從。至辨症之精細。方案之明通。識者自知。不待本會同人贊揚也。

紹興醫學會同人公啓

創製肝胃氣痛散

痛有九種惟肝胃氣痛爲最多發時痛不可忍或如縲縛或如板硬或如針刺或串背筋或串兩脇或串腰腹或從小腹衝心心中熱煩甚至痛極而厥厥後轉痙見人欲咬擲桌扯衣急服此散二分冷茶送下立能平肝降氣和胃止痛較左金丸越鞠丸效速

太和春白

創製瘧疾五神丹

專治風瘧寒瘧暑瘧溼瘧痰瘧食瘧瘴瘧鬼瘧夜瘧及三陰等凡發瘧時寒熱有定時或一日一發或隔一日一發甚至隔二三日一發俗名四日兩頭較諸瘧病深難治悉以此丹主之每服一錢瘧未發前一時用鮮生姜兩片陳茶葉一撮泡湯送下暫服止瘧久服除根永無後患

太和春白

創製水瀉至神丹

水瀉一症春冬多屬風寒夏秋多屬暑穢而挾濕挾食則四季皆同此丹開胃健脾分清利濁逐穢化滯運氣殺虫善治風瀉寒瀉暑瀉火瀉濕瀉食瀉及小兒虫積疳瀉每服三錢各照湯引送下如虫積藥同煎可用四錢無不所投輒效入湯

太和春白

節齋化痰丸

專治痰因火升凝結喉間吐咯難出凡老痰燥痰鬱痰黏痰皆由於此若用辛溫豁痰則爍肺液甘柔潤肺則滯肺氣往往做成肺癆終歸不治此丸清金保肺利氣活痰軟堅散結止咳定喘功在礞石滾痰丸指迷茯苓之上每服三四錢開水送下奏功極速醫家病家幸勿輕視

越城府橋存仁堂虔製

治濕芻言

任漢佩

入夏以來。霪雨連緜。潮濕薰蒸。較往年爲甚。患病者往往頭重、肢疲。飲食、乏味。甚則寒熱類瘧。便溺異常。診十得九。其爲時行溼病無疑。夫濕爲陰邪。其受也漸。其發也緩。其治也不外滲以淡。燥以苦。此常道也。但在今夏似略有別。原其故。夏行秋令。陳不遽發。氣伏熱鬱。濕復乘之。與熱互結。加以雨後天氣際熱。暑更爲之激盪。外逼內蒸。故化火易而病發亦速。治之者若顧其標之濕。而不察其本之熱。一味投之滲燥。未有不引助內熱。卒至液涸陰竭者。試節靈胎之說証之。其言曰。治濕邪之法。以淡滲爲主。如猪苓五苓之類。亦無以燥勝之者。蓋濕亦外感之邪。總宜驅之外出。而兼以燥濕之品。斷不可專用勝濕之藥。使之內攻。致邪與正爭。而傷元氣也。然按濕之釀病。爲類不一。各有一定之界限。兼風者曰風濕。挾暑者曰暑濕。挾寒者曰寒濕。與熱結者曰濕熱。濕鬱化火者曰濕火。是夏濕症多與熱結。易從火化。靈胎有見而言。頗與吻合。爰引以供治近日濕病者之研究焉。

癟螺痧問答

陳心田

客有問於余曰。近世之症。其傷人慘而且酷者。核疫與爛喉痧外。莫甚於癟螺痧。究竟癟螺痧者其原因奚若。請詳言之。余曰天地之道。曰陰與陽。二氣循環。曰寒與熱。癟螺痧者。純陰無陽。有寒無熱之症也。夫陰陽寒熱。不可偏勝。偏勝則病。彼核疫與爛喉痧。既偏於熱矣。熱毒入血。投以血清療法。多有愈者。若癟螺痧一症。其勢最暴。其變最速。稍不經心。頃刻殞命。吾嘗言其致病之由與治病之法。夫中陽者。人身之樞紐也。脾爲寒濕所困。陽不榮於四肢。故厥逆。清氣不升。濁氣不降。故吐瀉交作。陰寒勃發。眞陽飛越。故外假熱而內眞寒。過此不治。則忽焉而大汗矣。忽焉而氣喘矣。忽焉而肌肉皆陷。六脉均伏矣。今年入春以來。陰雨連緜。積寒未散。此症之惡現狀已時有所見。吾知夏秋之交。患者必多。治此症者。急當運中陽。降穢濁。通血絡。如吐甚而藥難下咽。則多搗薑汁以進之。或薑汁亦不能下。當灸關元。關元者。當臍下三寸。以病人中指中節爲一寸。摺草三疊量之。適合三寸之數。或灸臍亦可。此救急之方也。客曰善。

巴斯德傳

鄺鳳鈞選錄

巴斯德IoNishrtenr、法國化學家黴菌學之開山元祖也。生於千八百二十二年。卒於千八百九十五年。巴氏、法東境佛、藍希岡臺省人。其父爲製革商。巴氏初習化學。卽得當時有名化學家屠茅氏爲之指授。巴氏學理化學博士。爲巴黎大學教授。其發明甚多。而全世界知名。且有益於人道與科學者。則爲微生物學。亦云黴菌學是也。彼最先則勇於試驗。揣想流質中有微小生物孳乳其間。故糖汁可變爲酒。旣乃因之考驗乳汁與酒汁之發酵。遂發明發酵之理。從此斷定發酵爲特別生物所致。其物卽名誘發生物。次乃辨論此生物之發生於自然與否。次又因考證發酵而得存養生物之法。次乃證明若肉汁之內不含微生物之卵。則不發酵。由是而得空氣含有微生物之確證。次乃有除滅微生物之法。卽物料保存之法也。次復研究疾病之微生物。首得蠶病與治療之法。次又研究牲畜之傳染病。次乃得種痘之新法。於是醫學因之有微生物之避免法。巴氏不習醫而爲治療新法之導師。不出試驗所而爲農界之良匠。

故合全法之人投票公定十九世紀之偉大人物。巴氏首選。拿破崙次之。

按黴菌西名巴克特利亞 Brctelair 向譯微生物。或微菌。其體極微。非用最精顯微鏡照之。不能見其種類。形狀不一。或圓如錢。或長如棒。或轉如螺旋。或細如毫毛。約一釐中百分之一。有能自動者。有不能自動者。有聚居一處者。有散布各處者。概無形色。其滋生也。或如花之發芽。合而不分。或分其身。變爲數菌。或胞子散於體中。旋卽繁殖。大抵空氣中、水中、地中、動物中、爲最多。西人初亦不知。自千八百五十七年。巴司德考驗發酵自黴菌而來。因思人之疾病。有似發酵。後經諸醫辨駁無誤。至千八百七十八年。始定其名曰黴菌。於是而知人之患虎列刺。(卽霍亂)實扶的里。(卽爛喉痧)百斯篤。(卽鼠瘟)腸窒扶斯。(卽傷寒)以及痲疹赤痢黴毒淋症等病。皆是黴菌爲之。故近來東西各國。設種種保衛除滅之法。於未患者有居處飲食潔淸等法。已患者有血淸注射隔離消毒等法。爲保種之要圖。因黴菌學爲現今醫界之大問題。而巴斯德爲發明黴菌之鼻祖。爰錄其傳。以備參考焉。

存存齋醫話

越醫何廉臣選錄

引言

昉自唐王勃撰醫話序一卷。爲吾國醫話之鼻祖。然其書則余未之見焉。余所瀏覽者。史搢臣之願體醫話。魏玉橫之柳州醫話。王孟英之潛齋醫話。黃退安之友漁齋醫話。陸定圃之冷廬醫話。計壽橋之客塵醫話。劉寶詒之惜餘醫話。毛祥麟之對山醫話。丁仲祜之醫話叢存。趙晴初前輩之存存齋醫話初集。他如唐立三之吳醫彙講。陸九芝之下工語錄。皆話所見。話所聞。話所心得。各挾其閱歷之言以談醫。其亦如日本之醫學雜誌杏林叢錄也歟。較之尋常醫籍。尤有旨趣。尤長學識。惜其書大都不別部居。不分體例。隨筆記述。以備遺忘。余正欲分門別類。採擇精華。爲醫話叢編一書。適晴老哲嗣趙定菴君。以存存齋醫話二三集。囑余校刊。以廣流傳。余愛其學之博。論之精。一以壽人濟世爲心。不私其藝。足見趙氏喬梓之識。實爲不可及也。已爰爲之選錄。先登本報。以見越醫之一斑。

◉內科時病篇

六淫之邪。初無形質。以氣傷氣。首先犯肺。必用輕藥。乃可開通。汗出而解。徐之才所謂輕可去實。邵新甫所云輕清開肺。便是汗劑。是也。何必泥定風藥發汗耶。且風藥多燥。非特不能發汗。反耗精液。絕其化汗之源。尙冀其發汗耶。

吳氏鞠通溫病條辨中正氣散加減有五方。主方用藿、樸、陳、苓。(一)加神麯、麥芽。升降脾胃之氣。茵陳宣濕鬱。大腹皮泄濕滿。杏仁利肺與大腸。(二)加防己、豆卷走經絡濕鬱。通草苡仁淡滲小便。以實大便。(三)加杏仁利肺氣。滑石清濕中之熱。(四)加草果、開發脾陽。查肉神麯。運中消滯。(五)加蒼朮燥脾濕。大腹皮寬腸氣。穀芽升胃氣。細案五方無甚精義。然治濕溫症。亦大都如是也。

兼按濕溫一症。變幻最多。第一宜辯其濕重熱重。或濕重熱輕。或熱重濕輕。或濕熱並重。第二宜辯其兼症。或兼風。或兼寒。或兼暑。或兼穢。第三宜辯其夾症。或夾宿痰。或夾停飲。或夾生冷。或夾油膩。或夾氣鬱。或夾血瘀。或夾房勞。或夾失血。或夾脾泄。或夾內痔。或夾脚氣。或夾七疝。或夾經水適來適斷。或夾崩漏淋帶。或夾胎前產後。或夾痘瘖。或夾驚癎。第四宜辯其變症。或變瘧。或變痢。或變泄瀉。或變腫脹。或變黃疸。或變霍亂。或變沉昏。

劉濟人君致本會書

貴會諸君鑑。二十日開紀念大會。提議一切。恭聆之餘。曷勝歡忭。但其中尚有一要素焉。不揣冒昧。敢以一得之愚。爲　諸君告之。昔日之醫醫醫病。今日之病病病醫。醫者欲醫人之病。先宜醫己之病。其故何也。外人之在中國。醫院藥房。遍於大埠。流於內地。影響所及。外科十、、、損其九。內科十、、、損其五。吾道其衰危如累卵。政府之於醫道。陸軍一營一醫。醫士醫官。每有薪水百兩。（詳陸軍向章）學堂自高等小學以上。無不札委醫員。以兼熟東醫者充之。況立憲時代。以警務爲急。警務以衛生爲要。市町村區疾病之際。醫院治之。死亡之時。醫生驗之。其死於疫。則焚之。不死於疫者。給與證書。始得安葬。（詳法政叢編警章）故政府設審判廳。擬附醫官。京師各省。擬設官醫學堂。預備札委各府州縣醫生。非考取。不准懸牌。（見報章）由此觀之。重東醫則中醫病矣。用受教育之醫。則不受教育者更病矣。將來後生小子。魚目混珠。以欺當世。所謂保存國粹者。反爲世詬病。岐黃之道湮。衣食之途窮。當此時局。眞有令人痛哭流涕者矣。欲開救急之方以醫越醫非會內設一醫學補習科專門傳習割紮洋重手術不可盖由西而中無根底其事難由中而西知變通其事易倘所 諸君明其利害知所適從招集會員二三十名仿外省旅學自費法每名每年助學費洋念元不足則另籌的欵補助聘東醫畢業生一人爲教員上午教授講義下午教授各種器械用法不願聽講者購講義亦可未入會而願學者收學費亦可除教習外無膳宿除督辦外無酬勞校舍儀器暫從簡略尙精神不尙形式課新學不課舊學一面禀請立案如京省設立官醫學堂准予保送本校一年畢業後並請札委各處充當官醫或標明等第自行懸壺嗟夫今日之醫官即前日之學生也今日之學生即他年之醫官也夫然後國粹可以保存新學可以進步黑暗世界放一線光明離離神州茫茫禹域吾知黃帝之遺種猶得競存於二十世紀醫戰之時代矣（下略）

▲設置大綱

(甲)統會　統理全會事務。

(乙)支會　凡大都會、大市集均設立支會以普及會旨。

(丙)欵項　地方籌集者公共捐集者本會公欵或特別捐項。統由本會經理或由地方聘會計員專理其事。以昭平信。

(丁)會員　凡醫界、非醫界贊助本會旨趣者卽爲會員惟納會費者有會權。

(戊)職員　醫員、辦事員、槪由本會聘定而捐助特別款項者。尊爲名譽會員有顧問會務權有會員自願襄助本會辦事者本會預備報酬。

▲辦事次第

凡醫界事業。具慈善性質者。或營業性質者。或政治性質者。本會皆擬興辦。惟草創伊始。資本支絀。不得不先舉數事。而漸求擴張耳。

○現在舉辦者約凡六事

(甲)醫院　人鮮不病。病而必醫。則醫固有日用之需。凡有居民之村落卽當

旨趣及辦法

設立專施治療。本會抱此宗旨。視地方居民之衆寡。以定醫院之大小。亦爲籌備欵之豫算。

附醫院與戶口比較表

居民約數	醫院	欵項約數
一百萬以上（如北京廣東）	男一女一	四萬元
七十五萬以上（如漢口天津杭州）	男一女一	三萬五千元
五十萬以上（如福州蘇州）	男一女一	三萬元
二十五萬以上（如重慶南京甯波）	男一女一	一萬五千元
十萬以上（如九江蕪湖鎮江南通州等）	男一女一	一萬元

按本會預算。凡居民十萬者。必定創立男女醫院各一。而十萬以下之市會。則當酌量設立。或止辦醫局。概不留診。欵約數千之譜。苟有重病。則送最近之本會醫院留診。

其他鄉鎮村莊離城遠者。則居民往返不便。乃本會擬設立支會於此處。

近聞 議准日本醫科大學生請給考察費

留學日本京都醫科大學生厲家福、請給考察費。經稟由胡欽使咨請浙撫飭司核議。茲悉藩學兩司詳復中丞。謂該生留學東京。初入宏文學院普通科畢業。繼入醫學專門學校畢業、復入京都大學選科專門研習。今秋又將畢業。於醫療學術。已稍有把握。請援案給費。赴各地考察。自爲增廣智識起見。立志宏大。殊堪嘉許。前次東京高等工商學校畢業生任允沈延祚二名。先後稟求。均已照准考察一年。每月發給洋二十五元。該生事同一律。自可照准。惟該生始終由官費畢業。將來學成回國。仍應本省勤服義務。不得自由他就。亦不得任他省咨調。應乞咨請駐日公使轉飭監督處。查明照發。俾資考察。以竟全功。

甯波組織醫學會

甬郡王君啓鏞等日前具稟府憲。略謂甯波通商較早、人煙繁盛。業醫之士頗不乏人。而不知交換智識。精益求精。甚非所以衛民生而強國種也。某等不揣愚陋。聯合同志。創設醫學研究會。結團體而收羣力。參古今而配模範。以爲參

考察費　甯波組織醫學會

考之具。使之觀摩。有資進步。自速因而各備資斧。組織是會。互相研究。漸求推廣。以爲後日創立醫院基礎。第恐衆醫各便私圖。不顧公益。藉端阻撓。淆惑衆聽。非特碍本會之成立。而具妨害國民前途。實非淺鮮。因此釐訂章程。呈請核准通詳立案。並求出示曉諭。務使闔郡醫士同心協力共成斯舉云云。未悉能否批准也

續本報第十二期勘誤表

	頁	行	誤	正
學說	五	廿三	絞	紋
	七	廿二	欽	飲
	頁	行	誤	正
雜錄	八	七	讖	議
簡章	十三	三	名	各

	頁	行	誤	正
通訊	十	八	報	投
	十	九	落一驗字	
	十一	六	熟	熱
本會	頁	行	誤	正

何廉臣啓事

每日從九點鐘起十一點鐘止在寶珠橋舊寓候診餘時在府橋下宣化坊何氏醫家恐就診請診者往返跋涉特此佈告

陸氏潤字丸

主治食積壅滯大便不下內傷外感均可用之藥性平和効力甚大不比導滯等丸之峻猛也

紹郡醫學會選

代 醫學報

每月兩期每期售英洋三分郵費在內定閱者預繳報資半年

派 上海醫報

郵月一册每册六分每費外加報資先惠

醫學世界

理法兼到組織完善每月一册每册英洋一角七分郵費在內定閱者報資先惠

編輯者　紹興醫藥學研究會
印刷者　紹興印刷局
總發行　紹興宣化坊醫藥學研究社事務所

宣統元年六月十五日出版

●●售報價目表　每月望日發行

●●全年十二册　捌角

●●半年六册　四角

●●每月一册　捌分　（外埠郵費另加）

●●廣告價目表

本報廣告以行計

每行以三十字爲率

第一期每行收費一角

第二期至第五期每行均收費六分

第六期以上每行收費三分

代派處

紹城 紹興教育館
紹城 紹興公報社
紹城 阜通錢莊
柯鎭 傅伯揚君
安昌 嚴繼春君
湖州 李浩生君
蘇州震旦醫院陸炳常君
廣東 醫學衛生報館
中江 王問樵君

中江 醫學研究所
中江 自新醫院
南京 濮鳳笙君
江陰 馮箴若君
天津 婁公館
奉天 王叔眉君
奉天興仁胡同裘吉生君
潮州 新羣書局
臨平嬰堂 陳樾喬君

紹興醫藥學報

己酉七月第十五期

本期目錄

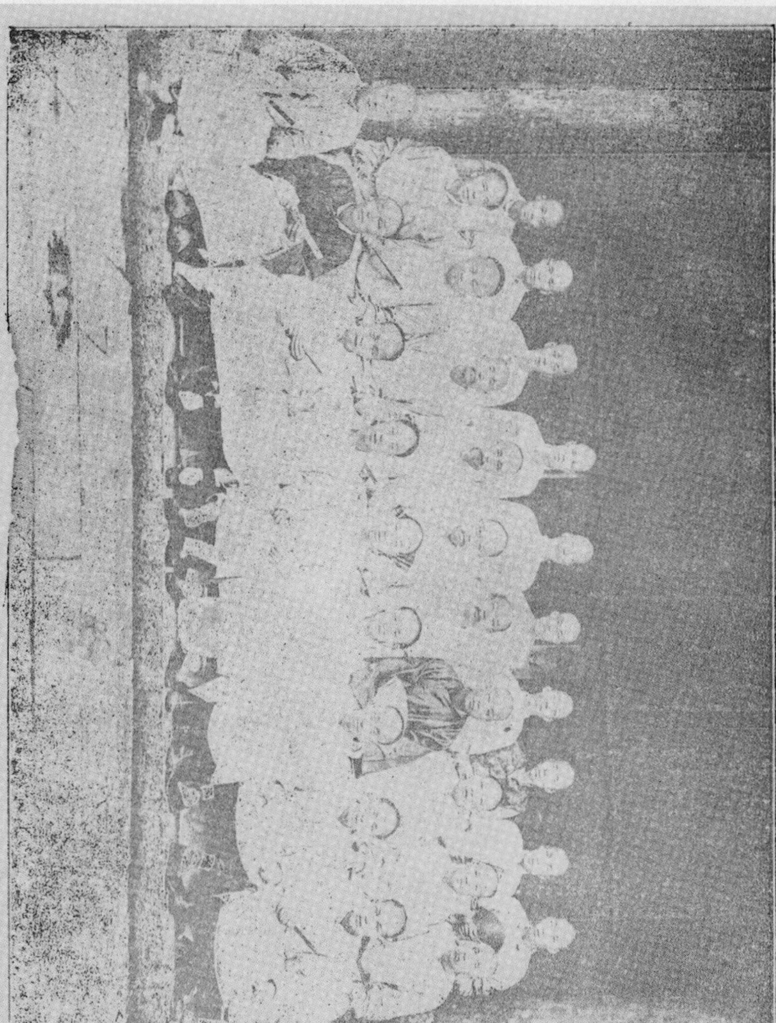

己酉紹興醫學會攝影

◉◉本社徵文啓

本社以研究爲名。原以各個人之智識有限。冀得互相交換之益組織社報。亦爲社員一得之愚質諸海內。以求指正。與他報之提挈社會引導國民爲質者。性質不同。願閱報諸君時賜讜論。匡勸敝報。當照登載之多寡答相當之報酬。其不登載之稿恕不檢還。

◉◉敬告醫藥兩界諸君啟

醫界諸君。藥界諸君。亦聞我中國數千年來積習深痼之宗教醫藥。一躍而入於政治醫藥者乎。諸君如未有所聞。請看數日中肅邸之整頓醫學。江督之考試醫生之章程可也。諸君聞之。爲喜爲憂。未敢知也。惟聞醫生而不知藥。藥師而不知醫。民命相關之大事業。而不學無術者操之。可乎否乎。醫院設立者教會也。藥品販賣者外商也。諸君縱不以同胞生命計。亦當以一己立足計也。本社之設。有鑒於斯。冀以各人之學識閱歷互相交換。千慮一得。豈眞不能漸臻發達。以存立於競爭劇烈之場者耶。諸君盍起而共扶之。

●●請閱醫藥學報以重生命啟

嘗考德日維新。首重醫學。英初變政。先講衛生。故迄今歐美日各國。醫林藥界。精益求精。新理新法。日出不窮。朝登報紙。暮達通衢。與國醫之自私自利秘而不顯者。大相逕庭。吾儕對之。能不悚惶。又且吾國病家。不講衛生。不知看護。若遇重病危症。惟持一日一至之醫生。一日一服之方藥。庸有濟乎。甚或迷信鬼神。受愚巫卜。仙方靈丹。雜藥亂投。及至人財兩失。始痛詆醫藥之貽誤。土偶之無靈也。悔何及已。本社有鑒於斯。特爲愼重生命起見。不揣固陋。研究中西醫學。凡生理病理。證治方藥。以及衛生事宜。看護要則。與夫通俗簡便療法。靡不廣收博採。逐期刊列報章。似此苦心孤詣。應亦各社諸君所曲諒焉。敢乞　仁人君子。體天地好生之德。存民吾同胞之心。逢人說項。廣勸購閱。庶病家智識日開。而醫家亦不得不力求進步也。頹風既挽。壽域同登。本社實深厚望焉。

本社公啟

會員一覽表

右表分會董、名譽贊成員、贊助員、義務職員、普通會員、五項。義務職員仍以票數之多寡爲先後。

會董

翁又魯　廣文

名譽贊成員

孫寅初君

贊助員

徐友丞君　王子餘君　張若霞君　何壽萱君　丁仲祜君　余伯華君

義務職員

姓名	科目	住址	姓名	科目	住址
何廉臣	內科兼產科	寶珠橋	趙逸仙	內科兼產科	長橋
駱保安	兒科兼內科	接龍橋			

以上正副會長兼任編輯

包越湖　內科兼　科　倉橋街　任漢佩內科兼喉科　童家衖
陳心田　內科兼產科　觀音衖　胡東皋內科兼產科　義恩寺前
陶芝蘭　內科兼婦科鏡清寺前　楊質盦內科兼兒科　繆家橋
汪竹安　兒科　斷河頭　陳誼臣　內科　魚化橋
周越銘　內科兼婦科作揖坊　樊星環　內兒婦三科　謝公橋
胡幼堂　內科　大路　高愼生　內科　教塲沿
何幼廉　內科兼產科宣化坊　范少泉　內兒婦三科　錦鱗橋
嚴紹岐　內科兼產科　官塘橋

以上評議員

曹炳章　內科　致大藥棧　會計員
吳麗生　內科　廣寗橋　何小廉　內科兼兒科　宣花坊

以上書記員

史愼之　內科　酒務橋下　趙晴孫　內科　廣寧橋

以上庶務員

普通會員

裘吉生　遊瀋　胡瀛嶠　年老辭職　眼科

舒欽哉　親病辭職　內科東街　李錦帆　戒烟辭職　內外婦科

姚小漁　內科　府直街　高光瑞　痧科　大路

施苹耘　遊瀋　蔡鏡清　事繁辭職

嚴繼春　兒科兼內科　安昌　李蓉裁　內科兼產科　樊江

傅伯揚　兒科兼內科　柯橋　魏芳齋　外科兼內科　湖塘

錢少堂　產科　石門檻　謝福堂　內科兼婦科　葛蕩漊

章吉堂　外科兼內科　道墟廟漊　王傳經　針科　大路

孫康候　眼科兼內科　香橋　潘文藻　內科　鮑家街口

駱國安　兒科兼推拿　接龍橋　駱靜安　兒科　接龍橋

陳樾喬　兒科兼內科　臨平　王伯延　內科　西咸歡河

傅克振　內科　湖塘　俞少湄　內科兼喉科　袁家埈

金蔚卿　內科兼婦科　謝公橋　傅仲陽　兒科　東浦馬轅橋

催繳去年報費

本報定章應將進出各款。彙結報銷，所有去年之報欵未清者務乞從速惠下以了前欠倘置之不理本報准將該欠戶姓名住址詳列下期報上。俾衆咸知。公欵攸關。非本會好爲此不情之舉也奉勸諸君子毋吝此小費而貽笑大方也可。

本報新增內容之預告

敬啟者本報自去年六月創辦以來已將一載銷數逐期加多現已再版惟外埠疊有來函皆云內容尚欠豐富閱者恒引以爲憾本館擬從本年六月起將內容新增六頁每本加報價二分全年總銀八角仍月出一冊外埠定報則以半年爲率倘蒙熱心諸君願爲派分務乞　即惠好音不勝盼禱之至

本報館謹啟

乃自因果報施之說倡。二氏之精義。湮沒無存。近今之僧道。借此而利用種種欺騙之方法。此有心者所以痛心疾首而破除迷信。爲當務之急也。若醫者取修養家之理。由用爲衛生之助。未始不可以却病。軒岐之書有與二氏暗合者未可少也。但蒙以上所說。援引吾國之舊學。以爲人之知覺運動屬於心主之神明。恐不足以饜西醫之心。還請以新學說證之。泰西之催眠術。電學之別派也。而關切於醫學者。繹之心理學也。日本之井上圓了。哲學家也。其所輯之妖怪百談。發明其幻覺妄覺。皆爲精神之感注。又有神經之奇病。亦心神之感觸也。一則曰心理。再則曰心理療治。豈非指爲心神之作用乎哉。又如耶穌教之之新約舊約。輙云人身之靈魂。乃由天主之所賦畀。此外新編之理科。以及普通新知識各書。均言腦爲心靈治節之所。又非一證者乎。總之腦與心腎同爲神明之宅舍。故黃庭經有上田在腦。中田在心。下田在腎之分。內景昭然。意深義簡。未可以方外而忽之也。蒙故一言以蔽之曰。人身之知覺運動所關於腦系之感觸者。實心神之作用也。彼西醫謂全屬於腦。似不若中醫屬心之說爲近是也。

原評　引經據典。考核頗詳。然讀剖解生理。以及超性學要。格物窮理諸書。則屬心之說。實難共認。

●論氣爲人體生理之要素

高愼生講演稿

人禀兩大之氣以生爲萬物中之最靈者上古之時穴居野處飲血茹毛未知火化是故聖人出而御世仰則觀象於天俯則觀法於地創宮室以居民作衣裳以衛民制耒耜罔罟以食民由是安居熟食民得聊生一人體生理之大關鍵也不知人體生理於居處衣服飲食以外有一呼一吸須臾不可離者非所謂氣耶

氣之爲物無形無色無臭無跡嘗充溢於兩大之間與人體生理最有關係古不云乎氣之輕清而上浮者爲天氣之重濁而下凝者爲地天地者人身之寥廓也人能參天兩地天地之心爲心而三才賴以一貫故人身之中亦有天地夫所謂人身一小天地者非耶

經曰天包地外地在天中又曰在天爲氣在地爲形近今天文家言地球如圓

橢形。而地球之周。無處不包有空氣。其所謂空氣者非天也耶。天爲空氣。地如圓橢。猶之鷄蛋然也。（運氣易知錄曰天地如鷄蛋然白爲天爲氣、黃爲地爲形、又曰、日包黃外、黃在白中合之經語其理顯然）吾人處空氣之中。無形色臭味之可辨。果何由其知爲空氣耶。

空氣者風、氣也、無地無之、亦無時不有。西人於前百年尚以爲獨質。今始知空氣。乃淡氣、養氣、輕氣、炭氣、四氣及水氣和合而成。

試舉一〇〇立特空氣中各氣體積之成分如左。

淡　七八・四〇　養二〇・九四　元　〇〇・六三　炭養二　〇〇・〇三

復舉一〇〇格蘭孟空氣中。各氣重率之成分如左。

淡　七五・九五　養二三・一〇　元　〇〇・九〇　炭養二　〇〇・〇五

每一立特空氣。受平常水面壓力。其重爲一二九三格蘭孟。以空氣爲一。而較各氣質之重率。雖爲淡與養諸氣所成。第爲和合。而非化合者也。且每立特中各氣多寡之比例。與每格蘭孟中各氣輕重之比例。無論何時何地皆同。雖古壙中掘出之瓶。所儲邃古之空氣。與現時之空氣。亦無不同也。蓋諸氣同受地心吸力和合甚勻。故歷久而不飛散。踞地心愈近則愈密。愈高則愈稀。但深林中之空氣壓力大。高山上之空氣壓力小。其盡界處約高八〇啓羅密達。且遇物卽透。惟玻璃與金類能阻之。故人之皮膚藏於衣裡。其氣亦能吸入焉。此人之所以一呼一吸。須臾不可離也。

但每一呼吸。所出入之空氣有限。祇能貫之肺氣管之大支派。不能穿入衆細氣管之細氣胞。何也。譬如室內換氣法。欲使室內通風。必於室之一隅開闢牖戶。使風得以吹入。庶與滿室中之舊風氣渾合。而變爲新風氣。初不必先取其舊風氣而後新風氣得以吹入也。吾人吸入之空氣亦然。在未呼吸時。已將二肺葉所含之舊空氣渾合而變爲新空氣。非每一呼吸而肺中空氣卽出罄入滿也。東方曼倩所謂吐故納新者此也。

昔抱朴子曰。人在氣中。氣在人中。人在氣中。不知有氣。猶魚在水中。不知有水也。人之於氣。可不善爲調息也哉。釋家言屏氣。道家言煉氣。儒家言養氣。三說同一理也易繫辭云天地絪縕萬物化醇絪縕者空氣也天地賴空氣以化育人身亦藉空氣以滋息故人一吸則天氣下降一呼則地氣上升升降出入息息相通猶鐘錶之有擺不可須臾停也此氣之所以為人體生理之主要物也

醫學叢編序

山陰駱保安擬作

周子舊懷王君新穎後先輝映沿革合宜法岐黃而宗靈素詳體質而究功能或揚中而抑西或徵今而稽古樹先聲於滬上聯團體於國中譬衆星之共彼北辰羣情合一猶諸流之注於東海萬法歸宗秘典深藏孰若風行之為快天花亂墜何妨雲集以壯觀此我國醫會之賴以交通而醫報之所由發達也翳自瀛谿遐裔滬江久羈學識兼優醫名卓著嘆人心之不古憫時局之維艱毆風日見東漸優勝者必劣敗夏俗反由夷變推陳者自出新四千年道術將淪邉問春回妙手四百兆生靈轉蹙偏能力任仔肩由是醫餘隨筆學足成編月出兩期門分七種盡畢生之腦力搆夙夜之心思作砥柱於中流挽狂瀾於既倒洵是醫林特色誰不歡迎足為醫界增光能無禱祝

第十五期論文

至其論文之宏[illegible]具有淵源說理之眞詳。豈無根底。講全體則模型畢肖。抉纖微。誌方案則法律綦嚴。深懷惻隱。究藥理以明功用。錄醫話以闡眞詮。記述新聞藉開風氣。徵求來稿奉答輿情。具此數端。誠非易事。舉由獨力。更屬難支。所期聚志城成。觀摩無已。旋荷上游器重。聲價驟增。洛陽之名紙日昂。山右之徵書迭至。委任校醫之長。能無應召。榮行遂遴夙學之人。且請出爲庖代。則有叔和醫孫。仲景學派。才高識廣。行方品端。遠追潔古之家聲。近述淸醇之心法。繼乎其後。力闢新機。瞻之在前。保存舊學。道統將衰而復。蒙事功未敗於垂成。會全國之名流。芳聲遠挹。仰中朝之景運。賢哲挺生。創成匪易。繼起尤難。四載於茲。百期以滿。綜觀諸作。誠並駕而齊驅。彙訂成編。更珠聯而璧合。二難併。四美具。立一言。傳百世。是乃仁術。自有道心。古今來特闢新機。宇宙內永垂大教。鈞儕處越中。幸叨驥附。望風海上。具見鴻圖。遠挹荆輝。定符葭祝。所願盛如松柏。長流橘井之芳。不嫌棄此蕪。菲致獻蘭亭之序。時在

宣統紀元之年。律中林鐘。既望之日。

醫學心源

◉◉引言

紹醫任瀛波撰
曾孫任玉騏謹述

僕家世業儒醫。至先曾祖瀛波公。其道大行。名譟遐邇。迄今故鄉父老多有能傳述其軼事者。公晚年本一生學識經驗。輯有臨症指南醫學心源二集。昭示後裔。派下奉矩護爲圭臬者此也。何君廉臣索閱遺稿。頗深贊賞。屢以顯揚相勉。囑登報以公諸世。僕獨何心。敢靳先人之遺澤。拂良友之美意乎。特名下支派繁多。勢難專主。何君亦深諒此衷矣。茲本報擬添列傳記一門。於越名醫。後先輝映。而先曾祖亦與焉。因思名實不總核。執筆者無以寫其眞。爰敢先錄數則。用公衆覽。藉副何君不沒人善之盛情。卽先曾祖在天之靈。復得知己於數傳之後。當亦所欣慰者矣。謹將雜病類最普通之証治。錄登於右。

吐血探源

經曰。陽絡傷則血外溢。血外溢則衄。血外溢成衄者。血逆上行。奔竄孔竅。有散漫沸騰之勢也。吐血者有物無聲。卽諸衄中之內衄是已。血從口出。俱名內衄。

吐又爲嘔咯欬唾中之一症。其病多責之於胃者。以胃爲水穀之海。是經常多血多氣。而又能主潤宗筋。各藏府受其滋化。無不賴爲轉輸。故蓄血多而吐血亦多。世以吐血多謂氣逆則火升。火升則血逆。說近是矣。然非探源之確論也。試思世之病火盛氣逆者甚衆。何俱不患吐血乎。蓋血行於絡。以膜爲障。質極柔脆。有犯卽傷。故未有膜絡不傷而血能外溢者。亦未有膜絡已傷而血能安其常者。膜絡之傷。未必盡由於火。而火之煽爍。却足以致膜絡之傷。夫既傷矣溢矣。出位之血。各隨氣爲升降。原屬有之。溢而成吐。其義不從可知乎。

吐血證治

假如卒然吐血。來勢甚緩。膜絡微傷。不難完復。逐瘀、養新。其吐自止。若陰火驟冲。膜絡漲裂。火散復聚。一傷再傷。當其源源不絕。自覺瀝瀝有聲。症必面赤、如醉、喘息不休、煩躁、昏亂、脈亦急疾難憑。須俟其神清氣平。方可切脈論治。倘畏其狂暴。遽用止法。敗血停留。爲患非淺。不時舉發。猶其害之小者。然亦不宜峻逐。誅及無辜。宜於犀角地黃湯。隨症加桃仁泥、大黃炭、茜草、牛膝、降香、童便之屬導之使下。俟出位之血既行。旋用止藥以截其源。復用補劑以培其本。若久吐不止。色見晦淡。此氣不攝血所致。外現假熱。內實虛寒。宜進溫補。以健脾胃使脾稱統血之職。胃得倉廩之權。自無妄行之患矣。此與暴吐不止。急川參朮以固元陽者。同此陽生陰長之義也。又見有命門火衰。眞陰失守。水泛逼陽上浮。面赤喘逆。六脈細微。四肢厥逆。小便清利。大便不實。血吐夾痰者。此格陽虛火症也。速宜引火歸原。用鎭陰煎。或八味地黃湯之類。消息治之。而血自安矣。切不可誤用寒涼。致使陽絕不救。大抵吐血一症。變化多端。証固宜憑脈更足據。診脈以微細爲順。洪大爲逆。血若暴湧。脈見虛大者。火勢未歛也。不可便與湯藥。急以熱童便或藕汁灌之。半日許。脈勢稍緩。再爲調埋。倘寸關脈弱。尺獨微弦且數者。病屬陰虛。午後陰火上升。其吐必甚。午前宜服獨參保元。午後再用六味地黃。加童便牛膝以降之。俟其脈漸調和。飲食漸進。肢體略健。面色不赤。足膝不冷。身無灼熱。額無冷汗。溲便如常。雖有紫塊咯出。並無鮮血上行。方無大患。倘血雖止。而脈證依然如故。愼勿輕許可治。亦有他部柔和。左關尺。獨見弦硬者最爲陰竭之危兆其變有三一則陰火引血復上而暴脫一則孤陽散越而遽絕一則火上爍肺而喘逆終至不救務宜愼之又有因積勞而成吐血者診脉甚靜或微弦無力既無火象又非氣逆此眞陰內虧脉絡不營惟用一陰煎左歸飲六味地黃湯之類方可奏效如兼口渴咽痛躁煩喜冷脈滑便實小便赤熱症近實火實係水虧治當壯水制陽改用二陰煎四陰煎或加減一陰煎生地黃飲子之類治之自效若全由實火沖傷膜絡逼血妄行又當察其火之來勢輕則犀角地黃湯或淸化飲主之重則火雖盛而根本無傷者宜抽薪飲徒薪飲之類主之若便結腹脹氣壅不降陽明熱甚勢難驟解當用拔萃犀角地黃湯或涼膈或桃仁承氣湯主之胃本有熱復因水虧於下相火上熾者玉女煎主之血出如湧勢將暴脫危在頃刻者速用獨參湯救之所以用獨參者蓋參者陽中之陰品也氣主陽而血主陰陽不盡則不死陰非陽則不生血脫則氣亦脫有形之血未能卽生無形之氣所宜急固此又爲急救血脫者所不可不知者也

濕温暑濕伏暑同源異治辨

趙逸仙原稿

吁嗟南人。何日日沈溺於溼熱之中也。溼温未了。暑溼又起。暑溼未了。伏暑又起。其地處温帶歟。四面濱海歟。抑河渠壅滯溝瀆穢濁之故歟。然此三證者半由天氣。半由地氣。而亦間有穢氣。天氣之炎。迫地氣之薰蒸。穢氣之彌漫。盈天地間皆此氣。即盈天地間皆此症。其症濕温爲濕重熱輕。暑濕爲濕熱各半。伏暑爲濕輕熱重。其挾穢氣者。溼温爲最。暑濕次之。伏暑又次之。僕不佞。敢以平日所親歷者言之。濕温者。霧蒸之氣。內含黴菌毒也。蓋卑濕之區。多生細菌。濁腐之水。多出微虫。其致病之媒。蚊虫與螺螄。爲最。蚊本水中微虫所化。螺螄又水中濁氣醖釀而成。試觀濁水一出微虫。而濁者清矣。螺螄最多之處。水必清。非水之本清也。螺螄善吸穢濁。故水之清也。皆彼醖之釀之收之吸之之効力。僕以顯微鏡窺之。蚊虫之口。悉含毒水。螺殼之內。又有無數微生虫。勞動界中。均所不免。故其患病獨多。又復蓽門圭竇。豚柵鷄棲。實偪處此。其炭氣之無由出。空氣之無由入。安得而不病。若論治法。不外輕清宣肺。芳淡化濕。肺宣則濁行脾化則穢去濁行穢去而病愈矣若已化熱用辛涼苦寒法苦辛通降寒涼瀉火也若夫暑溼則濕猶是濕熱猶是熱所異者天氣耳經謂先夏至爲病溫後夏至爲病暑暑字從日從者言烈日當空其色如赭也斯時也赤野千里河水沸騰烝變之氣人受之即爲暑溼然原其性質每與有形之積相依附蓋暑濕爲無形之氣不與積滯相合雖患亦微其所以纏綿不愈者以無形戀有形膠滯永結而不可解故善治暑濕者於淸暑利濕之中必先掃除積滯譬如盜賊依山傍險不平其巢穴則賊無由而滅耳至於伏暑視體之强弱爲症之輕重邪之淺深爲勢之緩急時之先後爲治之難易體强者秋後即發體弱者冬初猶伏焉時在中秋前熱勢不盛治之得法十愈八九若立冬後則邪伏已久煎津鑠液投以辛涼不應苦寒亦不應甘寒鹹寒而邪勢反熾所謂大熱而甚寒之不寒是無水也僕歷考近代諸書葉薛諸君之法治濕溫暑濕多効若治伏暑則當參考戴北山石芾南二公之書兼參葉薛吳王之法以盡治伏暑之能事。

度。若崩非崩。此非吉象。譬之草木將枯。菁華盡洩於外。氣多亦然。不可治也。若夫四旬以外。經水將斷之時。亦必有盛行之一日。此則非病。不必治也。除此兩端。而經來過多者。若勞傷衝任。宜膠艾湯。熱迫營陰。宜犀角飲。或氣虛不能攝血。宜增味八物湯。若肝旺不能藏血。宜加減逍遙散。甚則龍膽瀉肝湯。

膠艾湯方　阿膠　白芍　艾葉　生地　川芎　當歸　柏子仁　紫石英　製香附　阿膠味鹹色黑。熄肝風。養腎水。艾葉性溫氣香。除百病理氣血。生地養血滋陰。當歸和營補血。白芍斂血中精氣。川芎化血中滯氣。經曰。衝爲血海。又曰。心生血。肝藏血。衝任傷則血必耗。故加柏子養心神。石英平肝逆。使以香附者。以其爲血中行氣之專司。俾直達衝任。化陰陽之偏勝。冀血氣之調和也。

犀角飲方　犀角　元參　茅根　柏葉　山梔　川楝子　知母　花粉　甘菊　白薇　犀角味鹹性降。解煩熱而清營。元參色黑性寒。壯腎水以制火。涼血則柏葉茅根。齊折其妄行之勢。去熱則山梔楝實。力挽其既倒之瀾

加知母花粉以清金白薇甘菊以平木庶幾水無風而自靜汛卽起而旋平從此桃花源裏駭浪無驚而安瀾有日矣

增味八物湯方　人參　白朮　茯苓　甘草　熟地黃　當歸　川芎　白芍　石斛　廣皮　此方卽四君子湯合四物湯亦名八珍湯四君補氣四物補血氣虛而兼補血者婦人以血爲主也方中特加廣皮運脾石斛養胃蓋脾胃者水穀之海血氣之所由生也倘脾不運行欲健何由胃不喜穀雖補奚益徒欲益氣以調經其可得哉

加減逍遙散方論俱見上痛經條下

經延無已證治

婦人經水來有定期止亦有定候故曰信水若平素無病自起汛後少則二三日多則四五日當無不止乃有今日數滴明日數滴日延一日行則不行止亦不止無已云者無已時也此症在中醫則謂血海枯在西醫則謂子宮內皮發炎經久不治則成貧血症（卽中醫所謂乾血癆）王氏清任作逐瘀諸方亦見

慢驚爲脾腎虛寒論

汪竹安原稿

小兒者在卦爲蒙在物爲穉萌芽甫茁不任疾雨之摧殘也乃自六淫之邪侵於外乳食之積傷於內內外皆病或吐或瀉或吐瀉交作其勢暴其變速儘有歷晝夜而卽脫者有延至數日而漸成慢脾者俗工悖謬以爲小兒陽常有餘每多內熱清之以芩連導之以枳朴是猶人已入阱而投之以石也夫小兒穉陽未足穉陰未充苦寒消導非但伐生生之氣卽大吐大泄後奄奄一息而猶以此進之是直以將絕之樞而使之立斷也曾亦聞久瀉傷脾病窮及腎乎夫脾腎者人身之本也苦寒諸藥服之既久陰霾滿腹坎中一點眞陽因而飛越故此症外則唇焦舌燥內則下利清水所謂外假熱而內眞寒者也不遇明眼醫家放胆用之病家亦堅心服之使天下恒河沙數小兒日殺於恒河沙數庸醫之手寃毒之氣結成黑暗醫界傷心慘目有不忍卒言者僕詳考長沙守傷寒諸書及參歷代諸名家著作而得慢脾之原因與治慢脾之要素也大凡小兒之脾陽後天也生氣也宜溫養之譬彼蘭芽一遇悽風苦雨而摧折無遺矣

小兒之腎陽。先天也。眞氣也。宜廻護之。譬彼燈火。若能周圍遮蔽。而光明可愛矣。是故慢驚一症。不必待其極點而始用溫補也。卽泄瀉初起。而糞漸見青色者。當用異功散加木香。理中湯加白芍之類。他如景岳之理陰煎。胃關煎。隨症亦堪選用。若陽虛之至。不能入陰者。用七分陽藥三分陰藥。由陰以吸其陽。陰虛之至。不能維陽者。用七分陰藥三分陽藥。引陽以入其陰。陰陽維繫。氣血漸復。症雖棘手。又何慮也。然而僕治此症。因之有感矣。何感乎爾。感夫今日之醫界。宛然慢脾之候也。其神氣之委弱。一慢脾之虛寒也。內容之腐敗。一慢脾之將脫也。中學未精。漫習西學。一慢脾之用芩連也。略涉西學。痛詆中學。一慢脾之用枳樸也。嗚呼。處此幼穉時代。不思補救。而猶從事於攻伐。不思深造。而猶從事於妄投。吾恐不如慢脾之無可救藥也幾希矣。醫界諸君。倘其三復斯言也可。

藥物學

◉◉中藥中用勿執偏見說

任漢佩講演原稿

朱丹溪云。藥之命名。多有意義。或以色。或以形。或以氣。或以味。或以時。是也。愚謂天理之循環。不外動靜常變。而審病用藥之道。亦不外動靜常變。在一藥可以治數病者。有合數藥而僅能治一病者。至泡煉之製度。分兩之重輕。新陳之抉擇。配合之宜忌。煎煮之久暫。飲啖之緩急。則又不可以形質氣味拘矣。良醫爲之。雖朽木腐草。皆有裨於人體。其理多有不可思議者。若悉遵西學。必經分化。而後必定某藥爲有用。某藥爲無用。物質中有形之滓汁。可見。人體中無形之默化。亦可見乎。譬有患府藏病者。藥入於胃。同爲乳糜管吸去。如何知其達乎病所。如何知其不達乎病所。藥之對症作何狀。藥之反病作何狀。在內消悉。非器具所能爲。卽非目力所能達矣。講求實驗者。果能一一指陳乎。要知藥之爲物。全賴生人之運用。從化學而驗其性質。則可。從化學而驗其治病之功用。則仍非加以平時之體會。經久之閱歷不可。姑無論藥有眞僞之異。病有虛實之殊即同此病也。同此藥也而先天賦禀之厚薄。後天嗜慾之濃淡。亦各有別。藥物之功用隨人爲轉移者多矣。詎可因偶爾之見聞遽辟古今人之經驗哉。試即藥之常品而迭經試驗者略陳之。

人參產上黨山者爲勝百濟、高麗遼東者次之。本經收爲上品。張長沙孫眞人皆重視之。後如張元素李東垣王好古朱丹溪各名家俱從理想經驗而述其功用言之鑿鑿。其非憑空臆造可知。僕之補上本諸家之說用參治愈方案固不勝枚舉。即在僕平生治驗而論。每於氣怯神虛與夫清陽下陷之症用參治之。亦頗能響如桴鼓。且所用者不過市肆通售之品。未必此上黨而成人形者。參之功效僕固深信不疑矣。彼化學家但知其平胃而猶不及金鷄納霜與蘇打。且有試服之而毫無補益者。豈氣清味薄之物經分析而頓易其功用歟。抑所化所食者即時珍所謂湯參是也。此不可解者也。　又西洋參美產也。其功用與珠兒參相同。時醫治肺虛挾熱者頗能奏效。乃產處化學家試驗其質性。亦多以不足重輕者目之。參之爲物。多不宜於分化有如是。故附誌之。

龍胆草。黃連之屬。苦寒敗胃。莫甚於此。中氣虛餒者服之。其害立見。不必經古人之告戒。即近時行道家之深於閱歷者。固無不知之。乃西人列入補品。以理度之。彼蓋好食炙煿。腸胃未免多熱。故患炎症者較多。以瀉爲補。氣質使然。適合內經無使過暴而生其疾之意。損有餘即以益不足。中醫亦未嘗無是法也。中人嗜慾與同。其體質亦有與相若者。故僕遇體實火盛。每用此等藥味。重劑投之。火勢一折。清陽漸升。因而胃開者。亦往往有之。然偶用於病屬實火。而脾胃素弱之人。分兩過重。恰不免食隨病減。若不繼以調胃醒脾之藥。而胃氣未能遽復者亦有之。蓋人不論無病有病。胃邈常善食者。火不勝氣也。先善食繼漸不思食。不納食者。氣不勝火也。經曰少火生氣。壯火食氣。即此之謂矣。彼服些須而胃開者。非補氣也。乃抑火耳。若久服多服。姑無論寒之易從火化。且治病之旨。邪逐邪。無邪傷正。吾知其必不免於敗胃者。謂予不信。盍請試諸。

解熱。涼而散者也。但散熱有餘。降火不足。與胆草之大苦。

胃燥熱之要藥也。時醫多不敢用之者。因張元素

丿執

十一 己酉年七月

第十五期學說

說四

說誤之耳。且白虎爲君。青龍爲佐。
如龍虎矣。獨不閱王燾治勞熱之
又不考錢仲陽治嘔泄之效乎。不
信不服厥。 子者無一偏之見。皆深諳石羔之功
用者也。元 用用在病之實者。獨王燾用以治骨
蒸勞熱。是虛 㝬之和緩以調中。雖石羔之辛寒。亦足治
陰虛之內熱。可 配搭配搭之妙。全在權變。中國醫學之神化。
其不可學步處。止 每治肺胃熱症。恒用石羔至一二兩之多。見
有內熱而表寒者。加 少未嘗有所窒礙也。惟治相火熾盛。胃嘈雜
而所食無多者。不佐以地冬之類。食易減而病不能愈。此亦屢試不爽者也。秉
按石羔雖賤。偽者甚多。如理石長石方解石。皆與相若。寇宗奭所謂分辨不決
者。即此物也。有云多服無害於生理。或非眞者耳。即眞者亦須碎粉久煎。其性
始出。否則亦無效也。

虛秘醫案湖南周子紳君來稿　費　繩　甫

陰液久虛。不能濡潤諸經。肝陽上亢。挾素蘊之濕熱。阻氣灼陰。流灌失職。大便燥結。肌膚痲木。脉來沉細弦弱。脉證細參。體虛病實。治宜養陰。淸肝。兼化濕熱。

北沙參四錢　全當歸二錢　甜杏仁三錢　製半夏錢半　冬瓜子四錢

大麥冬三錢　全瓜蔞三錢　大痲仁三錢　薄橘紅一錢　川通草五分

冬靑子三錢　川貝母三錢　松子仁二錢　連皮苓四錢　炙內金三錢

童桑枝三錢　五月廿三日初診

陰液久虛。諸經失潤。肝陽上亢。挾溼痰阻氣。爍陰。流灌無權。大便燥結。已二十餘日。肌膚痲木。齒痛。氣墜。神倦。腿軟。攻下徒傷氣液。莫如養氣滋液。爲增水行舟之計。脈來沉細弦弱。宜宗前法進治。

人參鬚五分　冬靑子三錢　甜杏仁三錢　大痲仁三錢　炙內金三錢

北沙參四錢　全當歸二錢　松子仁三錢　法半夏錢半　厚朴花五分

大麥冬三錢　全瓜蔞四錢　柏子仁二錢　川貝母三錢　鮮竹茹一錢

竜桑枝三錢　五月廿五日次診

飲食入胃。脾爲運化。游溢精氣。上輸精華。糟粕下入小腸。分清別濁。清滲膀胱爲溺。濁從闌門入大腸爲便。大便燥結。闌門不通。已可概見。脉來沉細。調氣養陰。兼化濕痰。頗爲合度。宜宗前法。更進一籌。

人參鬚五分　全當歸二錢　松子仁三錢　甜杏仁三錢　冬青子三錢

北沙參四錢　全瓜蔞四錢　柏子仁二錢　法半夏錢半　川通草八分

大麥冬三錢　淡蓯蓉三錢　火麻仁三錢　川貝母三錢　厚朴花五分

鮮竹茹一錢　炙內金三錢　荸薺五枚　五月廿八日三診

大便已經匝月未通。闌門阻滯。糟粕難以下傳。升提攻下。不過取快一時。將來閉結更甚。益氣生津。潤澤腸胃。自能順流而下。脉來沉細。近日齒痛。牽引右太陽。宜宗前法進治。

人參鬚五分　光杏仁三錢　火麻仁三錢　全當歸二錢　冬青子三錢

西洋參一錢　郁李仁二錢　松子仁三錢　全瓜蔞四錢　天花粉三錢

大麥冬三錢　法半夏錢半　川貝母三錢　炙內金三錢　鮮竹茹一錢

川通草八分　荸薺五枚　六月初四日四診

提淨萆麻油連進三日。大便仍不能通。足徵有形之物。全賴無形之氣傳送而下。近日痔瘡大發。時流脂水。齒痛腹脹。日晡神倦。氣液皆虛。濕熱下注。已著脈來沉細。宜宗前法更進一籌。

人參鬚八分　鮮生地八錢　甜杏仁三錢　松子仁三錢　焦山查三錢

西洋參錢半　冬青子三錢　郁李仁二錢　炒槐米三錢　六神麯四錢

大麥冬三錢　全瓜蔞四錢　火麻仁三錢　炙內金三錢　鮮竹茹一錢

生熟穀芽各四錢　六月初七日五診

大便已經四旬未通。攻下徒傷氣分。反加腹痛神倦。有形之質。全賴無形之氣傳送而下。關門不通。小腸受病。非培養氣液難以傳送。脈來沉細。治宜益氣生津。兼潤澤小腸法。

西洋參二錢　粉甘草五分　全當歸二錢　全瓜蔞四錢　炙內金三錢

高麗參三錢　綿黃芪三錢　松子仁三錢　甜杏仁三錢　焦山查三錢
大麥冬三錢　女貞子三錢　柏子仁二錢　火麻仁三錢　鮮竹茹一錢
生熟穀芽各四錢　六月十一日六診

按費君繩甫、爲武進名醫費伯雄君之文孫、在上海行道有年、其診例門診墨銀四元、號金六角、出診墨銀二十四元、俗稱爲申江第一名醫、鼎鼎盛名、如雷貫耳久矣、今閱其六次方案、僅以參麥合五仁湯出入加減、而病則初診大便燥結、肌膚麻木、次診卽增齒痛、氣墜、神倦腿軟、四診又增齒痛牽引右太陽、五診更加腹脹、痔發時流脂水、六診終歸大便不通、病機有進無退、豈眞體虛證實、病果如是糾纏耶、抑亦立方平庸、不能確中病情耶、想滬江名醫林立、能作此等方案者、諒亦多多益善。而費君竟獲第一名醫之徽號、價値之昂、一至於此。無怪周君雪樵、於上海醫學報中、醜詆之。嗚呼、上海爲中國醫界之代表、而費君又爲上海醫林之翹楚、其證治學尙如斯、宜乎東西醫士、排斥中醫不遺餘力也、特錄之以廣見識、

介紹新醫書

丁君仲祜無錫人研究醫學十餘年成書二十餘種付印成書者有十二種由本社代售書列於下爲醫界同志之介紹云〇內科學綱要二元〇醫學指南二角〇實驗却病法三角〇新傷寒論六角〇新內經一元四角〇醫學補習科講義三元〇看護學七角〇藥物學綱要共十六章洋裝精本每部一元五角洋內科全書共分七類洋裝精本每部兩元〇醫學綱要共分三編每部一元二角〇肺癆病預防法共二十一章洋裝精本每部五角〇育兒談共八章每部四角〇竹氏產婆學洋裝精本每部六角外埠寄費自理郵票不收此佈

懷中要藥　正氣丹

此乃吾國新發明之靈藥主治各症無不奏效凡仕商遠旅尤宜常備含噙口中不染疫癘誠懷中之要藥也

主治

霍亂吐瀉　四時瘟疫　山嵐瘴癘　中暑中寒　諸般痧症　氣鬱諸痛　舟車害　飲食不化　呃逆　宿醉　不服水土等症　〇包一角　批發克己

總經理處紹興大路教育館

分售處

水澄巷教育館〇大街華英大藥房〇大街太和春〇大街聚源泰〇安昌逢春堂〇漓渚天元堂〇各處藥舖〇各處雜貨舖

創製肝胃氣痛散

痛有九種惟肝胃氣痛爲最多發時痛不可忍或如纏縛或如板硬或如針刺或串背筋或串兩脇或串腰腹或從小腹衝心心中熱煩甚至痛極而厥厥後轉瘀見人欲咬撳桌扯衣急服此散二分冷茶送下立能平肝降氣和胃止痛較左金丸越鞠丸效速

太和春白

創製瘧疾五神丹

專治風瘧寒瘧暑瘧溼瘧痰瘧食瘧瘴瘧鬼瘧夜瘧及三陰瘧等凡發時寒熱有定期或一日一發或隔一日一發甚至隔二三日一發俗名四日兩頭較諸瘧病深難治悉以此丹主之每服一錢瘧未發前一時用鮮生姜兩片陳茶葉一撮泡湯送下暫服止瘧久服除根永無後患

太和春白

創製水瀉至神丹

水瀉一症春冬多屬風寒夏秋多屬暑穢而挾濕挾食則四季皆同此丹開胃健脾分清利濁逐穢化滯運氣殺虫善治風瀉寒瀉暑瀉火瀉濕瀉食瀉及小兒虫積疳瀉每服三錢各照湯引送下如虫積藥同煎可用四錢無不所投輒效入湯

太和春白

節齋化痰丸

專治痰因火升凝結喉間吐咯難出凡老痰燥痰鬱痰黏痰皆由於此若用辛溫豁痰則燥肺液甘柔潤肺則滯肺氣往往做成肺癆終歸不治此丸清金保肺利氣活痰軟堅散結止咳定喘功在礞石滚痰丸指迷茯苓之上每服三四錢開水送下奏功極速醫家病家幸勿輕視

越城府橋存仁堂虔製

科學小說　**醫林外史**　**緒言**

鶩峯樵者編輯

甚矣。稗官野乘之刺戟的。感觸腦筋。似比電術中人爲尤速。故各報皆取列一格。殆亦挽回世道人心之一助歟。吾越醫藥學報。初版出有醫生本草。以作者遠遊。故焉然中斷。至今闕如。引爲憾事。現在整頓內容。力謀進步。不得不另徵小說。主人商之於僕。堅辭勿獲。勉作醫林外史。以科學爲經。社會爲緯。兩兩組織。暗寓徵勸。閱者幸勿識爲空疎淺陋。則感甚矣。

一是書爲改良醫社。灌輸文明。並欲開通風氣。使一般社會。均有普通醫學之智識。故凡衛生學。醫藥學。奇症治療。簡便良方。類皆採取古今典籍。並東西醫博士之講義。中西匯通。集思廣益。登者確有來歷。與尋常小說任意揑造者不同。閱者當作正經書讀。勿以野史忽之。

一吾國醫林腐敗。盡人知之。而病家不講衛生。不知看護。迷信鬼祟。受愚巫祝。喜諂忌直。斥忠任奸。依恃富貴。驕態可掬。畧識湯頭。擅改方藥。甚云時醫可以却病。貴命須用珍品。積習相沿。牢不可破。以致不肖醫生。揣摩世故。慰貼人情。遜志卑躬。以行迄道。受人唾棄。幾滅軒歧。庸衆之中。豈無傑士。作者悲之。略寫一二。以爲有志者勸。若云笑罵。則吾豈敢。知我罪我。識者擇之。

一吾國社會。前十年間。洋藥畏如砒酖。卽有傷瘍就診者。亦以刀割爲峻。庚子之後。風氣一變。今則揚西抑中。恨不燒燬古書。盡用西法。委託全國身命。予以生殺之權。不亦怪哉。不知中西醫學。互有短長。病有宜於中藥之和平。不宜西藥之猛烈者。一經西醫診治。往往反致不起。間有古書早已經驗。西醫尚未發明者。經彼之手。立時斃殞。故上流社會之迷信西醫。與下流社會之迷信鬼邪。同一誤會。同一受害。作者有所目擊。故敢據實直揭。並非徒逞臆說。好爲攻擊。閱者審之。

一醫學爲絕大學問。與格致化學。均有關係。而吾國舊有良方。治病亦多奇驗。是編小說。含有科學性質。僕閱歷旣淺。智識卑庸。舊學尚難淹貫。何況新學繁博。務望海內高賢。時賜讜論。助我不逮。如有治病新法。經驗新方

以及社會所聞。可以發揮醫理者。幸乞 惠示稿件。俾得編派列入。以資閱者研究。不勝拜禱感激之至

一是書仿照儒林外史。於每回後加以評語。凡有 惠件付下。經僕編登者。必將其人名姓高標揭出（如某某氏評曰云云）以彰名譽。而酬雅誼。蓋儒林外史不過痛今弔古。摹繪閒情。不若是編之關切實用。融化新舊。保存國粹。天職當盡。 高賢鑒諸。

一書內人名。諧音取義。各屬寓言。不必徵其事實。而定臧否。醫乃仁術。尤以道德爲重。薄俗澆漓。怪象疊出。作者惡之。恨不大禹鑄鼎。諸魅現形。描寫不透。正怨拙筆。然長回大部。隨編隨登。未經潤飾。難免罅漏之處。容俟編輯成書。再行刪訂校正。閱者諒之。

題詞三闋並引　　葆庵居士求是草

己酉初秋、醫餘無事、適社友 陳樾喬君惠寄科學小說一種、顏曰醫林外史、囑爲選登以備一格爰述所懷以補之而工拙在所不計也、

第十五期小說

世界維新崇實學改良舊習卽如我岐黃事實也非疇昔宗教從來關係重歐風墨雨何催折溯我州開化四千年成陳迹 奉靈圭爲規臬長沙法咸遵式迨名家輩出師承異幟偏守五行生尅理陰陽臆斷稱仁術到而今無怪世情牽人心易 右調滿江紅

吊古傷今由今溯古可憐世變時更這個澆風死心人不聊生要知生理衛生學五大州誰不歡迎最堪憫頑古天成甘作犧牲 腦筋印定迷稟信縱湯頭熟讀藥性深明全體未諳安知病的原情者番游學紛紛去怕將來劣敗優勝這情形舊學愈輕新學愈橫 右調慶春澤

東西並峙正學識競爭整頓匪易深幸文明乍啟織成團體力謀進步聯同志挽頹風開通爲始全憑報紙風行內地漸明新理 況政府提倡考試須打破迷團喚醒夢死國粹保存何恃頹靡伊爾採新換舊爲宗旨過渡時姑留餘地鷲峯樵者憂時作此醫林外史 右調桂枝香

注：十四葉佚。

治痢要言

何廉臣

今年秋痢疫盛行。僕日診三四十人。痢佔十之八九。有先瀉後痢者。有先痢後瀉者。有先瘧後痢者。有瘧痢兼作者。有痢兼發熱者。有一起即噤口痢者。其爲痢也。有白痢。有赤痢。有赤白痢。有黃白痢。有五色痢。以余所驗。總由伏暑積滯水毒三者互結腸胃。醞釀成痢。大抵濕重於暑者。其積滯水毒多從濕化。濕甚者多氣滯。初治宜藿朴胃苓湯。蠲逐穢袪濕。加保和丸。貫仲化積解毒。其人體實者。多從火化。宜用滑石藿香湯加香連。貫仲宣氣導滯。滯甚者加潤字丸。其人體虛者。易成脫症。(脈細氣衰鼻冷肢厥頭暈自汗精神困倦)宜用眞武湯加桂枝麗參扶陽固脫。此治白痢及白多赤少標本虛實之法也。若瘧痢並作或兼發熱。初起當先用提散。如喩氏倉廩湯。吳氏加減小柴胡湯之類。使在腑之邪。提併於經而外解。最爲捷法。倘最不痊。審其挾熱挾寒。而用表裡分消之法。熱者去羌防加苓連。青蒿滑石。寒者去柴前二胡加桂枝炮薑。熱甚者多實症。風藥不宜矣。大柴胡湯加香連滑石。寒甚者多虛症。風藥當戒矣。香砂理中湯加萆薢其害重於諸者則水毒積滯多從火化火甚者多傷陰初治宜三黃甘草湯加白蜜貫仲白茅根薺菜乾經霜蘿蔔菜涼解火毒繼用白頭翁湯合加減黃連阿膠湯苦寒堅腸甘鹹育陰若其人陰液大虧者最易衝動呃逆風動瘛厥急用三甲復脈湯大定風珠之類加減以挽天機其人陰陽並虧者每見鼻冷肢厥自汗氣促衝任脈動按之躍手急用吳氏參芍湯加三甲熟地炭禹餘糧等辛甘救陽酸甘化陰參入介潛鎮攝以冀萬一此治赤痢及陰虛五色痢陰陽盛衰之法也至赤白痢尚易治療每用香連導滯湯七仁導滯湯之類加貫仲一兩鮮冬瓜皮瓢四兩煎湯代水屢收捷效其間惟中虛下虛烟客酒客及肝鬱血結輩最難奏功若六七旬老年一二三四歲小兒變端尤速防不勝防綜而言之黃氏八句死候歌歷試皆驗錄之以告留心治痢者

歌曰

水漿不入痢無寬　脉細氣衰皮膚寒　純血豬肝陳腐色　若噦呃

熱兼脈大命難全　大孔竹筒如屋漏　嘔呃頻仍舌絳乾

赤豆汁下似魚腦　動氣衝心瘕疝攢　跗腫舌苔灰乾者亦不治

越醫傳記

後學何拯華纂述

晉朝

葛洪。字稚川。仙公從孫。以儒學知名。性寡慾。不好榮利。閉門却掃。究覽經籍。尤好神仙導養之法。初仙公以鍊丹秘術授弟子鄭君。稚川就學。鄭君悉得其法。咸和初。選爲散騎常侍。固辭不就。聞交阯出丹砂。求爲勾漏令。乃止羅浮山鍊丹。在山積年。優遊閑養。著述不輟。著四外篇。凡一百一十六篇。自號抱朴子。因以名書。年八十一卒。顏色如玉。體柔軟。舉尸入棺。輕如空衣。世以爲尸解得仙。輿地志云。上虞縣蘭芎山。葛稚川所棲穩也。今會稽有仙公遺蹟至多。稚川蓋亦嘗至焉。（嘉泰志）

按葛稚川先生。爲吾越第一名醫。品學兼優。而不屑以醫名者也。著有肘後備急方八卷行世。　欽定四庫全書提要云。是書初名肘後卒救方。梁陶宏景補其闕漏。得一百一首。爲肘後備急方。書凡分五十一類。有方無論。不用難得之藥。簡要易明。雖頗經後來增損。而大旨精切。猶未失其本意焉。

南北朝

陶宏景字通明。丹陽秣陵人。十歲得葛稚川神仙傳。晝夜研尋。便有養生之志。齊高帝作相。引爲諸王侍讀。永明中脫朝服挂神武門。上表辭祿。許之。敕所在月給茯苓五斤。白蜜二升。以供服餌。止於句容之句曲山。立館號華陽隱居。仙書云。眼方者壽千歲。宏景晚年一眼有時而方。大同二年卒。年八十五。顏色不變。香氣累日。謚貞白先生。按內傳言先生嘗遐遁東邁。改名氏曰王整。官稱外兵。今會稽陶宴嶺有先生遺蹟。嶺由此得名。又上虞縣釣臺山夏候。曾先地志言先生嘗乘槎釣於山下潭中。(嘉泰志)

按陶貞白先生初居丹陽秣陵。繼則僑居吾越。東邁。性好遊山玩水。採藥釣魚。途遇貧病。不能就醫者。輒以鮮藥施人服之。輒効。鄉人號曰陶仙。良有以也。著有名醫別錄一書。發明神農本草之功用。首推第一。所論藥品性質。簡明切實。語多精核。　國朝鄒潤安爲之疏證。尤爲闡發無遺或變咳嗽。或變痰飲。或變水氣。或變疝氣。或變痺症。或變淋症。或變帶症。或變便血。或變痔瘡。或變癰膿。錯綜變化。不可枚舉。全在醫者對證發藥。隨機應變。藥隨病爲轉移。方隨證爲增減。庶幾因物付物。而不爲病變所窮。吳氏加減五方。治濕溫初起之本證。頗有殊功。若因其有殊功而拘泥不變。溫燥劫液。淡泄損陰。貽誤亦多。用者愼之。

瘧必寒熱往來。確有定期。柴胡實爲主藥。葉氏治瘧。統觀全案。無一用柴胡者。蠱貽徐氏深詆之。謂小柴胡湯爲治瘧主方。如天經地義。不可移易。余謂兩說皆是。而各有偏見也。蓋風寒自表而受。發爲瘧疾。小柴胡參甘薑棗輔正托邪。半夏柴芩解其寒熱。若遇溫熱暑濕之瘧。證見胸痞惡食。則參甘薑棗溫補壅塞。未免助邪增病矣。

廉按瘧疾一證。最要辯明暑濕風寒。及其病之新久。就余生平所驗。大抵因於暑濕者最多。暑瘧多燥。發必熱多寒少。口渴自汗。其治在胃。重者桂枝白虎湯。或竹葉石膏湯加連朴。輕者蘆根飲加梔豉。濕瘧多寒。發必寒多熱少。嘔逆痞悶肢倦肌疼。其治在脾重者清脾飲苓桂朮薑湯加半貝。輕者梔豉一陳湯加枳桔柴芩。惟暑邪入肝爲瘧發必熱多寒少或暮熱早涼。汗解渴飲此證最多。欲其提散必須柴胡。欲其清解必用青蒿肝燥欲潤。必用鱉甲。歐氏青蒿鱉甲湯加柴芩最效。因於風寒者亦不少發必初起無汗。必該發散。羌防蘇葛之類。若有汗則用桂枝白芍。兼見熱象則桂枝柴胡各半湯。深秋初冬。寒重無汗口不渴脉不數者麻黃湯小劑用之。兼見熱象。則用越婢湯。表證而挾裡證。有痰食者加入樸半麥粬之屬。若伏邪內發。新寒外束。而發爲瘧疾者。仍當辯其寒重熱重及寒熱並重。寒重者。草果知母湯加葱豉。熱重者。蒼朮白虎湯加蒿芩。並重者則桂苓甘露飲之類。久瘧多虛。陽虛者。加味露薑飲。補中益氣湯參茸歸桂飲理中湯等酌用。惟大虛必挾寒。昔賢謂久瘧用補。少加附子。其效如神。故虛瘧之用桂附。與三陰瘧之用丁香。俱有奇功可據也。然或虛瘧不見寒證。却有熱象。脈弦數或洪數者。勢難投以溫藥。則甘寒生津。如蔗漿梨汁秋露

上海譯書公會丁仲祜君來函

廉臣先生大鑒　惠函到滬之時。正鄙人赴東之後。今日回來。捧讀重訂略例一過。經中緯西。規畫正大。曷勝欽佩。鄙人此次赴東。爲日無多。管窺蠡測。何足爲　諸君告。惟有一事不能已於言者。彼都醫士雖鄙視華醫。而每歡迎華藥。其對於華藥之實驗談。乃科學的解釋。而非陰陽五行的解釋。華藥確有良材。而爲從來謬說掩其眞面目者不少。良可慨矣。　貴報以保存國粹爲宗旨。鄙人以爲宜注意我國原有藥品。是者仍之。否者改之。不特可破數千年之魔障。且可挽回白十萬漏出外洋之藥資。未知愛國　諸君以爲然否。今寄上醫學補習科講義、普通藥物學教科書各二部。其餘俟出版後再行奉上。專此敬請　道安　弟丁福保頓首　七月廿六日

上海王問樵君覆陳樾喬君函

惠示過蒙奬飾。愧不敢當。茲遵奉信約劵五張、附夾報中、至祈察收、倘有同道入會。儘可由　閣下介紹、無須再向紹會轉達、致多周折也。醫報倘欲由本

第十五期通訊

詒直、台候　示遵行、亦無不可、而課藝亦已入選。（初十發表多次）足見醫理精湛。令人心折。倘後　惠賜教言。以促進步。尤為敝會所盼禱。義務同擔。乞勿吝珠玉、為幸。焉專此奉復、藉候　道安

沈仲禮君來函　七月初十日發

廉臣會長大鑑。啓者本年痧症。往往夾雜他恙。施治極難。敝醫院對症發藥。種類甚多。不敢懸擬方藥。惟急救痧症簡便良方。（用嘉泰洋行五星金葉牌白蘭地酒一大瓶。加入中國樟腦五錢。用時務必將瓶搖勻。每服以紹興酒杯一杯攙溫開水二杯為度。大人每服一杯。十餘齡童子服減半。小兒服四分之一。孕婦忌服）較為普通。凡腹痛肢冷。霍亂吐瀉。癟螺吊脚等痧。初起時無不立效。寒痧尤宜。如服時即吐。俟吐過時。再服一杯亦可見效。倘果係純熱急痧以及傷寒等症。均不宜服。幸海內諸君詳察。為荷此函請　貴報刋入通訊門以供衆覽。是所感幸。

本報重訂略例

奏定醫科大學章程、於中西醫學必令兼習、未嘗偏廢、卽近今廷試醫學畢業生課題及江督 端午帥再考醫生課題、皆以中西並參爲主義、故本報對於吾國醫藥學界、專注重融貫中西、開通風氣、爲吾儕之責任、凡關於醫藥之一切事項、或從家傳、或由心得、或事編撰、或假譯述、務使國民增長普通醫藥之智識、藉以保衞生命、而於有志改良醫藥學者、亦得收節短取長之效、爰將重訂畧例、詳述如左、

一 論文

醫學通論 凡關於醫藥學之普通理論、及醫藥界之批評解決、或選錄、或徵求、不拘一格、並蓄兼收、

全體總論 凡泰西全體學、日本解剖組織生理等學、均參用之、

病理總論 或灌輸新理、補助舊學、或引徵新說、表彰舊籍、

療法泛論 中西並參、

藥治通論 或注重氣味。或注重實質、

古今名醫方論 古今良方林立確有經驗、故本報折衷中學、以保國粹、若爲中法所未備者、選錄一二、以補助之、

二 學說 分醫學藥學兩部

醫學部

子 生理學

丑 衛生學

寅 內科學 凡時症、疫症、雜症、急症、均屬之、

卯 外科學 凡軍陣外科、內臟外科、及吾國傷科學均屬之、

辰 兒科學 凡痘瘄驚疳等均屬之、

巳 婦科學 凡產科學附屬之、

午 眼科學

未 喉科學 凡牙科學附屬之、

申　針灸科學
酉　診斷學
戌　看護學
亥　產婆學
藥學部
甲　生藥學
乙　醫藥化學
三　醫案
四　傳記
五　小說
六　叢談
七　雜錄
八　通訊　凡醫藥界之惠函及調查報告等均屬之、

九　專件　凡　上諭　奏牘及稟批章程等均屬之、

十　近聞　凡　各報之關係於醫藥界者均屬之、

本會同人、學識幼穉、見聞淺陋、所擬重訂畧例、謭陋殊多、自當隨時改良、以謀進步、尤望海內同人、及會外　諸有道指正、不勝盼禱之至、

近聞　醫學會續開大會之傳單

本會於前月初十日開會時城廂同志到會者幾及百人臨時簽名入會預納月費者頗不乏人復承熱心衛生問題之士紳亦接踵蒞止簽名贊助無任欣紉所議研究醫理及諮議局預備會所定第十七條之（取締醫生學業規則法案（先磋　礪自幷保存中醫國粹抵制外人醫藥及維持會務分助月捐等條均即通過連日接到各會員所擬意見書大致相照一再公同集議得有把握因定於月抄特開大會宣佈公決幷推舉職員籌備一切幸勿自棄而保營業凡我熱心國粹衛生之宦紳學商藥界諸君及醫界之無論已未入會者均祈惠臨且醫藥二界本屬唇齒相依保存中醫乃即保藥業而杜外人剝奪利權實有密切關係深知藥業同志夙皆明達當有同情定亦樂爲贊輔而互相維繫也諸希公鑒　再者或有會員之月費未繳者均係於七月份止一律帶會交付因本會擔任義務諸友皆診務分冗不克走取諸祈鑒原爲幸

浙東疫痢盛行

第十五期近聞

自七月初迄今吾越疫痢益行。竟有一家連斃六七人者。大抵諸曁爲甚。山會蕭次之。餘上新嵊又次之。其症赤痢居多。傳變最速。結果多凶。其他白痢及赤白痢。治之得法。預後皆良。吾紹諸名醫研究此症。皆謂由水毒及伏暑積滯三者互結腸胃而成。吾國醫學研究會林立。當必有對證良方以挽救之。

本報第十三期勘誤表

論文頁	行	誤	正	學說頁	行	誤	正
一	十三	指	脂	五	廿一	落一沉字	
又	十六	壞	壤	八	廿三	落一清字	

本報第十四期勘誤表

論文頁	行	誤	正	學說頁	行	誤	正
三	廿四	聘	騁	七	十三	經	景
四	十二	昧	味	又	十七	入	述
				八	二	爲	謂

編輯者　紹興醫藥學研究會

印刷者　紹興印刷局

總發行　紹興宣化坊醫藥學研究社事務所

宣統元年八月朔日出版

●●售報價目表　每月望日發行

●●全年十二册　八角

●●半年六册　四角

●●每月一册　八分　（外埠郵費另加）

●●廣告價目表

本報廣告以行計

每行以三十字爲率

第一期每行收費一角

第二期至第五期每行均收費六分

第六期以上每行收費三分

持別廣告及刊刻大字圖表者價另議

代派處

紹城　紹興教育館
紹城　紹興公報社
紹城　阜通錢莊
柯鎮　傅伯揚君
安昌　嚴繼春君
湖州　李浩生君
蘇州震旦醫院陸炳常君
廣東　醫學衛生報館
中江　王問樵君

中江　醫學研究所
中江　自新醫院
南京　濮鳳笙君
江陰　馮箴若君
天津　婁公館
奉天　王叔眉君
奉天興仁胡同裘吉生君
潮州　新羣書局
臨平嬰堂　陳樾喬君

紹興醫藥學報
己酉八月第十九期

本期目錄

◉◉本會徵文啓

本會以研究爲名。原以各個人之智識有限。冀得互相交換之益。組織會報。亦爲會員一得之愚。質諸海內。以求指正。與他報之提挈社會。引導國民爲質者。性質不同。願閱報諸君。時賜讜論。匡勦儆。報當照登載之多寡。答相當之報酬。其不登載之稿。恕不檢還。

◉◉敬告醫藥兩界諸君啟

醫界諸君。藥界諸君。亦聞我中國數千年來。積習深痼之宗教醫藥。一躍而入於政治醫藥者乎。諸君如未有所聞。請看數日中肅邸之整頓醫學。江督之考試醫生之章程可也。諸君聞之。爲喜爲憂。未敢知也。惟聞醫生而不知藥。藥師而不知醫。民命相關之大事業。而不學無術者操之。可乎否乎。醫院設立者。教會也。藥品販賣者。外商也。諸君縱不以同胞生命計。亦當以一己立足計也。本會之設。有鑒於斯。冀以各人之學識閱歷。互相交換。千慮一得。豈眞不能漸臻發達。以存立於競爭劇烈之場者耶。諸君盍起而共扶之。

◉◉請閱醫藥學報以重生命啟

嘗考德日維新。首重醫學。英初變政。先講衛生。故近今歐美日各國。醫林藥界。精益求精。新理新法。日出不窮。朝登報紙。暮達通衢。與國醫之自私自利秘而不顯者。大相逕庭。吾儕對之。能不悚惶。又且吾國病家。不講衛生。不知看護。若遇重病危症。惟持一日一至之醫生。一日一服之方藥。庸有濟乎。甚或迷信鬼神。受愚巫卜。仙方靈丹。雜藥亂投。及至人財兩失。始痛詆醫藥之貽誤。土偶之無靈也。悔何及已。本會有鑒於斯。特爲慎重生命起見。不揣固陋。研究中西醫學。凡生理病理。證治方藥。以及衛生事宜。看護要則。與夫通俗簡便療法。靡不廣收博採。逐期刊列報章。似此苦心孤詣。應亦各社諸君所曲諒焉。敢乞仁人君子。體天地好生之德。存民吾同胞之心。逢人說項。廣勸購閱。庶病家智識日開。而醫家亦不得不力求進步也。頹風既挽。壽域同登。本會實深厚望焉。

本會公啟

會員一覽表

右表分會董、名譽贊成員、贊助員、義務職員、普通會員五項。義務職員仍以票數之多寡爲先後。

會董

翁乂魯廣文

名譽贊成員

孫寅初君

贊助員

徐友丞君　王子餘君　張若霞君　何壽萱君　丁仲祜君　余伯華君

義務職員

姓名	科目	住址	姓名	科目	住址
何廉臣	內科兼產科	寶珠橋	趙逸仙	內科兼產科	長橋
駱保安	兒科兼內科	接龍橋			

以上正副會長兼任編輯

包越湖　內科兼產科　倉橋街　任漢佩內科兼喉科　童家衖

陳心田　內科兼產科　觀音衖　胡東皋內科兼產科　義恩寺前

陶芝蘭　內科兼婦科鏡清寺前　楊質齋內科兼兒科　繆家橋

汪竹安　兒科　斷河頭　陳誼臣　內科　魚化橋

周越銘　內科兼婦科作揖坊　樊星環　內兒婦三科　謝公橋

胡幼堂　內科　大路　高純生　內科　教場沿

何幼廉　內科兼產科宣化坊　范少泉　內兒婦三科　錦鱗橋

嚴紹岐　內科兼產科　官塘橋

以上評議員

曹炳章　內科　致大藥棧　會計員

吳麗生　內科　廣甯橋　何小廉　內科兼兒科　宣化坊

以上書記員

史愼之　內科　酒務橋下　趙晴孫　內科　廣寧橋

以上庶務員

普通會員

裘吉生　遊滬　胡瀛嶠　年老辭職　眼科

舒欽哉　親病辭職　內科東街　李錦帆　戒烟辭職　內外婦科

姚小漁　內科　府直街　高光瑞　痧科　大路

施莘耘　遊滬　蔡鏡淸　事繁辭職

嚴繼春　兒科兼內科　安昌　李蓉裁　內科兼產科　樊江

傅伯揚　兒科兼內科　柯橋　魏芳齋　外科兼內科　湖塘

錢少堂　產科　石門檻　謝福堂　內科兼婦科　葛薺漊

章吉堂　外科兼內科　道墟廟漊　王傳經　針科　大路

孫康候　眼科兼內科　香橋　潘文藻　內科　鮑家衖口

駱國安　兒科兼推拿　接龍橋　駱靜安　兒科　接龍橋

陳樾喬　兒科兼內科　臨平　王伯延　內科　西咸歡河

傅克振　內科　湖塘　俞少湄　內科　袁家埈

金蔚卿　內科兼婦科　謝公橋　傅仲陽　兒科　東浦馬轅橋

催繳去年報費

本報定章應將進出各款。彙結報銷。所有去年之報欵未清者務乞從速惠下以了前欠倘置之不理本報准將該欠戶姓名住址詳列下期報上俾衆咸知公欵攸關。非本會好爲此不情之舉也奉勸諸君子毋吝此小費而貽笑大方也可。

●●本報新增內容之預告

敬啟者本報自去年六月創辦以來已將一載銷數逐期加多現已再版惟外埠疊有來函皆云內容尚欠豐富閱者恒引以爲憾本館擬從本年六月起將內容新增六頁每本加報價二分全年計銀八角仍月出一册外埠定報則以半年爲率倘蒙熱心諸君願爲派分務乞　即惠好音不勝盼禱之至

本報館謹啓

虔製犀珀至寶丹

時邪蒙閉世多混治蒙則邪犯包絡溼蒙用太乙紫金丹熱蒙用紫雪丹皆稱神效閉則直入心臟若痰迷心竅以清心至寶安宮牛黃等丸治之獨於血塞心房一症如男子熱邪陷營婦人熱入血室及產後瘀血衝心小兒痘疹內陷急驚暴厥皆非尋常丸丹所能奏效本堂存心濟世遍採良方爰製是丹靈應無匹不敢自秘以貢病家湯引列後◉一治熱邪陷營便通用鮮生地汁熱童便調服便閉煎生錦紋川連等分調服內閉外脫煎人參青竹皮調服◉一治婦人熱入血室便秘煎桑葉丹皮廣鬱金等分調服便閉煎桃仁製錦紋等分調服血脫不在此例◉一治產後瘀血衝心挾風寒煎當歸桃仁乾薑桂枝等分調服風熱煎歸尾桃仁白薇竹葉等分調服崩厥不在此例◉一治小兒痘疹內陷煎蟬衣薑虫紫草茸櫻核等分調服痰食內閉不在此例◉一治急驚暴厥煎羚角石菖蒲廣鬱金芽茶等分調服慢驚不在此例

越城天保堂敬啓

看護學問答預定價

看護學之關於醫家與病家已於五月初十日申報及紹與公報中登載詳矣茲因購者紛至而書爲印刷未及尚不出版抱歉實深爰定預購價以答惠顧者之雅原價二角預購者七折同行預購上十册者六折五十册者五折書准六望日出版出版後不能援例折算

紹興大路內紹興教育館

總發行所水澄巷內第一

支店同啓

南洋醫科考試問題答案

問內經謂脉有三部九候、至晉王叔和始以兩手之寸關尺、候五藏六府、後世因之、而西人候脉則以中醫分配藏府爲妄、其得失奚若、

南洋大臣考取最優等內科醫士丁福保仲祜

素問三部九候論爲吾國論脈之鼻祖、至晉王叔和始以兩手之寸關尺分配五藏六府、而立左心小腸肝膽腎右肺大腸脾胃命門之說、王太僕楊玄操遂據之以釋經文、繇此以還、診家之學說、大都附會支離、如鼷鼠入郊牛之角、愈入愈深、而愈不可出、誤後學而墜良材者、已數千年於茲矣、國朝道咸間、英國醫士合信氏有言曰、中國所分三部九候、實難憑信、如謂按寸而知病在心肺、按關而知病在肝脾、按尺而知病在腎、決無此理、蓋週身血管、皆由心系總管而出、散佈四肢百體、流行貫通、豈兩手寸許之管、五藏六府、遂盡繫於此耶、西國每剖驗兩手派位、見派管大如雞翎、循臂而上、漸上漸大、上至頸項、即與頸中血管通連、直達心臟而止、並不與他臟相屬、何以知各臟之脉、必現於此、

耶且直通一管何以知三指分部必不紊耶故謂一脈可驗遍身之病則可謂某部之脉獨決某經之病則不可此西人以中醫候脈分配藏府爲妄之說也王氏以三部九候分配藏府其說固非而吾國古來相傳之診脈法以歷數千年之經驗而得者其說固未嘗非也合信氏謂不可以某部之脈決某經之病其說雖是然僅知一脉可以驗遍身之病而不知與心臟病有密切之關係其說亦未爲完全也近世之論脉者先言脉搏之至數次言脉搏之調節次言個個脉搏之性狀（脈搏之來如波浪之動故云個個）分爲三類與合信氏之說相提並論其得失照然若揭矣所謂脈搏之至數者先於無病人每一分時計其脈息搏動之數也然脈搏之多少有因年齡男女等而別未可一概論耳如嬰兒在第一年內者每一分時脈搏有一百四十三至乃至一百二十三至十歲至十五歲時自九十至乃至七十六至二十歲前後至五十歲時其平均爲七十二至老年時則稍稍增加而達於八十至此關於年齡者也照以上之數女子每比男子多七至或八至此關於男女之性者也身體之長大者比諸短

小者每減少一二至此關於身之長短者也日中及夕時脈數增加朝時則減少其最少數與最多數互相比較每在十至內外達於二十至者亦鮮此關於晝夜之別者也易平臥而爲坐易坐而爲立其脈搏之數必增加凡健康男子之空腹時則爲六十六至坐則爲七十一至直立則爲八十一至此關於體位者也攝取多量之熱飲食物後在一二時內其脈搏之數必增加疾走及體操等時或驚愕恐怖喜悅愁傷等時其脈搏之數亦必增加此關於食物之攝取身體之運動精神之狀態者也此爲生理上之脈搏而關於病理上者則又有進體溫若在攝氏表三十七度以上則體溫每增一度其脈搏之數亦加八至此亦爲大略之均平數而已往往因其熱性病之本性及患者之年齡心機之强弱而異如患腸窒扶斯(傷寒)而無併發症時以脈搏對於熱度之數而計算之則熱高一度而脈之增加不及八至謂之比較的遲緩如患肺炎及膿血症或急性粟粒結核者其體溫高一度而脈之增加過於八至謂之比較的頻數故體溫增加一度脈搏增加八至言其常非言其變也又有腦疾患之迷

走神經痲痺（如腦底腦膜炎之末期）、及心臟疾患之瓣膜障害（除大動脉瓣孔狹窄）或患心囊炎急性心內膜炎者必現數脉患心臟衰弱心臟痲痺（如虛脫）或諸般之貧血狀態（如萎黃病）或官能的神經疾患（如神經性心悸亢進、心胸狹窄痛、發作性心悸急速症、排在獨氏病者）以及遇疼痛恐怖狀態者亦必現數脉也反於數脈者則爲遲脈疾病之現遲脈者約有八種脈管硬化症及脂肪心臟一也急性心臟擴張二也重篤之飢餓狀態（如食道狹窄、幽門狹窄）、三也在大動脈系統內減少强度之血壓（如大失血等）四也因腦疾患而迷走神精受刺戟狀態（如急性腦膜炎、腦腫瘍、腦溢血、腦水腫等）五也有患黃疸病之各種原因（如胃十二指腸加答兒、肝臟癌腫、肥大性肝臟硬化症等）六也由於中毒症狀（如鉛中毒酒精中毒等）七也間有因神經衰弱或比斯的里（古名藏燥）八也脈搏之至數有關於藏府者蓋如此所謂脈搏之調節者謂無病人之脈搏有調有節相尋而來即整等脈也然於生理上之狀態有失其調節者每在神經性人體之精神與奮時及深呼吸時見之（深吸氣時其脈速、深呼氣時其脈緩）脈搏之失其調節者謂之不整脈又謂之不等脈現此者脈其疾病約分三類一爲冠狀動脈硬化症心筋之脂肪變性患急性傳染病之心筋衰弱等二爲煙草及咖啡等之中毒爲心臟神經節之疾病三爲患腦膜炎之心臟衰弱又有脈搏之調節雖異常而尚有一定之正規者如正整之脈搏在一定數持續之脉忽而缺一脈波此因心臟之收縮雖有規則而其收縮力微弱不能使之傳達於末梢動脉故也此謂之間歇脉又謂之缺脈缺脉者因心臟缺收縮之作用而生也脉搏之一大一小相間者謂後交遞性脉脉搏每二至三至之後爲一定之間歇者謂之二脉搏或曰三搏脉之深吸氣之終而脈搏微小或竟缺如至深呼氣時再現出者每於患癒着性心囊炎併發胼胝性縱隔心囊炎者見之謂之奇脈脉搏之調節有關於藏府者又如此所謂個個脈搏之性狀者分爲大小緊張速度及重搏是也大脉從心左室之肥大（除大動脈孔狹窄、僧帽瓣閉鎖不全及脈管硬化症）而來小脈則現於心臟衰弱僧帽瓣孔狹窄大動脈瓣狹窄大動脈瘤及諸般之貧血狀態等症動脈內血壓之現於動脈壁者吾人可以診知其性狀而由其緊張之強弱分爲硬脈與軟脈二種有諸般之心臟衰弱症者則現軟脈患鉛疝痛腦膜炎腦溢血及萎縮腎等症而呈心臟之肥大擴張者則現硬脈脉波之上行及下行謂之進動之速度一脈波達於頂點而下行疾搏者謂之搏脈每於患大動脈瓣閉鎖不全諸般之貧血狀態者見之而脚氣症亦有現此脉者脈波達於頂點之後而下行遲緩者謂之遲脉每於患脈管硬化症大動脈瓣孔狹窄鉛中毒腹膜炎者見之一脈搏達於頂點之後當下行時而復生隆起者謂之重脉水每於患腸窒扶斯慢性衰憊性疾患（結核貧血血液失亡爲尤甚）者見之個個脉搏之性狀有關於藏府者又如此據近世之學說則知脈搏不僅可以驗週身之病各藏府之病亦未嘗不可以驗之持不可強分寸關尺以分配藏府耳以王叔和較合信氏之說固王氏失而合信氏得矣若以今之學說證之合信氏亦未必無失要之脉學古疏今密古拙今巧非今人之才力勝於前人也有古之疏且拙者以爲基而今

之巧且密者遂緣是以起由合信氏之時以觀王氏亦猶之據今之學說而視合信氏也然則昔之以爲得者今人既以爲失而今之以爲得者又安知後人不以爲失耶學說以研究而日新新者主之舊者奴之方可與世界學者相見於文明之壇乂烏取夫顓己守常姝姝焉自悅其故迹終古而不化哉

問中藥辨氣味、西藥辨質、質與氣味分別何如、

南洋大臣考取最優等醫士丁福保仲祜

古者民有疾病未知藥石炎帝神農氏始辨別草木嘗其氣味而作方書氣者指寒熱溫涼而言謂之四氣味者知酸苦甘辛鹹而言謂之五味寒者宜溫熱者宜涼此一定之理也肝苦急（苦者猶言惡也違其性故苦）急食甘以緩之肝欲散（欲者猶言好也遂其性故欲）急食辛以散之以辛補之以酸瀉之心苦緩急食酸以收之心欲軟急食鹹以軟之以鹹補之以甘瀉之脾苦濕急食苦以燥之脾欲緩急食甘以緩之以甘補之以苦瀉之肺苦氣上逆急食苦以泄之肺欲收急食酸以收之以辛瀉之以酸補之腎苦燥急食辛以潤之

腎欲堅急食苦以堅之以苦補之以鹹瀉之此中藥辨氣味之說也近百年來東西洋化學日益發達以各藥品分晰之至分之無可分晰之無可晰化爲各種原質而止以某某原質之某分子數相化合則成某藥知某藥含有某原質或作用於神經系而爲痲醉藥或作用於循環系而爲興奮藥或作用於呼吸系而爲祛痰藥鎭咳藥或有退熱作用利尿作用消化作用瀉利作用收斂作用殺蟲作用等條分縷析至爲詳備此西藥辨質之說也辨氣味之法創於上古有理想而少確效其法粗疏辨質之法創於近世本化學而多實驗其法精密此辨質與氣味之所以分優劣也吾不禁因之而有感矣近來西藥之勢力日益擴張設一旦盡用西藥則吾國之藥物幾全廢棄而外人擇吾廢棄之藥稍加製鍊增十倍之利仍售諸吾民則每歲漏巵之大何可限量推其原理中藥之所以失信用者非藥之無用乃未嘗化其原質僅辨其氣味而誤解藥性之所致也福保不揣檮昧少習藥物沈研鑽極十有餘載始知本草之譌駁非重加刊定詎可通行略發其凡約有六端如石膏秋石珍珠赤石脂等毫無功

用不堪入藥者爲一類人參稍有健胃之益燕窩略有滋潤之性價昂而功用甚少者又爲一類大黃僅知爲瀉劑而不知少食則健胃麻黃僅知爲發表而不知多食則利尿古人僅知其功用之一半者又爲一類遠志之成分與攝涅五（辛衣格）相似宜列入祛痰劑而古人以爲補藥黃連之成分與龍膽草相似宜列入苦味健胃劑而古人以爲瀉火清熱藥此本草之誤其功用者又爲一類熟地內含鐵質最多檳榔治瘧疾有特效能代金鷄納霜此東西洋之藥物學家尚未知其功用爲吾國之所特有者又爲一類百部能減氣管支之興奮爲鎮咳之要藥曼陀羅花及茉莉根有麻醉神經之功用爲止痛之要藥此種學理已略見於古書而今人不敢常用宜揭出之以保存國粹者又爲一類福保宜用化學辨質之法將中藥之不堪入藥者去之功用甚微者抑之全誤其功用者糾正之西人未知之藥物爲吾國所特有者發明之略見於古書而今人不敢用者光大而昌明之凡中藥之已見於東西洋之藥物學書而已晰其成分者分別部居而薈萃之易辨氣味而爲辨質亦未始非吾國藥物學

進化之一大關鍵也

問玉堂間話稱高駢時、有術士善醫大風。置患者於隙室中、飲以乳香酒數升、則懵然無知、以利刀開其腦縫、挑出蟲可盈掬、長僅二寸、然後以膏藥封其瘡口、別與藥服之、而更節其飲食動息之候、旬餘瘡盡愈、纔一月、眉髮已生、肌肉光淨如不患者、此治法與西醫同、惜世不傳、試以西法詳闡其證治

南洋大臣考取最優等內科醫士丁福保仲祜

按術士飲患者以乳香酒數升、以利刀開其腦縫、患者懵然無知、此法與西醫嗅患者以哥囉方相同、卽所謂全身痲醉法也、如莨菪曼陀羅花番木鼈雙鸞菊之類、皆足以令人痲醉、而奪其神機、故起心神錯亂、瞳孔散大、煩渴引飲、不知人事之狀、況若多服、則死、凡割肉剖骨、皆爲必用之藥、吾國古人善用此法、試以故實證之、後漢書華陀傳云、疾發結於內、鍼藥所不能及者、令先以酒服痲沸散、既無所覺、因刳破腹背、抽割積聚、若在腸胃、則斷截湔洗、除去疾穢、既

而縫合。傳以神膏。四五日創愈。桂海虞衡志云。曼陀羅花。盜採花為末。置人飲食中。服之皆醉。梅元實藥性會元云。曼陀羅花與川烏草烏合末。即蒙汗藥）蒙汗見本草綱目泉水條及七修類稿水滸傳等書。其義未詳。或云蒙汗隱語。以其害人。故諱其名也。說見敗鼓錄中）本草載茉利根以酒磨服一寸。則昏迷一日乃醒。二寸二日。三寸三日。紀曉嵐云。閩女飲茉利伴死與私夫共逃。則茉利亦可以醉人。張介石資蒙醫經云。蒙汗一名鐵布衫。少服止痛。多服則蒙汗。其方鬧羊花、川烏、瓦龍子、自然銅、乳沒、熊膽、朱砂、麝香。凡九味。研為極細末。作一服。用熱酒調服。乘飲一醉。不片時。渾身麻痺。陳士鐸石室秘錄、碎治法門、云。先用忘形酒。使其人飲醉。忽忽不知人事。任人劈破。絕不知痒痛。取出虫物。然後以神膏異藥。縫其破處。後以膏藥貼敷。一晝夜即全好。徐以解生湯藥飲之。如夢初覺。而前症頓失矣。資蒙醫經石室秘錄所載。皆屬華佗遺法。可以備參考焉。然華陀時之麻沸散。高駢時之乳香酒。豈異名而同物歟。抑別有藥物。加減於其間。與欲考其遺方。而醫學家無有知者。嗟乎。吾國醫學之退化不用痲醉藥者亦已久矣福保嘗本西人痲醉劑之原理而以中藥代之用曼陀羅花七分草烏頭白芷當歸川芎各二分共爲細末空心服之須臾亦能心氣昏暈手足痲痹即以利刀開其腦縫亦懵然無知凡治跌損脫臼及一切外症之欲用手術者宜令病人先飲此藥若以西醫哥囉方證之其原理其効果無不一一相同也故謂之近世之痲沸散也可謂之近世之乳香酒亦無不可案大風又名大痲瘋又名天刑即癩病也其原因爲癩黴菌有斑紋癩結節癩痲痹癩三種係經過極短豫後極凶之傳染病也東西各國尙無治法則我國古術士之醫大風豈後人附會其說耶抑果有神奇特效之藥歷數千百年來所失傳耶古人不作稽考無由不禁爲世之患斯疾者憮然惜矣

問扁鵲能洞見五藏癥結世以爲怪近日X光鏡照人洞達表裡惟金類不能透西醫以爲取彈子之用然其照五藏亦畧有微影能研究其功用以之治他病否　丁福保仲祜

X光放射線所發出之螢石光能透過諸物體因諸物體之透過其疎密各不

治痢一得

樊星環

痢疾一證。古人論之詳矣。其證大抵裡急後重。腹中疼痛。赤白雜下。甚者則嘔惡不止。名噤口痢。最爲險篤。總因夏秋濕熱停滯腸胃間。或且久蘊成毒。膿血相雜者有之。故古人治此證。不外清熱、祛濕、行氣、消積。及解毒諸法。但得熱降濕除。氣舒積散。毒隨利去。便可脫然而愈。獨今歲則不然。今歲之痢。其種種見證。不異於前。及按法治之。往往清熱而熱愈熾。祛濕而濕仍留。行氣而痛反增。消積而痢愈不爽。其故何也。蓋由春夏之交。雨水淫溢。已傷其脾陽。夏令酷熱。又傷其胃液。至秋而熱久不退。更傷及肺氣。肺與大腸本爲表裡。未有肺傷而大腸不受損者。（虛勞咳嗽。其末傳多患泄瀉。辛金既病。庚金不能獨全。是其徵也）故見證雖同。而其原則由氣液兩傷所致。氣虛則不能暢行。液虛則不能潤降。導之以苦寒疏泄。則氣愈削而痢無愈期。甚至有肺氣散漫。自汗不止。而成脫證者。故往年之痢。脈多實數。今歲之痢。脈多虛軟。證同而治不同。自當以脈別之。余治此證。每用甘溫酸澀。如參芪龍牡萸味石蓮石脂故紙芡實之類。少佐茯苓半夏白朮穀芽等味。以運動之。陽虛甚者加桂附。氣陷甚者加升葛。蓋藥之後。有積者反能暢下。正勝而邪自去也。無積者下痢日減。氣壯而液自固也。經此法而治愈者。不下二三十人。又有下利日百餘度。不過二三日而殞命者。（俗所謂爛腸瘟也）亦以此法救之。幸得十全一二。蓋其所下之物。初則穢濁而已。穢濁去而下利不止。遂并其腸中之脂膏。亦如刮而下。必待其利止。然後議補。則不及矣。然他人往往不敢用者。以泥於洄溪溫補殺人一語。而病家亦以痢證必挾濕熱。與以涼瀉。雖死無怨。與以溫補。雖生猶疑。故醫家爲避謗起見。每每察病家之意。順水推舟。其誤人蓋不知凡幾矣。夫洄溪爲濕熱兩重而言。非爲氣液兩傷而言。如果溫補能殺人。豈涼瀉必不能殺人乎。今之醫者。多宗葉吳一派。不知葉吳治痢。未嘗不兼用溫補。但讀其書者。多熟視無覩耳。然必細察脈象。即合病理。果能確當無疑。方可下筆。否則隨手亂用。必干溫補殺人之咎。執方治病。古今通病。故略爲論之。

診斷學

腹診爲臨症扼要說

何廉臣

嘗讀難經四十九難、楊元操丁德用注云。凡臨大症危症及疑難症。診手脈之後。必深按其腹、謂之腹診。觀此則醫家四診之外。必不可缺之要事也。慨自醫道衰微。畢趨簡易。腹診之法闕焉無聞。豈知虛里與臍間動氣。生命攸關。若不腹診。則病機之輕重淺深。病勢之安危順逆。恐無以定精確之診斷。以余二十七年之經驗。凡診虛性各症。較手脈尤爲昭著。實足補四診之不逮。謂予不信。請先述經旨以徵明之。

經云。胃之大絡、名曰虛里。貫膈絡肺。出於左乳下。其動應衣。脈宗氣也。其大動應衣者。宗氣泄也。盛喘數絕者。則病在中。結而横。有積矣。絕不至曰死。（考虛里部位。西醫謂之心房尖端、接總脈管口。以發周身之血脈。爲十二經脈之宗。宗者本也、故曰脈宗氣也）觀此則虛里關係之重要。顯然若揭矣。更述經言臍間之動氣。

經云。動、氣在、左。不可發汗。汗則頭眩。汗不止。筋惕肉瞤。動、氣、在右。不可發汗。汗則衄而渴。心煩。飲水即吐。動、氣、在上。不可發汗。汗則氣上衝。止在心中。動、氣、在下。不可發汗。汗則無汗。心大煩。骨節疼。目運。食入則吐。舌不得前。又云。動、氣、在左。不可下。下之則腹內拘急。食不下。動氣更劇。雖有身熱。臥則欲踡。動、氣、在右。不可下。下之則津液內竭。咽燥鼻乾。頭眩心悸。動、氣、在上。不可下。下之則掌握煩熱。身浮汗泄。欲得水自灌。動、氣、在下。不可下。下之則腹滿頭眩。食則清（同圊）穀。心下痞。讀經至此。凡治外感夾內傷症。輒用大汗大下者。應亦恍然大悟。懍然心悸矣。（考臍間動氣、即衝任脈、衝為血海而主氣、故名氣街、隸於厥陰肝脈、屬於陽明胃脈、西醫謂之腹短總脈、任主胞胎而藏精、故名精室、前通外腎、後通督脈、中有一竅、名曰命門、內藏元氣、即難經所謂生氣之原、五臟六腑之本、十二經脈之根、呼吸之門、三焦之原、為人之根本也）、次述前哲名論以表彰之。張筱衫云。胸主清陽、腹主至陰、食積痰滯瘀血。按之拒。按之不拒。其中虛實。從此而辨。此其常辨也。乃若舍胸以虛里驗腹以神闕。

辨症恰在此。是人所罕喻者。則於望聞問切四診之外。更增一法。較爲精詳。對時論曰。診胸腹。輕手循撫。自鳩尾至臍下。知皮膚之潤燥。可以辨寒熱。平手、尋捫。問疼不疼者。以察邪氣之有無。重手、推按。更問疼否。以察臟腑之虛實。沈積之何如。即診脈中浮中沈之法也。惟診虛里與臍間。尤爲首要。張景岳類經云。虛里跳動。最爲虛損病本。故凡患陰虛勞怯。則心下多有跳動。及爲驚悸慌張者。是即此證。人但知其心跳。而不知爲虛里之躍動也。但動之微者病尚微。動之甚者病則甚。亦可因此以察病之輕重。凡患此者。當以純甘壯水之劑。塡補眞陰。

陽山原文曰。人以胃氣爲本脈。以心氣爲宗。故虛里之動。可以辨病機之輕重。按之應手。動而不緊。緩而不急者。宗氣積於膻中也。是爲常。其動洪大而彈手與絕而不應者。俱心氣絕也。故經曰。虛里無動脈者死。

諭病奇侅云。虛里與寸口相應。虛里高者。村口亦高。寸口結者。虛里亦結。但虛里動氣有三候。淺按便得。深按却不得者。氣虛之候。輕按洪大。重按虛細者。血虛之候。有形而動者。積聚之候。

魏玉橫云。凡治小兒不論諸症。宜先揣虛里穴。若跳動甚者。不可攻伐。以其先天不足故也。幼科能遵吾言。造福無涯矣。此千古未洩之秘也。珍之貴之。王孟英按曰。診大人亦然。小兒則脉候難憑。揣此尤爲可據。

診病奇侅云。凡診臍間之動氣者。蜜排右三指。或左三指。以安臍間。和緩有力。一息二至。遶臍充實者。腎氣充也。一息五六至。屬熱。手下虛冷。其動沉微者。命門不足也。手下熱燥不潤。其動細數。上支中脘者。陰虛也。按之分散。一息一至者。爲原氣虛敗之候。

白竹云。臍之上下。任脉見者。脹大如箸。爲脾腎虛。此脉見。平人則發病。病人則難治。勞傷陰虛火動之證。多有此候。若肝有鬱氣者。亦常有之。不爲害。

宗柳云。治痘察寒熱。以診腹爲主。診腹以任脈爲要。眞寒者。以腹兩旁雖熱。於任脉久按之。則無熱。而爲冷。雖有口渴脉數。痘色紅紫等證。是爲假熱。若按任脉而有熱者。雖寒戰咬牙。痘色淡白。下利等證。是爲假寒。

未完

形色。○吳坤菴曰、白苔屬肺。黃苔屬胃。絳苔屬心。灰黑脾經。紫色腎經。焦紫起刺肝熱。靑滑肝寒。鮮紅膽經。此五色以驗五臟之苗竅也●然病情萬變非數言可盡。再參之四診諸書及丁君福保診斷學教科與珍斷學實地練習法等書則得矣。

寒熱。○乾黃爲熱。（若見黃苔刮之不淨皆熱症也、淺黃膩薄者微熱也、乾澁深黃厚膩者大熱也、芒刺老黃坼裂者熱極也）潤白爲寒。（若舌尖上白而厚膩粗澁亦作熱治）又如舌黑或腫或焦而乾澁或卷縮堅硬。黑而芒刺。皆實熱也。如黑而兼靑黑而濡滑黑而柔軟。皆寒證也。又如陰寒舌黑苔必濕冷而滑。不燥不渴不澁不熱。脈必沉細證必足冷當以四逆湯溫之如舌見黑點黑圈者。水之萌發也舌根黑者。水將至也。舌心黑者水已止也●舌全黑如漆光者是心火熱極而反化水象卽內經亢則害承乃制。死無疑矣

虛實。○經云邪氣盛則實正氣奪則虛。不知病之屬實者。其舌必堅斂而蒼老●病屬虛者其舌必浮胖而嬌嫩●又實熱之證全舌必有黃黑積滯乾焦罅裂

芒刺等苔。陰虛之證。全舌必絳色無苔。雖有橫直罅紋。而舌則短小不等。若全舌無苔。有津濕而光滑。或其苔白色。與舌爲一。刮之不起垢膩。口唇必潤澤。無縫。淡白透明。是虛寒也。如純熟白舌。光滑無苔。乃臟腑氣血皆虛寒也。

眞假。◎眞者。有質。刮之底色不去。假者。無形。一刮底色全無。如白苔黃邊。舌刮之見淡紅潤澤之底。爲微邪也。若底留粗澀垢膩。如薄漿腐一層者。是內熱也。刮之仍不淨。是脾胃眞熱假寒也。(黃色眞熱、白色假寒、)如白苔上起黑刺。刮之黑刺卽淨。光潤不乾。亦爲眞寒假熱之症。若白苔黑根而且乾厚。刮之不厚。無津燥苔。口渴消水者。眞熱假寒也。

逆順。◎順則可治。熱則難醫。如夏月人病黑苔。是時氣與邪火內外炎爍。尚有可生。如冬月黑苔厚刺。正不勝邪。必難救治也。如傷寒初起。二三日先見苔。此心腎之氣敗絕。內臟眞色外現。又如舌全黑而不見赤色者。是水來滅火。皆爲必死之症。若白苔中心漸漸黑者。乃邪熱傳裡。紅色上漸漸有黑心者。乃濕熱瘟疫傳變。壞症將至也。大抵尖黑猶輕。根黑最重也。

近三浦博士以麻黃爲煎劑用於慢性腎炎患者謂利尿作用甚著。余治數名慢性腎炎患者當施適宜治療而尿減少將起尿毒症時。直投麻黃煎其中一名忽奏利尿之效不數日大輕快今述其病症如左。

酒井某男年十九歲強壯無病本年即(明治四十一年)正月稍受重感冒至三月底下肢浮腫經兩三日遂及全身尿減便秘腹漸滿動作時心悸亢進呼吸促迫胸內苦悶至四月十三日入院受醫此時現症體格大全身浮腫眼瞼尤甚幾不能開腹膨甚有中等量腹水包皮陰囊腫脹亦高度呼吸器無異常心悸稍亢進檢其尿比重一〇三〇顯含蛋白定其量得一四%但以顯微檢之不見有形成分體溫如常脈九十至因診定爲急性腎炎投醋剝海葱醋蜜酒石英等且使飲牛乳五合至七合諸症漸輕尿量初三百格至五百格漸增至一千五百格至二千格蛋白量亦減至〇〇五%至四月二

十七日因事退院其時尿量一千八百格比重一〇一一蛋白量〇〇四%至五月七日又入院因二三日前尿量頓減又來全身浮腫也診之則全身浮腫之態比前增高時發頭痛食機不進尿甚少呼吸促迫不堪步行循前例投各種利尿劑達一週日尿量在五百格七百格之間全身浮腫毫不減退蛋白含量至一五%以顯微鏡檢尿渣見含許多扁平上皮小數細尿管上皮膿球白血球顆粒圓柱等自五月十九日起使服麻黃煎(以麻黃十格煎成水一百格)則尿量漸增浮腫全退腹水亦減食機亢進身神不感異常患者急請退院告以尚須靜養不聽至二十七日退院後閱至六月四日又來利尿減少全身浮腫諸藥無效至七月十二日遂轉鬼籍此患者始終用酒石英及投麻黃煎時亦然但自用麻黃煎以後尿量漸增至第六日最多量達四千七百格故余以為此利尿之效斷在麻黃

續第十三期報　未完

創製肝胃氣痛散

痛有九種惟肝胃氣痛爲最多發時痛不可忍或如繩縛或如板硬或如針刺或串背筋或串兩脇或串腰腹或從小腹衝心心中熱煩甚至痛極而厥厥後轉痙見人欲咬撳桌扯衣急服此散二分冷茶送下立能平肝降氣和胃止痛較左金丸越鞠丸效速

太和春白

創製瘧疾五神丹

專治風瘧寒瘧暑瘧溼瘧痰瘧食瘧瘴瘧鬼瘧夜瘧及三陰瘧等凡發時寒熱有定時或一日一發或隔一日一發甚至隔二三日一發俗名四日兩頭較諸瘧病深難治悉以此丹主之每服一錢瘧未發前一時用鮮生姜兩片陳茶葉一撮泡湯送下暫服止瘧久服除根永無後患

太和春白

創製水瀉至神丹

水瀉一症春冬多屬風寒夏秋多屬暑穢而挾濕挾食則四季皆同此丹開胃健脾分清利濁逐穢化滯運氣殺虫善治風瀉寒瀉暑瀉火瀉濕瀉食瀉及小兒虫積疳瀉每服三錢各照湯引送下如虫積藥同煎可用四錢無不所投輒效入湯

太和春白

節齋化痰丸

專治痰因火升凝結喉間吐咯難出凡老痰燥痰鬱痰黏痰皆由於此若用辛溫豁痰則爍肺液甘柔潤肺則滯肺氣往往做成肺癆終歸不治此丸清金保肺利氣活痰軟堅散結止咳定喘功在礞石滾痰丸指迷茯苓之上每服三四錢開水送下奏功極速醫家病家幸勿輕視

越城府橋存仁堂虔製

記慢驚之驗案

汪竹安

本年七月初四、同社友趙逸仙君、以兒病邀余診、余見病勢沈重、答以此症頗形棘手、非僕一人所能議决、務請駱保安君同商治法、逸仙君謂保安君雙日在嬰堂、往返需時、急不能待、僕不得已、勉徇其請、

（病源）因天氣炎熱。乳母多食瓜菓生冷。寒氣由乳傳遞。脾陽先困。又復近日鄰友失愼。抱兒遠寄。一路火光焜耀。鑼聲鳴聒。恐怖觳觫。不堪言狀。經曰、恐傷腎。小兒形質未充。異言異聲。最易驚恐也。

（病狀）始瀉青糞。晝夜數十行。已成慢脾。四末淸冷。環口青黑。面色㿜白。唇色淡紅。口縮小而微微牽動。兩瞳放大。頭灼熱。頸以上魄汗淋漓。拭之不止。氣喘聲嘶。脉微欲絕。此初診之情形也。繼瀉青糞。其色由青而黃。四肢漸溫。小便微通。觀其現象。似有轉機。然孤陽外越。頭仍熱甚。汗不止。瀉不減。易至厥脫。此再診之情形也。終則汗歛瀉緩。頭冷肢溫。日則酣臥自若。夜則躁擾不安。目有眵。鼻有涕。呱呱之聲。不絕於耳。此三診之情形也。

第十六期醫案

（病所）脾爲後天之本。腎爲先天之本。陰寒漸伏。脾既受傷。驚恐多端。腎亦同病。況此兒平日面色過白。夜間又復盜汗。氣血先已兩虛。合叅病源病狀。其爲脾腎之病無疑。

（病變）温中益氣後。糞色由青而變黃。唇色由淡而變紅。回陽救逆後。手足由冷而變温。神色由靜而變躁。温補脾腎後。病機由重而變輕。病勢由凶而變吉。

（診斷）初診脉濡微不絕如縷。再診脉芤大過指。全無三診脉細弱稍覺有根。舌苔初黃滑。繼灰滑。終白滑。此症出生入死。稍不經心。悠然即逝。直可斷之曰內眞寒外假熱。若因其頭之熱。苔之黃。徘徊不决。鮮不僨事。

（療法）初用温中益氣法。繼用回陽救逆法。終用温補脾腎法。

（藥）初診理中湯加減

米炒老東叅二錢　淡干薑八分　浙茯苓三錢　米炒仙居朮二錢

（方）油肉桂二分　炒黑陳皮八分　厚附片五分　清炙甘草六分
炒東芍錢五分　伏龍肝二兩煎汁澄清代水

再診四味回陽飲加減

米炒老東參二錢　炙甘草八分　北五味十粒　製附子八分
煨玉果八分　烏梅肉兩粒　炮干薑八分　油肉桂四分
干荷葉包陳倉米一撮　伏龍肝二兩煎汁澄清代水

三診六味回陽飲加減

米炒老東參三錢　製附子一錢　炙甘草一錢　清炙芪三錢
熟地炭四錢　炮薑三錢　炒黑杞子三錢　炒東芍三錢
焦端杞四兩開水泡濾汁煎藥

（看護）忌風寒。節乳食。風寒不愼。易招外邪。乳食過多。易致他變。大凡病後調理。較病前爲更難。病前治法。苟不犯逆。隨手可以取效。若善後非法。則功虧一簣。事敗垂成。語云亡羊而補牢未爲晚也。見兔而顧犬未爲遲也。旨哉言乎。

廉按慢驚一證。素稱難治。以余所驗。却有亡陰、亡陽之別。亡陰由下多所致。莊氏在田主用理中地黃湯。王氏清任主用可保立甦湯。亡陽者由汗多所致。李氏東垣主用參芪保元湯。俞氏嘉言主用參芪朮附湯。雖皆古人成法。而後世專科。往往不敢輕用。即用之。亦多失當者。由辨證不精耳。試以宋大梁閻孝忠說以徵明之。閻氏云。急驚由有熱。熱極生風。乂或因驚而發。則目上目劄涎潮搐搦。身體與口中氣皆熱。及其發定。或睡起。即了了如故。此急驚證也。慢驚多得於大病之餘。吐瀉之後。或誤涼誤攻。轉致脾胃虛損。肝風乘之。似搐而不甚搐。似睡而精神慢。四肢與口中氣皆冷。睡露睛。或胃痛而啼哭如鴉聲。此證多危。宜與附子理中圓。拌研金液丹末。煎生薑米飲調灌之。多服乃效。候手足漸暖。陰退陽回。雖猶瘈。當漸減金液丹。加青州白圓子。仍頻與粥。雖至危者。往往死中得生。十救八九。此案治法。恰合閻氏。宜其奏功之速也。

◎◎養生須知歲氣

會稽湯浦池子常來稿

養生莫先於調氣。調氣莫善於順時。時不順則氣失調。氣不調則生失養。調氣之法。莫外乎升降逆從。順時之方。莫外乎運行勝復。此養生家之主要也。試觀己酉少宮之紀。火勝金衰。皇極屬木運。以卑臨上。應鎮星。初氣風木司令。濕氣為客。脾不受邪。斯時人氣上升。一失其養。則風邪首先犯肺。欬逆上氣者有之。夏生飧泄者又有之。及至二火司令。客以相火上臨燥金。宜乎亢則害金。今乃驟雨連綿。是謂子復母仇。而濕熱蘊伏矣。迨四五氣濕土燥金司令。氣水風木外加。驟為亢旱之變。斯時天氣下降。一失其養。則涼風傷人。煩熱胸痞者有之。泄瀉腸澼者又有之。終則寒水司令。熱氣下加。是陽越陰藏之象。人當閉密深固。毋使受邪。否則汗出不藏精。而煩冤乾欬之病作。失總之。春夏養陽。秋冬養陰。古人已先得我心矣。故曰天地升降。不失其宜。五運宣行。勿乖其政。人氣乃和。吾所謂養生莫先於調氣。調氣莫善於順時者。非是之謂乎。

◎◎本會第一期課題　限十月十五日繳卷　十一月初十日揭曉

學醫之道必有宗傳凡外感時病內傷雜症與夫診脈驗舌制方辨藥當以某幾種書爲正宗請述其詳

外感內傷診脈異同辨

喉痧白喉症治異同辨

用藥之道溫散之弊在誤發涼降之弊在誤遏究竟其弊孰輕孰重請一一明辨之

○本會值課四人由九月二十日大會時公舉、一何廉臣二任漢佩三樊星環四趙逸仙

右題以二藝爲完卷能作全卷者尤佳、課卷概用鴻遠書屋統歸會中制備除取列前茅者分別贈書外、擬將諸作彙刊課藝謹呈各大憲評閱、以示鼓勵而昭大公（繳卷處本會時務所）、何炳元值課

◉◉輓評議員鄺鳳鈞君聯　盧靜子拜撰

壯志慕長沙特地前來與會是舍學而從我者耳度熱豈期高自我。

英聲蜚新蔡恨天不假其年奈竟傷此有心人耶道同能勿疚於心。

鳳鈞同社兄大人。千古　本會同人公輓

醫林外史正傳

第一回　老醫生眞誠濟世　小英傑虛已尋師

話說浙紹會稽范家莊。是個鄉村。內中一家范成。世代行醫家貲厚富。子名小俺。天性聰明。十六歲上。就在中學堂畢業。范成年紀老了。要他接續醫傳。小俺受過教育●智識開通●知道格物化學。與着生理病理。極有關係。新學不可不講究的。就是保存古學。其中道理。也須臨證實驗出來。方有把握。自已家裡。雖係世醫。但學問是要交換得的。聽得當時有位丁士髦先生。外面名望。十分美足。坐診出診。其門如市。小俺拜在門下。心想這位大名醫。必定有點本領。可以得些心得。誰知從了三年。贄敬飯食。化了二百多金。不過替他開了一年多的方子。見識得幾個通套湯頭。那一種笑臉甜言。見人親密。籠絡病家的手段。到是不容易學的秘訣。小俺本是豪俠。那裡耐得這般齷齪。回家稟了父親。意欲出外遊學。范成笑道。現在時醫大半有名無實。中國的醫生被外人看得半文不値甚爲可惜。你此番出去。尋師不如訪友。但你年紀輕。閱歷淺。我有幾句要緊言語。囑咐與你。須要牢牢記着。小俺垂手立聽。范成道。你且坐下。細細的講給你聽。我們遠祖文正公。從小就有大志。不爲良相。必爲良醫。看得醫道是利濟蒼生的仁術。他一生事業。你讀過歷史。自然知道的了。你名叫小俺。我當初取的時候。要你顧名思義。終身佩服他的行爲。就是我家祖宗行醫以來。傳到你時。已經第八代了。雖不敢稱爲良醫。祖宗的好處。第一、是誠心待人。凡來看病的。沒有一個不是細細的盤問。問他起病的根由。服藥後的形狀。看准病侯。方敢下手。那望、聞、問、切的四字。最要是個問字。如今有種醫生。賣弄手段。不肯問人。不管好歹。胡亂用藥。眞是誤盡蒼生。第二、是不索重謝。不搭架子。遇着窮苦的。還要捨藥。不比現在的時醫。生意一好。就刊仿單。門診幾角。不肯通融。有人來請。按着程度里數。幾元幾元的加上。少了不去。高抬身價。神乎其神。那曉得見了重症。無非寫了一張不關痛癢的藥方。以爲服藥之後。一時不死。可以卸却干係。病家反讚他用藥平穩。見識老成。個個入他立機。這就算他們的應世雅梨藕汁。壯水制火。如二地二冬阿膠。以及生脈散。何人飲。又堪供我驅策矣。復有虛實參半之熱證。則小柴胡原方人參白虎湯半夏瀉心湯黃連湯可以奏功。若虛實參半而寒者。較易治。毋庸再贅。但寒熱二字。全在憑之以脉。縱使熱多甚至但熱無寒。而脈細軟者。當以虛治。不得輕用白虎。寒多。甚至但寒無熱。而脈洪實者。當以熱治。不得便用薑桂。此妙訣也。以上皆效法古人。爲余臨證時所實驗者。其間有當用柴胡者。有不必用柴胡者。有切忌柴胡者。惟切忌柴胡之理由。臧壽恭與張夢廬問答語最爲明了。試節述之。臧問張曰。天士葉氏治瘧忌用柴胡。洄溪徐氏譏之。先生亦不輕用此味。得毋爲葉說所惑歟。曰非也。江浙人病多挾濕。輕投提劑。瞑眩可必。獲效猶賒。葉氏實閱歷之言。徐氏乃拘泥之說。此河間所以有古法不可妄從之激論也。

瘧母必用鱉甲煎丸。丸中除人參爲大謬。或以參　送之。參力已過。　力纔行。譬悍卒無良將統馭。步伐豈能整齊。又按此方偏於涼劑。若陽虛者不宜。惟仲醇瘧母丸。重用參桂爲宜。

廉按瘧母一症。在左者爲脾脹。在右者爲肝脹。周澂之曰。西醫遇入病瘧死者剖視。其肝脾大於常人二三倍。腰痛欲嘔。肝脾漸大之徵也。非鱉甲煎丸莫治。以余所驗。鱉甲煎丸消瘧母遠不及吳氏化回癥生丹。再外貼鱉莧膏。奏功尤速。若用湯劑。活血通絡可矣。至成瘧母之原因。周氏語最精確。試述其言曰。人身之中。血隨氣行。寒氣則血凝。氣熱則血駛。瘧疾迭見大寒大熱。血氣忽凝忽駛。脈絡中必有推盪不盡之瘀。積久而成瘧母矣。故凡患寒熱症者。其髮必落。血敗故也。病後調理。必兼活血。乃易復元。凡寒瘧甚者。戰慄氣急。雖覆棉不解。不知者當寒作時。恣飲薑湯燒酒。寒不能祛。而其熱作必甚。助其火也。準繩一說殊妙。謂瘧之作。寒乃陽氣陷入陰中。須升提之。

廉按此即用柴胡之方針也。靈蘭要覽載有一方治瘧屢效。方用柴胡、升麻、羌防葛根之甘辛。氣清以升陽氣。使邪離於陰。而寒自已。以知母、石膏、黃

◉◉范斯年君致紹興醫學會書

貴會自去年三月組織成立。自六月起。月刊雜誌。熱心提倡。爲研究學術、增進幸福起見。一般社會。歡迎無似。甚盛甚盛。既設會矣。則對於地方有調查之機關。對於個人有調護之責任。防其未然。而遏其將然。此素問所謂不治已病治未病。不俟其蔓延傳染而始從事也。夫然有以見特別之價值。而得相當之報酬。至研究一端。尤爲入手之要素。可不待言。醫理難精。雖古名醫。不能無失。經稱十全爲上。十失四爲下。是十失二三。周官猶用之。淳於意對漢文帝。尚爲時時失之。臣意不能全。人若不自知。正賴共同研究。方有進步。若猶是家自爲書。人自爲學。守嫡傳秘授之習慣。爲壟斷專利之思想。則是貴會譬則爲技指爲駢拇。爲贅疣。趣解散之可也。毋甯守舊而不居放棄責任之名耳。嗚呼、死生大矣。洪範五福。一曰壽。二曰康寧。其終則曰考終命。而六極其一即曰凶短折。二則曰疾。周官醫師則掌於天官。以養萬民之命。貴同人有見於此。方針既定。效果斯良。日異月新。固非一朝夕之故。然迄今已年餘矣。比來時疫盛行。我紹一府言而諸暨而嵊而虞山會則若下方橋曹娥爲最其他亦莫不皆有。卽如本城。卽僅山陰縣治附近爲最盛。現則各處傳染殆遍。雖時已秋凋。而方興未艾。其在遠者、載諸各報。近則貴同人日事救拯。應亦閱人不少矣。夫按諸立憲各國。地方行政長官。與夫警廳亟當召集醫師。速籌撲滅預防之法。我國現雖豫備立憲。然地方長官或案牘煩冗。無暇顧及。至警吏本責有攸歸。乃就山會言。數月以來。徵諸報紙。詰之諸民。其在鄉鎭姑不論。卽如彼日所看守之線路。亦不聞下有緊急之命令。而令居民預防。爲居民撲滅。其報紙所大書特書者。第賢長官、廉董、專魚捐肉捐等款之批示詳文。與夫抽收之方法手續。其他亦不過粗具警政上之小節細目。而於國民生命關係事件。一若不負其責任也者、嗟嗟、日日魚肉鄉民。僅就線路內之居民。猶復不思保護。巡吏姑不論。所謂總辦巡董者。果何在耶。豈不痛哉。豈不痛哉。貴同人以衛生之專科。兼慈善之性質。亟應設法調劑。以補助行政人所不逮。惟桑與梓。共有密切之關係。於時開特別大會。商善後事宜。各盡一分子之責。庶有豸乎。不然、今日者視曲突徙薪。

已臍乎後矣。及今爲之。或且以貴會有焦爛見功之意。如其日後一日若火燎原。不可嚮邇。其危險淒涼之情景。將更有不堪設想者。鄙人素不建言。恐招世忌。然此事實有不忍再默。加以尋繹貴會簡章。每月朔望有講演會之設。而於時症又定開特別研究大會之條。似但表改良之同情。尚欠實行之能力。務希實事求是。或演成淺說。或籌定良方。廣發傳單。大登告白。或請長吏火速曉諭或勸紳富集資施濟。斟酌盡善。是在明哲。無任盼企之至。不揣饒舌。詞多冒瀆伏惟垂宥專泐肅啓祇請

公安

◎紹興醫學會同人覆紹興府校監學范斯年先生書

斯年先生大鑒　來函讀悉。足見桑梓情深。痌瘝在抱。字字懇切。語語動人。救世婆心。躍然紙上。敝會同人不勝欽佩之至。按痢疾一證。年年皆有。總因地方穢濁。飲食不潔。加以吸受暑濕。依附胃腸。積滯而成。故痢證多發於夏秋之交而發現之後。愈傳愈廣者。多由共同飲食住處及糞器合便之所致。今秋疫痢所以盛行者。實因吾紹當夏令時久晴久雨。寒暑不齊。燥濕雜糅。加以山中疊次出洪。一種陰水之毒。毒與夫城鄉不潔之汚水互結胃腸。釀成疫痢。故預防

及撲滅之法全在講公衆衛生內經所謂不治已病治未病者此也吾紹巡警有局公益有社自有應盡之責任非今日醫界權力所能及敝會早見及此選錄國民衛生之要素詳載敝報以冀實行者久矣無如言者諄諄聽者藐藐此種苦衷　先生應亦鑒原焉至於已病之治療吾國古今名醫方法大備與夫罕見之奇疫必須研究療法審定良方廣發傳單大登告白者原有不同況此證輕重懸殊變端百出同一疫痢其體質有中虛有下虛有上實下虛有上虛下實有氣寒血熱有氣滯血鬱有陽盛陰虛有陽虛陰盛其病人有酒家有烟客有夾宿疾有夾內傷種種不同全在隨機應變對證發藥若執一定之成方用治無定之病變卒爾發單廣告設或弄巧成拙咎將誰歸此敝會不敢預定板方刊發傳單之原因也如果有證出非常必須及時討論急救之法者本會同人早經議及源擬照章集會定方布告斷不敢待他人之訾議而後從事也且敝會宗旨原以研究東西醫藥專門科學輸入新理交換智識以闡發吾國固有之醫藥學爲主義故敝會月出醫藥學報一冊冀以開通風氣自勉勉人務使國民增長普通醫藥之智識藉以保衛生命而於有志改良醫藥學者亦得收節短取長之效果與刊驗方新編等籍者旨趣不同肅此奉覆籍請學安

浙省醫生營業暫行規則法律案

理由(一)醫生營業之良否有關人民命生與尋常各種營業不同現在醫學堂尚未廣設無以造就學術精良之醫生而查浙江營業醫生積弊甚深必先妥籌管理之法以圖暫時補救此本法律案所由擬定也(二)按各國對於醫生之營業無不由中央政府頒布劃一規則唯中國未奉有部定章程本法律案係就浙江醫生情形而設可認爲本省單行規則(三)查諮議局章程二十一條第六項議決本省單行規則之增删修改事件本法律案既屬本省單行規則應在諮議局範圍之內

◉◉浙江醫生營業暫行規則

第一條　本規則爲浙江醫生暫行試辦而設施行後凡行醫爲業者均應遵守

第二條　於警務公所內附設醫生註册所一所凡係懸牌營業之醫生除在各處醫學堂領有畢業文憑者於第六條另行規定外均須前往註册（另有註册所規則）

第三條　設醫生考驗所一所已註册之醫生由註册所造送名册聽候考驗（另有考驗所規則）

第四條　已經註册送往考驗之醫生如不受考驗者由巡警勸令其改業并將其册名註銷

第五條　醫生經考驗所考驗合格後由巡警道須給營業許可證書

第六條　本省及外省醫學堂或在外國各種醫學堂畢業者欲在本省懸牌營業時須將其畢業文憑呈驗後由巡警須給許可証書方准營業其領取許可証書時須繳証金費洋三元

第七條　領有許可證書之醫生欲懸牌營業時先期前往醫生註册所註册

第八條　醫生注册所按月須將各科醫生分別造成名册由警務公所存案時詳報撫院并通行各屬以備查考

第九條　醫生有遺失許可証書者須邀請保証人將遺失事由具禀叙明由地方官查確詳請巡警道補給以資信守但領取補給許可証書者須繳補領証書費金洋一元

第十條　醫生犯罪經地方官審判得實後除科以應得之罪得詳請巡警道暫停其營業或禁止之

第十一條　前條規定如係暫停營業者地方官調取其許可証書將暫停營業緣由注明証書上盖印發還但禁止營業者須將許可証書追還由地方

繳官由巡警道註銷

第十二條　醫生未領有許可証書私自營業者罰洋五十元（將來須定新刑律時應照新刑律專條辦理）

第十三條　禁止營業之醫生由地方官察看有時可以註銷其禁止營業者呈請巡警道辦理

第十四條　各醫生住屋之門口須將早午晚診金數目分別明白開列

第十五條　醫生於已定之診金外不得藉端格外增價

第十六條　醫生無論晝夜無故不應人之請照違警律辦理

第十七條　本規則暫就省城施行各府廳州縣應再體察情形妥籌辦法

第十八條　各府廳州縣之醫生如有願來省注册考驗合格者亦可一律頒給許可証書以資信守

第十九條　本規則如有應行增改之處隨時由巡警道准詳施行

●附醫生注册所規則

一本所附設於巡警道署爲調査醫生之名數而設名曰醫生注册所

二本所由巡警道指定衛生科員中一二員充當本所委員專管注册事項

三本所註册方法分作二種（甲）現在懸牌營業醫生以三個月爲注册截止之期（乙）將來懸牌營業之醫生隨時可以到所注册
四本所置有醫生一覽表中分姓名年歲籍貫科目住址營業日期畢業處所七欄
五醫生到所時由管理員給與空白表一紙按欄塡注
六醫生到所注册時按到所先後之次序隨到隨塡
七關於第二條甲項逾期到所注册者如非學堂畢業之醫學生呈有憑證者不准注册
八關於第二條甲項注册期滿後由巡警道編造名册送由醫生考驗所示期分班考驗
九醫生到所注册不收　册之費如有私索分文者准被索之醫生當時禀由巡警道核辦
十本章程規則自宣布之日爲施行之期如有應行增改之處由巡警道禀請撫憲核辦

恭錄諭旨

監國攝政王鈐章九月二十日奉

上諭此次驗看之學部考驗遊學畢業生王若儼王煥文均着賞給醫科進士

王若宜厲家福彭樹滋候毓汶胡晴崖曾貞均着賞給醫科舉人

近聞○巡警道慎重醫生

杭州醫生不下千計。其中精於醫術。慎重診治。果不乏人。而謬於醫理。懸壺應世。亦殊濟濟。設一誤診誤治。動輒害人生命。遺誤誠非淺鮮。茲巡警道楊觀察深明斯弊。特行詳請　增撫帥將城鄉內外各科醫生傳集命題。嚴加考覈。如果學術優長。應准奬給文憑懸牌行道。倘有謬於醫理。目不識丁者。宜從嚴禁阻。不得循舊混淆診治以重生命。

籌辦醫院之起點

蘇城設立之醫學研究所。(在善長巷)開辦之初。各名醫輪日到所研究。兼診疾病。粗具規模。乃不久卽已廢弛。仍與舊日施藥局相仿。是以上憲卽飭立併

第十六期近聞

入平橋官醫局以節糜費。昨經撫憲諭飭將研究所裁撤。並將關防吊銷。並與藩臬司商議。欲在蘇開辦中西醫院一所。無如經費難籌。人才難得。茲經議定。派委候補同知凌贊澄元和縣知縣吳熙候補縣丞鮑德和將官醫局改爲醫院。籌辦處考取官醫生數名。常川駐處。研求醫學。並隨時診視內外各症。以爲醫院基礎。俟辦有成效。逐漸擴充。業於八月初一日開辦矣。

寗波醫學會成立

儒醫王在揚孝廉周肖彭茂才發起醫學研究會。業已成立。假鄞縣勸學所餘屋爲會所。每週開常會一次。會友數十人。即以發起二君爲正副會長云

續本報第十四期勘誤表

頁	行	誤	正	頁	行	誤	正
學說十一	一	逆	熱	學說十二	十九		落一甚字
十一	六	爲	謂	醫案十四	九		落一瘀字

何廉臣啓事

每日從九點鐘起十一點鐘止在寶珠橋舊寓候診餘時在府橋下宣化坊何氏醫家恐就診請診者往返跋涉特此佈告

編輯者 紹興醫藥學研究會
印刷者 紹興印刷局
總發行 紹興宣化坊醫藥學研究社事務所

宣統元年九月朔日出版

●●售報價目表　每月望日發行

●●全年十二册　八角

●●半年六册　四角

●●每月一册　八分　（外埠郵費另加）

●●廣告價目表

本報廣告以行計

每行以三十字爲率

第一期每行收費一角

第二期至第五期每行均收費六分

第六期以上每行收費三分

持別廣告及刊刻大字圖表者價另議

宣統二年正月十五日　第十七期

紹興醫藥學報

紹興醫學會發行

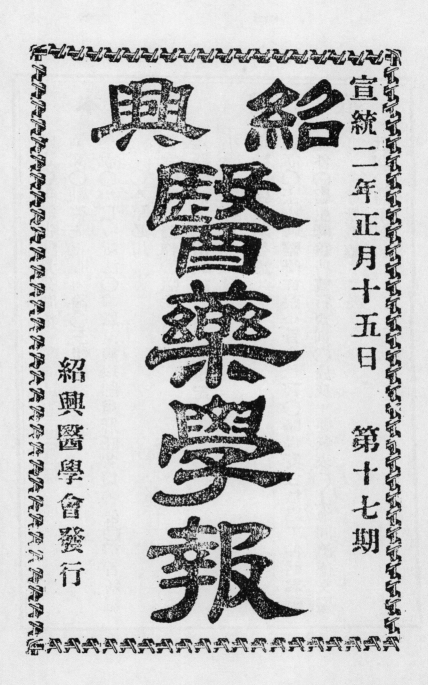

本期目錄

中國方書元始家

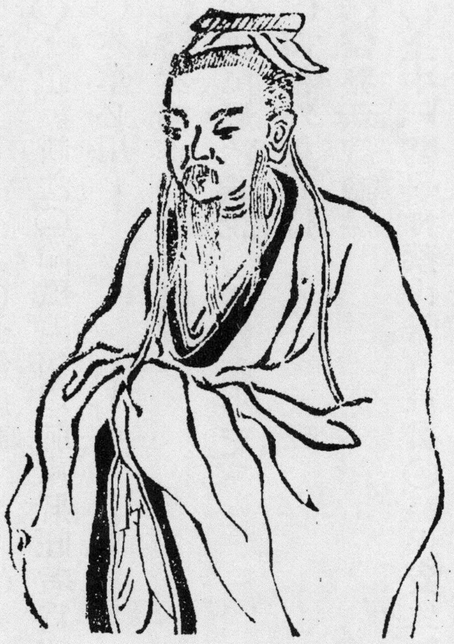

東漢張仲景先師像

●●本會徵文啓

本社以研究爲名。原以各個人之智識有限、冀得互相交換之益。組織社報。亦爲社員一得之愚。質諸海內。以求指正、與他報之提絜社會引道國民爲責者。性質不同。願閱報諸君、時賜讜論。匡勸敝報、當照登載之多寡答相當之報酬。是則本報受無限之光。社會得無窮之益者也。

●●敬告醫藥兩界諸君啟

醫界諸君。藥界諸君。亦聞我中國數千年來積習深痼之宗教醫藥。一躍而入於政治醫藥者乎。諸君如未有所聞。請看數日中肅邸之整頓醫學。江督之考試醫生之章程可也。諸君聞之。爲喜爲憂。未敢知也。惟聞醫生而不知藥。藥師而不知醫。民命相關之大事業。而不學無術者操之。可乎否乎。醫院設立者教會也。藥品販賣者外商也。諸君總不以同胞生命計。亦當以一已立足計也。本會之設。有鑒於斯。冀以各人之學識閱歷、互相交換。千慮一得。豈眞不能漸臻發達。以存立於競爭劇烈之塲者耶。諸君盍起而共扶之。

◉◉請閱醫藥學報以重生命啟

嘗考德日維新。首重醫學。英初變政。先講衛生。故迄今歐美日各國。醫林藥界。精益求精。新理新法。日出不窮。朝登報紙。暮達通衢。與國醫之自私自利。秘而不顯者。大相逕庭。吾儕對之。能不悚惶。又且吾國病家。不講衛生。不知看護。若遇重病危症。惟持一日一至之醫生。一日一服之方藥。庸有濟乎。甚或迷信鬼神。受愚巫卜。仙方靈丹。雜藥亂投。及至人財兩失。始痛詆醫藥之貽誤。土偶之無靈也。悔何及已。本會有鑒於斯。特爲愼重生命起見。不揣固陋。研究中西醫學。凡生理病理。證治方藥。以及衛生事宜。看護要則。與夫通俗簡便療法。靡不廣收博採。逐期刊列報章。似此苦心孤詣。應亦各社諸君所曲諒焉。敢乞 仁人君子。體天地好生之德。存民吾同胞之心。逢人說項。廣勸購閱。庶病家智識日開。而醫家亦不得不力求進步也。頹風既挽。壽域同登。本會實深厚望焉

本會公啟

●●請登醫界一覽表啓

紹郡醫家散處城鎭鄉埠者各科林列。更僕難數。病家因證指請。或僅聞其姓。未識其名。未詳其地。每苦臨時歧誤。貽害病機。所關非淺。本報爲同人增長學識計。不得不爲病家指請醫生計。故本社特創後附一式。請吾紹各大醫士照繪一表。塡寫名姓住址。暨專治兼治何科。門診出診何價。送付本報。一期照啟。俾閱者按圖可索。不至罔道於盲。醫家病家胥有益焉。願列表者。應助每月二角。藉充本館經費。即由本館飭送本報每月一分。以資考證。不再另取報費。

醫界一覽表

姓名	醫科	診例	住址

宣統二年　月　日

◉◉請登藥界一覽表啓

醫藥猶唇齒也。醫無藥不足以治病。藥無醫不足以待用。近數日中政府整頓醫學。屢見報端。將來豈獨遺藥藥之雜用俱偏而無僞雜者不待言。已其有道地未的缺數不全者。一經醫家病家逐漸考察。勢必均須整頓。以廣招來。故本報特創一格。奉告藥界諸君。嗣後各有改良何料何品。新增何丸何丹。均可塡註格內。蓋用印章。卽付本報。照囑以便刊登。計助刊費若干。隨時定價。在藥界所費不多。而聲明遠播。且使醫家可以購用。病家可以指買。實一舉三得。謹啓

藥界一覽表

藥品	丸丹	功用	服法	價目

宣統二年　月　日　堂書東

會員一覽表

姓名	科目	住址	姓名	科目	住址
正副會長兼義務編輯					
何廉臣	內科兼婦科	寶珠橋	趙逸仙	內科兼產科	長橋
駱保安	兒科兼內科	接龍橋			
評議員					
包越湖	內科兼產科	倉橋街	任漢佩	內科兼喉科	童家衖
陳心田	內科兼產科	觀音橋	胡東皋	內科兼產科	義恩寺前
陶芝蘭	內科兼婦科	鏡清寺前	楊質菴	內科兼兒科	繆家橋
汪竹安	兒科兼婦科	斷河頭	陳宜臣	內科	魚化橋
周越銘	內科兼婦科	作揖坊	樊星環	內兒婦三科	萬安橋
胡幼堂	內科	大路	高純生	內科	教塲沿
何幼廉	內科兼產科	宣化坊	范少泉	內兒婦三科	錦鱗橋
嚴紹岐	內科兼產科	官塘橋			
會計員					
曹炳章	內科	致大藥棧			
書記員					

吳麗生　內科　廣寧橋　何小廉　內科兼兒科　宣化坊

庶務員

史禎之　內科　酒務橋下　趙晴孫　內科　廣寧橋

普通會員

裘吉生　遊瀋　胡瀛嶠　眼科　昌安門外

舒欽哉　內科　東街　高光瑞　痧科　大路

姚小漁　內科　府直街　蔡鏡清　事繁辭職

施莘耘　遊瀋　李馨栽　內科兼產科　樊江鎮

嚴繼春　兒科兼內科　安昌鎮　魏芳齋　外科兼內科　湖塘

傅伯揚　兒科兼內科　柯橋鎮　謝福堂　內科兼婦科　菖蒲漊

錢少堂　產科　石門檻　王傳經　針科　大略

章吉堂　外科兼內科　道墟廟漊　潘文藻　內科　鮑家衖口

駱國安　兒科兼推拿　接龍橋　駱靜安　兒科　接龍橋

陳樾喬　兒科兼內科　臨平婁堂　王伯延　內科　西咸歡河

傅克振　內科　湖塘　俞少湄　內科　袁家坟

金蔚卿　內科兼婦科　謝公橋　傅仲陽　兒科　東浦鎮

孫康侯　眼科兼內科　香橋下　陳夢奭　外科兼內科　錢清鎮

紹興印刷局特別廣告

本局自開設以來凡印刷之精良早爲社會所嘉許今特添聘技師加備銅模印機以求格外完善欲　賜顧者請至郡城丁家弄本局接洽可也　再目下將屆夏令疾病漸多如有高明醫家欲以經驗各方及箸述出而濟世者本局顧全公益取價格外從廉以副　盛意此佈

勸醫先正心術論

本會贊成員孫寅初撰

醫、仁術也實學也與國家社會有密切之關係者也必存仁人之心求精實之學斯醫爲濟世之良醫而不爲殺人之庸醫許學士知可云醫之道大矣可以養生可以全身可以盡年可以利天下與來世是非淺識者所能爲也苟精此道者通神明奪造化壞回生起死之功則精神之運必有默相於冥冥之中者豈可與尋常技術相等耶緣疑上古之時明醫何其多近世明醫何　少蓋古人以此救人故天界其道使普濟含靈後人以此射利故天嗇其術而不輕界予故予刻意方書誓欲以救世爲心杳冥之中似有所警洗歸愚葉香巖傳云先生臨沒誡其子曰醫可爲而不可爲必天資敏悟心術純正又讀萬卷書而有心得而後可借術以濟世不然尠有不殺人者是以藥餌爲刀刃也吾死子孫愼毋輕言醫嗚呼可謂達且仁矣今之藉祖父聲名而不學無術者可不瞿故戴退菴勸醫說曰每見有名醫家不數年間必獲厚貲其間實緣得當而來者固多僥倖而得者亦復不少宜修合良藥以施貧苦疎財帛以行利人利物之事則天亦原其情而錫其福也莫謂我道勝人分應坐享求田問舍以傳子孫每見蘇木未拱已有資產廢棄者比比然也何如早行公德以爲綿遠之計耶徐洄溪曰醫之高下不齊此不可免强者也然果能盡智竭謀小心謹愼猶不至於殺人更加以詐僞萬端其害不可窮矣或立奇方以取異或用僻藥以惑衆或濫用參茸熱補之藥以媚富貴之人或假托仙佛之方以欺愚魯之輩或立高談怪論驚世盜名或造假經僞說瞞人駭俗或明知此病易曉僞說彼病以示奇此等之醫不過欲欺人圖利即使能知一二亦爲私欲所汨沒安能奏功故醫者能正其心術雖學不足猶不至於害人况果能虛心篤學則學日進學日進則每治必愈而聲名日起自然求之者衆而利亦隨之若專於求利則名利必兩失醫者何苦舍此而蹈彼也費晉卿云欲救人而學醫則可欲謀利而學醫則不可我若有疾望醫之救我者何如我之父母妻子有疾望醫之相救者何如易地以觀則利心自淡矣利心淡則良心現良心現斯畏心生平時讀書必且研以小心也臨症施治不敢掉以輕心也夫而後以局外之身引

而進之局內而痛癢相關矣故醫雖小道而所係甚重略一舉手人之生死因之可不儆懼乎哉竹中通菴醫病問答云古之醫精而後試今之醫試而後精古之醫以法治病今之醫以病合法不精其藝而遽欲嘗試不仁莫大焉六子之言可爲習醫術者作當頭棒喝奈何當今之世業醫者愈衆而醫學愈荒醫品愈陋不求道之明但求道之行彼擅誦應此長運動爾講攻詰我善標榜祇知自私自利全無仁術仁心甚有文理全無止記幾個成方即爾懸壺應世且自誇曰儒理或自號曰精理更有販夫牧豎爲人治病剃頭剔腳亦號知醫嗚呼何近世庸醫之層見疊出也僕見有庸而詐者迎合主意百計阿順宜補宜瀉宜溫宜凉每乘病家之意而利導之全不顧病症何因或生或死也有庸而妄者自作聰明診畢索視前醫所開之方無論其是與不是必與之冰炭懸殊炫己之長形人之短病或不測則曰誤服某某之藥也有庸而迂者固執鮮通一成不易詎知病變百出朝宜溫補暮宜凉解或藥性本寒病宜仍用芩連素性本熱病宜仍用桂附倘必膠執成見藥有一是病無兩歧遇此等朝暮變症

並病與平日入相反者。其禍可立而待也。有庸而陋者。和同無主。人云亦云。脈理既不精審。藥性又未熟諳。一味隨聲附和。不敢別参意見。病者深信其容順易言。處方平淡。到處推薦。婦孺知名。自謂平生不任咎責。其立心尚可問耶。或有巧黠之輩。所用之藥。輙僞託吳門葉派。既不講求神農本草。而李氏珍綱目又略不一觀。惟於日用無關得失之物。隨手撮去。自詡靈妙。究竟因循敷衍。貽害匪淺。此蓋庸而託於時也。或有淺近之徒。習慣方藥。僅僅祇十餘品。人有非笑之者。彼輙藉口薛立齋一代醫宗。其奏效每不出補中益氣。逍遙散。歸脾湯三方。蓋立齋神明於此。後人尚嫌其冒昧寡識。況與立齋相去倍蓰者乎。不幾爲東施之效顰乎。此蓋庸而失於偏也。或有近地文士。性頗聰明。略看方書。不無志於醫道。世人不察。以其文理素優。議論鋒起。家延醫者。務必邀伊商酌。伊遂於背地改換藥味。成則居功。敗則委咎醫者。將何所施其技耶。此蓋庸而取巧者也。或有遠方邪人。詭稱針灸外科。件件精能。畢竟一無所長。針灸則以人之皮肉試手。外科又必先用爛藥。使其瘡孔漸大。難以收功。令人心寒膽怯。而俊可任已治之。且又不能權操必勝。因是以致斃命者。十有七八焉。此蓋庸而行險者也。甚且輕症用重藥。重症用輕藥。是非顛倒。誇張伎倆。不知醫之爲道。利在治症。有是症卽有是藥。安可棄症不論。而故反其藥而治之。倒行逆施。其症不增劇者幾何。顧病家每每墮其術中。以爲立論既與尋常不同。其必九折肱可知矣。此眞庸而大謬者也。甚且易病爲難治。難病爲易治。試思以難爲易。勢必以平易之藥治難病。以易爲難。勢必以奇難之藥治易病。病者如略無主意。似此藥病毫不相當。不誠難者益難。易者不易耶。其錯誤何能挽救也。此蓋庸而極壞者也。甚且貪得無厭。或遇富厚之家。明知其症已危。必不使另請高明。設法圖救。蓋遷延日久。將爲已多賺銀錢地步。直至奄奄待斃。束手無策。闔家詬詈。走避不遑。此蓋庸而喪心者也。甚且攀援當路。而大官顯宦。往往成竹在胸。卽遇傷寒暑溼。亦必喜用人參附子乾薑熟地等峻補之品。以爲培養元氣。斷不敢使苦寒發散之藥。以尅制之。醫者恐投其忌。一誤再誤。變症白出。噫嘻。彼雖王綂將相。因已無所主持。商治於我。我仍不能丰持。稟其意旨。輕其性命何不量之甚耶。此蓋屬而無志者也。種種現形。殊堪深恥。究其原因。總由於心術不正。因而學術不精。無怪俞曲園先生發憤而七作廢醫之論。僕本醫界中人。不惜身冒不韙。得罪醫林。實爲民命相關之大事。業豈可率爾操觚。苟焉嘗試。今己研究有會。月出有報。不特會員得以增進智識。即非會員亦受益良多。鄙論如是。請諸君諒我苦衷。尤有至要一言。不得不冒昧直陳者。我紹人創舉一事。於發軔之始。未嘗不熱心踴躍而往。往往日久玩生。開會次數愈多。到者愈少。甚至會中職員。多有托故不到者。以至提議事件。不能通過。此實吾紹人通病。各界皆然。不特醫界爲然也。鄙人數見不鮮。並非憑空結撰。所願諸君一洗此習。共相扶助。同謀進步。務使吾紹醫界。日臻發達。躋登二十世紀優勝劣敗之劇場。奮志竭力。與東西各國爭衡。還我利權。保我國粹。而我醫界之營業不至於坐受淘汰。漸歸消滅。此僕所馨香禱祝者焉。

洞明醫務、練達醫情、實欲整頓醫風。昌明醫學。開通醫智。振興醫業。眞藹然仁者之言。有關世道之文。一再環誦。殊令人毛髮悚然。汗流脊背。若謂此論不漠不關心。恬不爲羞者。其心已死。不可救藥。　本會同人拜讀

全體總論

越醫何廉臣編撰

第一章 概論。

第一節 人身一機器論

人之身體。猶機器也。骨肉臟腑等種種名目。猶機器之有各種分件也。人之於飲食。猶機器之於煤也。人之於空氣。猶機器之於火也。人得空氣飲食而能生活。猶機器得煤火而能運動也。腦髓之督理身體。猶司機者之管理機器也。人之研究衛生法。猶司機者研究機器學。而不使之損壞也。人之生理有時而病。猶機器之功用反常也。有時病而死。猶機器之體質損壞也。人身有病之必求醫治。猶機器有傷之必須修理也。

今使執修理機器者而問之曰。此機器也。其內容之件有若干名目。其位置若何。其構造若何。其作用若何。而司機者必能將機內各件。一一背誦。併能知某件在上。某件在下。某某件在前後。某某件在左右。而歷歷不爽。始爲熟悉機器之良工焉。

今使執中國名醫而問之曰。人身之皮肉筋骨。有若干名目。其層次若何。功用若何。骨內之臟腑。有若干機關。其部位若何。體位若何。與夫營衛經絡何以運津液精血何以生。某臟腑爲病所苦。當作何形。某臟腑爲藥所戕。遂作何狀。往往目瞪口呆而不能答。即答矣。無非以理想臟腑空談氣化之說。非模糊無據。即荒謬不經。一味強詞奪理而已。嗚呼。人身之關係非輕。機器之價值有限。以價值有限之機器。尚不肯使不學無術之拙匠修理。奈何以至貴之重器。委付不明生理之凡醫。恣其所措。何其輕視人身若是哉。

夫人身一極靈動之機器耳。而首先爲機器之基礎者。骨骼也。其次筋爲綱、肉爲牆。皮膚爲包被。是以皮膚能保護筋肉。筋肉能運動骨骼。骨骼能支柱全體。而爲臟腑之城郭。此徐靈胎所謂人有皮肉筋骨以成軀殼也。

軀殼之中。皆稱內臟。內臟之各種機能。宛如機器中之各種器械。其必待剖視而始明者。則有六。一曰神經器。如腦髓、脊髓、腦筋之類。二曰呼吸器。如肺臟及鼻孔、喉頭、聲管、總氣管、大小氣管之類。三曰循環器。如心臟及發血管、迴血管、微絲血管之類。四曰消化器。如胃與大小腸肝膽脾胰口齒咽頭食道之類。五曰排泄器。排泄廢料從汗孔而出者皮膚也。排泄炭氣從口中而出者肺臟也。排泄小便從輸溺管溺道而出者內腎膀胱也。惟內腎膀胱輸溺管溺道四者。謂之泌尿器。尤為排泄廢料之總機關。六曰生殖器。男子如腎莖睪丸精囊輸精管攝護腺射精管之類。女子如子宮陰核卵巢卵珠內外唇喇叭管之類。皆各有專司。互為功用。缺一不能。損一不可。

其一望而知。亦須剖視始明者。則有五曰五官器。如耳為聽覺器。目為視覺器。鼻為嗅覺器。口舌為味覺器之類。皆極有感覺。為全體中最高等之機能。惟真皮為觸覺器。雖亦有寒熱痒癢輕重壓迫之感覺。然較之耳目鼻舌稍居次等。他如手之執持。足之步履。毛髮爪甲之翼護。亦均有互相扶助之功。此皆構造人體之諸機器也。

總而言之。全身部分可別為三。一曰首部。二曰幹部。三曰肢部。以生理學言之。手足稍不仁。猶無害於生命。若神經器若呼吸器若消化器若循環器若排泄器。若生殖器。則一損壞而死亡隨之。至耳目口鼻。爲生理上最高等之器官。而腦尤精神意識之所薈萃。是三部中。幹部重於肢部。首部又重於幹部。明乎此。而身體之機能亦瞭然矣。然命令一切機能如何作用者。精神主之。能令一切機能運動不休者。氣爲之。能令一切機能推陳出新者。血爲之。故內經曰。精神血氣者。所以奉身而周性命者也。然則身中機器之主人翁。爲誰。或曰腦。以腦主精神。而專司知覺運動之用也。或曰心。以心主運行血液。以供全體之化用也。或曰肺。以肺能呼吸空氣。而主一身之氣化也。而不知皆非也。蓋有附於精神之內。宰乎氣血之先。當其受生。始已有定分者存也。定分也者。　難經所謂生氣之原。而洞溪所云元氣者歟。亦即佛偈所謂有形四大盡虛空。無形中有主人翁者歟。世有欲觀人身之各種機器者乎。吾願與之一遊東瀛之解剖場也。

本報新訂簡章

本報爲開通醫智振興藥業起見自戊申六月由吾紹醫會同人創辦以來一切皆蠶棉力故暫定月出一册册十八頁至己酉六月第十四期驟擬增加內容以供快覩需費較繁致經濟猝難周轉不得已暫停出版茲由同志竭力擔承於本年正月爲始續出十七期月仍一册册廿四頁內容則又增多而且大加改良以謀膨漲而爲吾二十二行省黑闇之醫藥界放大光明增大識力務達吾開通醫智振興藥業之目的凡吾同胞之疾苦其有瘳乎謹述略例如左

一　本報以灌輸新理保存國粹爲宗旨並使人民增長普通醫藥之智識而於有志改良者亦得收取長棄短之效

二　本報除登錄醫學藥學外並選錄關於醫藥學之各種科學以促醫藥學之進化而助人民普通智識發達

三　本報內容仍分十門

論文　學說　醫案　雜錄　小說

叢談　傳記　通訊　專件　近聞

創製肝胃氣痛散

痛有九種惟肝胃氣痛最多發時痛不可忍或緾縛或如板硬或針刺或串背筋或串兩脇或串腰腹或從小腹衝心心中熱煩此至痛極而厥厥後轉癖見人欲咬撳桌扯衣急服此散二[illegible]冷茶送下立能平肝降氣和胃止痛較左金丸越鞠丸效甚

太和春白

創製瘧疾五神丹

專治風瘧寒瘧暑瘧濕瘧痰瘧食瘧瘴瘧鬼瘧夜瘧及三陰瘧等凡發時寒熱有定期或一日一發或隔一日一發甚至病二三日一發俗名四日兩頭較諸瘧隔發難治悉以此丹主之每服一錢瘧未發前一時用鮮生薑二片陳茶葉一撮泡湯送下暫服止瘧久服除根永無後患

太和春白

創製水瀉至神丹

水瀉一症春冬多屬風熱夏秋多屬暑穢而挾濕挾食則四季皆同此丹消胃健脾分清利濁逐穢化滯運氣殺虫善治風瀉寒瀉暑瀉火瀉濕瀉食瀉及小兒虫積疳瀉每服二錢冬照湯引送下如虫積藥同煎可用四錢無不所投輒效入湯

太和春白

節齋化痰丸

專治痰因火升凝結喉間吐咯難出凡老痰燥痰鬱痰黏痰皆由於此若用辛溫豁痰則燥肺液甘柔潤肺則滯肺氣往往做成肺勞終歸不治此丸清金保肺利氣活痰軟堅散結止咳定喘功在礞石滾痰丸指迷茯苓之上每服三四錢用水送下奏功極速醫家病家幷勿輕視

越城[illegible][illegible]存仁堂虔製

査核疫死人之由。乃因有一種微菌入於血液之內。化生極速。血受其毒。遂致人於死。至微菌之所從來。則又由於染疫之鼠。凡地方有疫症發見。必有鼠之死於疫者。爲之先導。從未有由人而起者。

査鼠子之身有小蝨附之而生。惟無疫之時。其蝨尙少。若當疫氣盛行之際。蝨數頓增。平均計之。每鼠約有蝨三十。至於染疫之鼠。其蝨尤多。較諸無病之鼠。約多三倍。鼠既染疫。血液中含有微細毒菌。鼠蝨全以吸食鼠血爲生活。故病鼠身上之蝨。一時皆染其毒。每蝨腹中滿貯微菌之血。疫鼠既死。鼠蝨棄之。紛紛跳襲他鼠之身。他鼠受其囓。即亦染疫。如無他鼠在前。鼠蝨飢極。轉而襲人。人受其囓。遂亦傳染。

査鼠蝨囓人之法。每於吸血之後。即由腹中吐其毒汁。塗於所吸之處。毒汁內含有疫鼠之微菌。由此而入於人身血肉。有如種痘者。先刮破其人之皮。而後塗以痘漿者。然是故鼠疫之傳於人類者。鼠蝨實其媒介也。

惟鼠蝨之生活。本惟鼠血是賴。非受飢三日之後。不願寄食於人身。蓋人血實不宜於鼠虱之養生料也。據言鼠虱吸鼠血者。壽命可得四十一日。不得已而吸人血者。壽命僅二十七日而已。

鼠蚤育卵。每擇乾燥陰暗之處。故陰暗之室。鼠虱多於光朗之房三倍。沙塵糠粃之間。尤爲鼠子巢穴之地。每次育卵五顆。化生之道。略如蠶蟲。卵生七日而成蟲。再經七日而成繭。又七日。有物穿繭而出。是爲鼠虱。虱初出。卽能吸血。不食五日則死。鼠子生時。鼠虱僅伏其身上。未嘗稍離。及鼠子死。其體初冷。卽棄之去。毒菌能生存鼠虱腹內者。十四日。過此以往。不復有傳染之力。如天氣酷熱。寒暑表至八十五度。其毒祇能存七日耳。又寒暑表至八十五度。則鼠虱育卵無多。卽有虱卵。發生亦少。故疫症盛行之際。鼠虱必蕃。及寒暑表漸高而疫症亦漸減。至寒暑表過八十五度。如香港七八月之間。而此症爲之滅絕。卽其證矣。是以謂人與鼠染疫多寡之數。適與鼠虱多寡之數同其消長。鼠虱多者。疫症多。鼠虱少者。疫症少。

若夫鼠之生活。亦可得而詳焉。鼠分二種。一爲渠鼠。一爲屋鼠。渠鼠善窟穴。又能猱升。屋鼠善猱升。亦能於𣪊垣木板間洞而爲穴。惟以求食於屋內之故。因作巢穴於屋內。其隱伏處大抵在屋內平常見聞不及之地。如天花板之上。樓梯底板之間。又如棄物堆內箱籠櫃桶柴草堆積等處。皆是也。又鼠子愛粒食。故藏身於穀倉米機廚房食櫃等地尤多。

委員等曾以種種牲畜之虱。偏爲試驗。能傳染核疫者惟鼠虱一種。即人身各類之虱。亦無傳染此此症之性。又曾以鼠家猴三物。細加試驗。知核疫之傳染。不由天氣。不由食品。如遇谿鼠虱不能到之地。則無病之鼠。雖與疫鼠同處。亦得安然無事。又以核疫微菌雜於食料之內。牲畜食之無害。甚至以疫〇之糞溺飼畜。亦無傳染之症。

又查得人染核疫症　發現。當在受毒第九日。發現後三日半乃死。共計八日半。前言鼠死後虱無從得食。忍飢三日。而後嘬人。人之染疫。即由鼠虱之所嘬。以此三日合前八日半計之。是爲十一日半。故人染疫至死之日。必其所居之地十一日半之前有染疫之鼠死其中也。

人雖染疫。不能由人傳人。有時似亦有之者。則由人之身上。或衣服箱籠之中。藏有受毒之蚤蝨。將攜帶使與地之人。亦受其蝨嘬傳毒之禍耳。染疫之家。每常不過一人。此非人不能傳人之證乎。間亦有一屋之內。數人同死於疫者。然病發至死。必彼其署有同時蓋受毒之道。同出於一死鼠故也。

夫既知核疫由鼠而生。藉鼠蝨而傳染於人。則不可不求滅鼠之道。以絕此大患。其道如下。

家居者宜令室內通闢。窗戶大開。使空氣日光得流暢其內。

宜洗潔室內之牆壁地板。毋令室內有不能施行盥濯之處。細罅小洞。塞以灰土。地面填以英坭。使鼠子無從窟穴。

三不常用之衣物時加振拭。箱籠木器柴房草堆以至筒廚木案之抽屜。亦宜頻加翻閱。而後鼠子乃無藏匿之所。不特不以驅鼠。且令事物乾潔。去其塵垢穢物。鼠蝨既無育卵之地。蝨蟲又無處作孽。

四鼠子性最靈警。善能偵知食物所在。故凡有食物。宜安慎修藏。於鼠不能到之處。

五宜兼用捕鼠之法。或以雀膠塗板上以黏之。或以鐵籠鐵夾以陷之。亦有用毒藥置食物中以殺之者。惟用此法者。最宜審愼。勿使小童家畜誤食之。

六最妙莫如畜貓。貓能捕鼠固矣。而鼠又每畏其威。因而遠颺。且畜貓又非難事。一家畜一貓。一家免鼠疫之中人。家家畜貓。鼠疫可從茲盡絕。不亦善乎。

七治鼠虱之法。亦宜謹求。凡捕得鼠子。宜送醫生考驗。果鼠已染疫。則捕鼠之屋。必有核疫中人之患。宜將家內什物墻壁地面。用鹼鬭水或洋油痛洗滌之。則鼠虱可以盡死。如屋內有死鼠。宜先殺[illegible]其身之虱。故捕鼠之法。以雀膠鐵籠爲妙。蓋生擒鼠子。則虱鼠不去。既免遺地方之害。醫生亦可以考驗其虱也。

八家有染疫之人。宜將其人之什物衣服等。加意洗濯。以免毒虱再囓同居之人。

九探視染疫之人。不宜裸身赤足。庶幾毒虱無從求食。回家後。宜急易新衣。置脫下之衣於水內。或燃火其下。力振其衣於火上。則毒虱必死。庶免轉囓他人。

十殺虱之法。尚有一個捷之道。鼠虱既五日不食則飢死。如將有鼠虱之衣物。嚴鎖衣箱之內。五日後啟之則鼠虱亦必盡死。

總而言之。鼠子不到之地即核疫不生之地凡欲免此核疫大禍者。果能注意於滅鼠之法則思過半矣。

按核疫一名鼠疫日醫名黑死病。吾國閩粵兩省。傳染最多。殞人最速。東西醫精研窮究。祇有防疫之法。尚無特効之方。中醫用王氏活血解毒湯加味。多能奏効。著有鼠疫彙編。發明新理新法。其書不可不一覽也。又於初起行外科手術。將頸核、腋窩核。割開取出。病勢漸輕。以後對症發藥。往往能呈佳徵。若有肺炎、腎炎、肋膜炎等合併症。結果必凶。

越醫何廉臣誌

論風溫病以肺虛肝旺者爲善變　任灝佩

冬春兩季。氣候乍寒乍溫。毛竅時開時翕。腠理疎鬆。抵力薄弱。賊風乘隙而外襲。玄府封閉而不通。陽不潛藏。鬱而不泄。鬱則爲熱。竄絡入經。聚則爲火。消陰爍衞。風溫之病。於是乎成。知之者。以爲病雖起於外感之風。變實生於內伏之熱。故在冬曰冬溫。在春曰春溫。渾括乎兩季之時。以推究乎致病之原。並可稱之曰風溫。當其病之發現也。輕則微惡寒。微發熱。或有汗或無汗。涕淚交流。咳嗽頻作。噴嚏鼻塞。脉浮脉洪。此即世俗之所謂重傷風也。略爲疏解。應手霍然。且亦有不待治而自愈者。其重者。頭痛目眩。身熱不渴。胸滿不食。肢體解㑊。骨節疼痛。氣粗且促。或兼空嘔口燥　渴或兼喉痛。診脉洪數。或浮而弦。此即世俗之所謂傷寒症也。病雖較重。無傷於內。但用辛凉以解表者。清其裏。略佐微溫以爲之向導。表邪既解。裏熱亦清。肺得守清肅之權。肝自免驕橫之虐。二藏能和。變從何起。此等治者。往往不暇深論。而不究病體之羸旺者。愈謂邪輕則病輕。邪重則病重。雖見變也。未有注重肺肝者也。然而病無常情。變無常態。

受氣以生。勝而殊現症有陰陽之別。獨責肝肺。毋乃謬乎。抑知小便、短數者、膀胱、病也。苟肺氣能清化而水道何至於壅、欠、爲噫者。腎、病也。苟肺氣能降肅而精氣何至於逆乘。大便閉結者。腸病也。苟肺液能灌溉而燥糞何至於不行。嗜、臥善噫者。脾病也。然非肝陽之侵犯而濁陰奚至於凹結。目瞑譫語者。胃、病也。然非肝火之激刺而魂夢奚至於不安。耳聾、口苦者。但病、也。然非肝熱之逼迫而淨府奚至於不寧。似睡、非睡、神迷、神蕩、者。心與、胞絡、病也。肺果能司其治節。肝不挾相火而上行。而舌起芒刺唇赤目焦。症何至接踵而來。況乎鼻煽、鼻煤、聲嘶、聲啞、氣喘、不續、痰膠、難吐。非明明肺藏之變象乎。面色、青、晦、目、赤、瞳、散、時作、搐痙。尤、見、悶瞀。非明明肝藏之變象乎。要知膚淺之表邪。易解乎素之藏體。宜知治之者但顧其標。鮮有不變生不測者。雖然。吾不敢謂病風溫者。皆死於肺虛肝旺也。吾亦不敢謂病風溫者未必不死於肺虛肝旺也。爰將平時目擊風溫之變象。確不出乎肝肺之兩傷。用以質近日之治風溫者。

婦人之病。因血虛而得者十祇一二。因血瘀而成者十常八九。即如此症，經延無日。其血虛可不待言。然大半亦由瘀血而致。治法莫若通補兼施。始則用桃紅湯以通其經。繼則用膠地湯以養其血。若氣血皆虧。純見虛象者。常服八珍湯亦效。

桃紅湯方　桃仁　紅花　當歸　生地　丹參　赤芍　延胡　香附　川芎　如火盛加梔子條芩。痰多加茯苓半夏。此方於行血之中。兼補血活血之品。加川芎化滯。香附利氣。冀氣調而血自行也。

●經水凝結證治

經水本屬流行之象。無凝滯之變。惟經病而失其常。則形狀疊出。有如魚腦髓者。有如牛膜片者。有如夏月腐肉者。有下血膽如雞子大者。查竹林女科一書有云。經來如魚腦。兩足疼痛。不能動履。乃下元虛冷。更兼風邪所致。推其所謂風邪者。大抵指兩足疼痛而言。故所出之方爲疎風止痛湯。倘或經如魚腦而兩足並不疼痛。則將謂之何病。治以何法。論證定方。殊欠周到。其餘諸症大都指爲虛弱。所用之方。如龍骨丸。十全大補湯之類。恐亦未能確中病情。竊謂如魚腦者。必屬於濕。濕鬱必化熱。此與足所以疼痛。如牛膜者。必屬於風。如腐肉者。必屬於火。風火相煽。上竄心腦。所以有昏迷倒地。不省人事之症狀。然總而言之。實皆氣血凝結而然。王勳臣曰。人身之中。氣有氣管。血有血管。氣無形不能結塊。結塊者。必有形之血也。血受寒則凝結成塊。受熱則煎熬成塊。豎血管凝結。則成豎條。橫血管凝結。則成橫條。橫豎血管皆凝結。必接連成片。片凝日久。則厚而成塊。本條所列。如魚腦者。尚屬未凝之時。如腐肉者。顯屬將凝之象。如牛膜。則已結而爲片。如血塊。則已結而成塊矣。治法在未凝之際。宜從本證施治。如有濕。必先化濕。有風。必先祛風。有火。必先清火。至已結之後。似不妨選用王氏逐瘀諸方。如身發熱。則用血府逐瘀湯。身不發熱。則用膈下逐瘀湯。若十全大補等方。豈能治病。即其人氣體果虛。亦必俟 化之後。酌量而進。驟然用之。斷非法也。

血府逐瘀湯方　當歸　生地　桃仁　紅花　枳殼　赤芍　柴胡　甘艸

桔梗　川芎　牛膝

膈下逐瘀湯方　五靈脂　當歸　川芎　桃仁　丹皮　赤芍　烏藥　延胡　甘草　香附　紅花　枳殼　凡遇瘀血症二方無不應手取效。倘病人氣弱不任消尅。原方加當參三五錢皆可。不必拘泥。至方中精義原書具在。明於醫理者自能辨之。故不贅。

◎經來諸痛論治

前列痛經一條。僅指腹痛而言也。乃又有行經之時。或患頭痛。或患心痛。或患脇痛。或患腰痛。或患遍身痛。或患臍下痛。或患小腹痛。或患兩足痛。或患吊陰痛。或患小便刺痛。論其致病之由。有因血虛而痛者。有因氣滯而痛者。有因肝鬱而痛者。有因風因火因濕因寒而痛者。切不可泥乎行經。概投破血之劑。然亦不得舉經事而置之不論。總宜按證設法。隨機變化。若頭痛不離外邪。其為血虛生風無疑。宜菊花白朮散。心痛者大半由於勞傷血滯而兼痰濁凝聚。故[illegible]宜歸鬚鹿角湯和[illegible]通絡。加桃仁半夏化瘀消痰。脇痛者肝鬱也。肝脈行身之兩旁脇。其要道。但解鬱舒肝而痛自平。宜柴胡疏肝飲。或因血絡瘀痺。則用桃仁歸鬚湯。腰痛者腎必虛。腰乃腎之府也。滋腎丸。地黃湯。皆堪酌用。有因濕者則用薏苡仁湯。因寒者則用溫經湯。惟遍身盡痛。必有風寒濕火之邪。鬱於經絡不能執一二方以治。經用烏藥順氣湯。隨症加減。至臍下痛者必寒。宜溫通營分。當歸肉桂甘艸湯。少腹痛者必有血瘀。宜潤血通經。香附澤蘭湯。兩足痛者陰必虧。宜補血滋陰。養榮湯及大補陰丸之類。若夫吊陰痛。則金鈴子湯。癩宜小便刺痛則牛膝湯亦效。如逢暑月。辰砂六一散最佳。蓋二症亦肝經鬱熱所致。經云肝脈絡陰器。合纂間。古人誠不予欺也。

菊花白朮飲方　菊花　白朮　白芍　生地　當歸　川芎　生牡蠣　茯苓　桂枝　炙甘艸　此方君菊花而佐以白芍。平肝木即以散頭風。臣白朮而使以茯苓。培中土即以制肝逆。用生地當歸者。治風先治血也。更加川芎上行。牡蠣下降。桂枝甘艸調和中州。庶風陽不致內擾。而頭痛之患除矣。

陰陽○陰虛陽盛者。其舌必乾。陽虛陰盛者。其舌必滑。陰虛陽盛而火旺者。其舌必乾而燥。陽虛陰盛而火衰者。其舌必滑而濕。

生死〔〕生死之决。於脉者。前賢垂訓明且備矣。然驗之於舌。則尤顯而易見也。茲將舌所經驗之危症。特彙而錄之。　舌如去膜猪腰者。　舌如鏡面者。（舌鑑、曰舌色紅光滑柔嫩無津者是也。良由汗下太過。元津耗傷。宜大劑生脈急。尙可得生。）　舌如硃紅柿者。　舌糙刺如沙皮而乾枯燥裂者。　舌歛束如荔枝肉、而絕無津液者。　舌如烘糕者。　舌本强直轉動不活而語言蹇澁者。以上皆危候也。（然危候雖見而執診者。胸有灼見虛實寒熱之綱領。猶可生也。）　如舌見白苔如雪花片者。脾冷而閉也。如全舌竟無苔。胃氣絕也。如舌因誤服芩連而現出人字紋者。如舌卷而囊縮者。以上四證見一。必死。然敗象雖見。凡吾輩亦宜百不一治之症。當作萬有一生之想。竭力挽救。修短雖有定數。然返之吾心可告無愧也。

附產舌○凡婦人病產。關於子母安危。凡妊娠不論傷寒雜病。如舌見青色而子已受損傷胎必不保也。舌見青黑子已全死外證則面如土色口出穢氣胸悶腹墜而冷動氣略少甚則氣喘口出臭穢異常指甲亦見黑色而母子均不救矣。

●附西醫驗舌統論

嘉約翰曰凡驗病人之舌而見其色或紅或黑或黃及或濕或燥即知其病之輕重也。患大熱症者其舌每難伸出。縱能伸出而舌則頻顫語則不清如此固知其體虛弱。亦恐其腦之或有險症矣。舌伸出而偏歸一邊者乃第九對腦筋壞也。但偏左者則恐壞了左之半面偏有者則恐壞了右之半面而將起半身不遂之症也。若夫舌之腫大則恐因其舌發炎或因疔毒或因過服汞藥而致間有舌微腫一伸出而即現齒印者醫者亦不可不辨也。夫舌之乾濕各殊其乾者口津少或舌汁少也。由此而推即知五臟內之津液亦少也。傷暑者其舌乾五臟發炎及患癲痘其舌亦乾大抵舌先起白苔而後乾燥若或粗或硬或現黑色則險也。更有血枯而津液不清或不能改換炭氣則遺毒而致病者舌

（主）主冬令之傷寒。開毛孔而出汗。頭痛發熱惡寒。惡風。身疼腰痛脊强皆安。咳嗽。能止哮喘。可除（顧氏醫鏡）治毒風疹痺。皮肉不仁（甄權）散赤目腫痛。水腫風腫（時珍）凡疾病要發汗者。如因感冒而發之急性鼻加答兒。急性咽喉加答兒。急性氣管支加答兒。僂麻質斯。急性腎炎等。最宜用之（日本學說）附服後經驗中外醫事新報云。服用此藥之一定量。就褥蓋被稍溫。即始覺全身溫暖。顏面及耳之邊緣。尤覺溫暖。次即發汗。其發汗所需之時間。與服他種發汗劑時無大差異。同時唾液之分泌。亦若稍過於平時。但不甚顯著。又尿之分泌亦大增加。尿有麻黃臭。此尿至少至二十四時許。尚有特別之臭氣。又汗中亦有麻黃之臭氣。其發汗之多少。關係於服用麻黃越幾斯之多少。固已然有極確實之結果者。服之覺全身溫暖。此時心臟之機能亢進。脈搏之數增加。至發汗既終。即復如故。

（治）

（歸）入肺膀胱二經。兼入心腎二經。鄒潤安曰。麻黃下能通腎氣。上能發

（經）心液爲汗、除肺家咳逆上氣、（石芾南曰、麻黃太陽經藥、亦肺經藥也、故入四經）

（配）配桂枝、散營中寒邪。配附子、甘草、祛腎經蘊伏之寒、配紫金丹、除肺風冷哮。配半夏、蠲肺管伏飲。配五皮飲。去皮水。

（合）合石膏、泄衛分風熱。合貝母、細辛、豁肺管膠固之痰。合銀翹散、治客寒包火。合人參、消氣虛水腫。合五苓散、通腎痺。

（分量）輕、量三分至五分。平量六分、至八分、重量錢半至三錢。極量、四錢至一兩。然重量極量非學識超卓。確有把握者不辦。切勿東施效顰。不可多服。令人虛。（別錄）

（禁忌）誤服過發。則汗多亡陽。或飲食勞倦。及雜病自汗表虛之症用之。則脫人元氣。須禁。（東垣）諸虛有汗。肺虛痰嗽。氣虛發喘。陰虛火炎。眩暈。南方中風癱瘓。平日陽虛腠理不密之人。皆忌。（經疏）

凡服此藥須避風一日。不爾病復作也。（瀕湖）誤用、麻黃、而過在肺、則有厥逆。筋惕肉瞤。在、心、則有叉手、自冒心。心下悸。欲得按。在、腎、則有臍下悸。（疏證）

未完

任灝波先生治喘經驗方案

喘急原因不一而足。因多發於冬春之間。故治喘者。輒謂風寒外束。痰火內鬱所致。但每見投以解表疏痰清火之劑。偶愈輒發。卒至不救者。其故何也。蓋特顧其標耳要知實喘易治。虛喘難醫。去臘迄正。較往歲爲多。就騏所診而論。無一不素有宿痰。初起宜治其標。轉手即須顧其本者。本家傳法治之。頗稱應手。查驗遺方。除散附於六淫各症門外。本門共有二十一方。其間方案兩備者。又謹得其三分之一焉。茲將有案而便於按索者。謹錄登報。藉供研究喘症家之一助。 玉騏誌略

虛

喘急多痰。臥時更甚。頻發頻止。淹纏歲月。精神倦怠。形羸脈濡。此肺腎兩虧症也。宜峻補眞陰爲要治。

熟地八錢 萸肉錢半 淮藥三錢 茯 三錢 川貝二錢

橘紅八分 白芍三錢 五味子三分 紫石英三錢 牛膝二錢

實

喘急痰壅。聲如曳鋸。腹滿拒按。舌苔灰厚。神昏便閉。脈來急促。此痰阻氣

閉急與攻降。

葶　子錢半　蘇子錢半　杏仁三錢　枳殼錢半　桑皮二錢

姜半夏錢半　橘紅八分　薄荷錢半　梔子三錢

寒

喘、嗽、多痰、臥不着枕。診脈遲緩、冬月尤甚。此風寒客肺、治以袪邪爲主。

川桂枝八分　炒白芍二錢　姜半夏錢半　廣橘紅八分　茯苓三錢

麻黃三分　光杏仁三錢　蘇子錢半　炙甘草八分

熱

舌燥口乾、痰涎湧盛、喘急有聲、纏綿不絕。自覺寒熱往來、晚間更劇、診脈弦急。治宜辛涼解散。

蘇薄荷錢半　黃芩二錢　海石三錢　橘紅八分　光杏仁三錢

包旋覆花錢半　桑皮一錢　枳殼錢半　梔子三錢　前胡二錢

按瀏波先生爲吾越名醫、盛行於乾嘉時代。素以善治傷寒名。今讀喘症四案、虛實寒熱。界限極清、乃知其雜症亦多雜長也。後學得此。眞可奉爲圭臬。

後學何炳元廉臣拜讀

光杏仁三錢　廣鬱金二錢　廣皮炭二錢　苦桔梗三錢　藿香穗三錢
青子芩錢半　帶心連翹錢半　服三劑而愈

按此案辛凉宣肺芳香透絡爲治風温發疹之正法。尤妙在用鮮葦根湯煎香氣大出即取服。勿過煑。肺藥取輕清。過煑則味厚而入中焦矣。蓋肺位最高。藥過重則過病所。少用又有病重藥輕之患。故從普濟消毒飲時時輕揚法。洵得葉氏輕靈之秘。今春此症甚多。余倣其法而用之。奚效頗捷。若誤用麻黄三春柳升麻柴胡等辛温傷肺。升散刼液。每見喘咳失音。氣脫而斃。司命者可不戒哉。

●●風温誤汗　姚

風温誤汗。以致譫語發噦。諸病怕噦。症已危急。現在右脈洪大而數。目白睛赤縷纏繞。肺熱極矣。肺主降氣。肺受病則氣不得降。是以噦耳。勉與玉女煎加柿蒂雲苓。急降肺氣。以止噦。其譫語與紫雪丹。

生石膏四錢　知母四錢　生甘草三錢　鮮生地五錢　連心麥冬五錢

雲苓塊五錢　柿蒂三錢　生粳米一撮

水五盌。煮成兩盌、渣再以水六盌煎成兩盌、分四次服、日三夜二、外紫雪丹三錢備夜間譫語、重則多服、輕則少服

次診

風温誤汗致嗽。與玉女煎加茯苓柿蒂。現在嗽止、而熱未退、右脉洪大漸耗。項下有疹。於原方重加育陰合化斑湯以清續出之邪

生石膏四兩　先煎代水　知母五錢　犀角三錢　鮮生地六錢　丹皮四錢　連心麥冬五錢　生白芍三錢　北沙參四錢　京米一撮

煎四杯、分四次服、

三診

溫熱大便已見。裡氣已通。熱退七八。脉亦漸小。但微有譫語、耳聾、津液爲表藥所傷之故。與重塡津液要緊。

鮮生地六錢　知母四錢　連心麥冬六錢　生白芍六錢　黃芩二錢

炙甘草三錢　生石膏一兩　犀角三錢　丹皮五錢

破傷風治驗說

姚江徐煥文君來稿

病機云。破傷風者。因卒暴傷損。風寒襲之。傳播經絡。致使寒熱更作。身體反張。口噤不開。徐用誠曰。破傷風證。古方藥論甚少。惟河間論與傷寒之法同治。其言病因。又與中風相似。不知破傷中風。多在頭面。無論長幼。及傷痕大小。皆能致之。大抵初因卒傷致驚。或出血過多。或傷口早閉。瘀血停滯。鬱熱生風。內氣虛者。邪陷入臟。死亡甚速。經余治愈者四人。用藥不及者亦數人。現症必傷口燥結白痂。低陷。面目浮腫。甚或筋脈拘急。牙關漸緊。兀兀欲嘔。急用玉眞散三錢。姜湯吞服。小兒減半。外用此散調厚敷傷處。過一二時開看。有白膿鋪滿瘡口。是其驗也。拭去再敷。過時再看。待其牙關寬。面腫退。可保無慮。若至角弓反張。神昏口噤。不能下藥。無能爲矣。世之皮破出血者。惟知用傷藥止血。以爲萬全。往往轉危無救。非死於破。實死於急掩其破。而不知治其破也。謹錄玉眞散方如下。

白附子十二兩　白芷一兩　羌活一兩　明天麻一兩　防風兩　生南星一兩　共研細末磁瓶收貯預備施送功德無量

本會大事記　爲提議本會籌欵事　本會評議員任漢佩演稿

本月初十日。會長何廉臣君以本會刊行醫報。一載有餘外埠雖甚歡迎而經費殊形支絀。已停四月矣。頗於本會名譽有關。特開會集議。以冀接續而持久遠。鄙人以爲本會應辦事宜。不特一報。吾界中人多以筆墨爲生計。若僅賴心不逮力之會員。竭蹶報效。縱能急濟一時。終恐後難爲繼。欲求本會之蒸蒸上達。莫若照定章辦法。病家願助本會公費者。無論其病之可治與否。一經報告本會。卽派會員。悉心往診。祇收輿費。不收聘金。在會員化私爲公。爲本會盡義務。爲病家行方便。固不失公益公德之資格。卽爲病家設想。與其早張暮李。虛耗資財。若至人財兩亡。痛悔何及。亦不如照此辦法爲合算。但此舉辦得其宜。本會經費可免困難。辦失其宜。流弊叢生。易滋口實。非多數贊成。妥議規則。未可冒昧從事。玆將大意錄呈衆覽。願老成諳練。深悉利弊者。有以賜敎也。

同日由駱保安君。宣佈接辦報章非集股不可。時有趙逸先君。周越銘君。任漢佩君。陳心田君。汪竹安君。陳宜臣君。贊成繳股。暫請會長籌墊。並議組織發行。

介紹新醫書

丁君仲祜無錫人研究醫學十餘年成書二十餘種付印成書者有十二種由本社代售列名於下爲醫界同志之介紹云○內科學綱要二元○醫學指南二角○實驗却病法三角○新傷寒論六角○新內經一元四角○醫學補習科講義三元○看護學七角○藥物學綱要共十六章洋裝精本每部一元五角○內科全書共分七類洋裝精本每部兩元○醫學綱要共分三編每部一元二角○肺癆病預防法共二十一章洋裝精本每部五角○育兒談共八章每部四角○竹氏產婆學洋裝精本每部六角外埠寄費自理郵票不收此佈

四　本報爲增長普通智識起見故撰述選譯務求淺顯以便人人了解弁陋不文之誚在所不免閱者諒之

五　熱心志士如有鴻篇鉅製願登入本報者請錄副本寄下本報社議當擇尤選登惟不合宗旨者原稿例不檢還

六　本報自組織以來頗蒙海內歡迎自第一期至第七期現已再版如願續購者請函寄紹城宣化坊紹興醫學會事務所取即當照奉勿誤

會員題名錄

會董題名

翁又魯廬文

名譽贊成員題名

山陰孫寅初君　創捐墨銀五十元

贊助員題名

餘姚徐友丞君　會稽王子餘君　山陰張若霞君　山陰何壽萱君

無錫丁仲祜君　山陰余伯華君　會稽范燮農君　山陰陳墨緣君

●醫界新智識

紹興醫學會會計員曹炳章撰述

是編採擇各種日報。及雜誌。關於醫藥衛生之新發明。不分門類。逐日選錄。以供同學諸君之快覩。俟日積成編。再擬分門別類。逐條加批。以刊行於世。亦可爲研究醫藥學之新資料。改良中醫學之階梯也。庚戌新正炳章自識

●●心與胃相關之發明

凡人之心與其胃大有相關之處。故見食則垂涎。忽遇煩愁之事。或大怒大懼。皆不思食。見清潔新鮮之物。則雖飽食後。而猶思染指。如見穢惡。則欲嘔吐。此種問題。殊有精理。近有二人。一名亨和。一名墨洛安。直細加研究。方知人口中見食所生之津。不但口中有之。即腹內亦有之。此等津汁之感動。亦有不同。見鹹酸則所生爲清汁。見肉則所生爲稠汁。且人之週身。皆有生津之處。動物亦然。而生津之多少。由愛情之感覺如何。此事與消化相連。故食物之必求適口即於衛生有大益也。

●●蟻體內之靈藥

德京柏林之醫學界。數年來於蟻體中一種之毒素詳細研究。知此毒素爲一種弱性之劇藥（稱之爲蟻酸）而於風濕病爲有莫大之功效。蓋彼國某地方從古以來。凡患斯病者皆有揷患部於蟻穴中。故使羣蟻嚙之習慣。後爲醫者所覺。於是漸知其爲有效。近者行種種試驗。將極少量之蟻酸注射於血管。則無論何等人皆覺精神爽快。實能堪平日二倍

按以上勞動。如神經衰弱肺結核病等用此蟻酸亦極有效力。

●新發明之止血藥

石炭之燃殼（卽俗稱之煤渣）世界各工場皆極充積。除充填地材料之外。無他利用之法。乃據亞芬古拉克醫師之發明。則石炭殼竟可爲極妙之止血藥。法以石炭殼研爲極細粉。用絹篩通過之。取其細淨之末。塗於出血瘡口之上。卽吸血而成餅狀。柔輭而能止痛。能撲滅危險之黴菌。而免化濃之患。其瘡口長合之期亦較速。任用何種之止血藥。皆不及此法之善。此物所在多有。用以救急甚便。其說確實可信。亦廢物利用之一妙法也。（未了）

要訣。究竟壞了心術。子孫不得昌盛。我們祖宗。件件相反。也能立定脚跟。現在靠着一塊老牌子。吃着不窮。還是祖宗的積德。但是我家累代單傳。心中害怕。你須遵守我言。效法前人。不可看他們的壞樣。如今世、界、維、新。出外交友。極要留心着那一班假維新。他口裏說的同聽愛國。心裏都是損人利己的算學。還有一班狂妄喪心的少年。自命不凡。把個平等自由講歪了。弄得綱常破裂。我最惱恨的。這班怪物。那裏有一些經濟學問。看你小時。你娘有病。割股煎湯。雖說愚孝。你能、彀、在、孝、弟、上、用、心。一生根本就差不得了。你跑到人才會集的地方。自然見多識廣。我看外國醫生的剖解實驗。却比中醫爲勝。然而用藥大猛。與華人的體氣。也有許多不宜。外國人考究衛生。最愛炙食。臟腑多生炎症。我們南方卑濕。北方高燥。不講衛生。所以每多肺病。我沒有把外國醫書。仔細讀過。不敢說他錯與不錯。但是古書驗方。亦多奇效。數千年來。一切奇形怪病。療治方法。歷代多有發明。你務必把中學爲本。然後參看新學。取他之長。補我之短。好好用功。不要一到外面。沾着習氣。學了浮薄。沒有眞實學問。或者不中不西。弄得不尷不尬。行起道來。隨手殺人。將祖宗餘蔭丟棄。那就不是范門的子孫了。小俺聽他父親這一番說話。句句刺入心房。腦筋大受感動。不覺拜伏拜地。說道父親教訓。眞是從生藥石。兒子敢不遵命。但念父親老了。母親去世。多年。家裏行着醫。不能不出去應酬。遠離膝下。沒人侍奉。兒子此刻。心裡着實不安。范成拉他起來。笑道。獃孩子、男兒志在四方。我又沒有什麼病。精神尚健。何必要你在旁扶掖、只要你學成本領。回來造福一方。能得光前裕後。算你孝順我了。你可收拾行李。我打算給你多帶盤川。即使遊踪未定。你到一處。必發信來。一則慰我記念。二則我可劃滙銀錢。助你遊戲。如今金錢世界。勢利人心。出門人揮霍來然不可太鄙吝了。也是不能行動得的。媳婦賢孝、你可放心。你妹漸漸大了。在外留心快婿。預備將來遣嫁。也是你做哥的應盡義務。他們姑嫂。喜歡看醫書。我把竹林女科。先給他們講解、到還領悟。或能出個女醫生。到是爲女界開通風氣。你以後致着罷了。父子二人。正在說得高興。忽聽得外面一片喊聲。說道范先生在家裡。我們門外守着、許多聲浪直進耳內鼓膜。父子老大吃驚。出去一看。門外三十多人。圍着一老一少。跪在門口。那老者。手托香盤。口裡說道。范老先生。范老爺。你老人家寬洪大量。饒恕我們。死罪死罪。鼕咚鼕咚，亂嗑响頭。那少年伏在地下。頭也不敢抬起。范成摸不著頭腦。心裡疑惑。定睛把那老者一看。說道。啊吓。你是前村李老實呀。何以做出這般摸樣。快快起來。有話好講。那老的少的。叩着頭。一齊說道。你老人家量大福大。開恩饒恕我們。方敢起來說話。范成用手拉他道。我不罪你。快起來講。李老實父子。重新拜了四拜。立起身來。對着衆人。從懷裏掏出一包洋錙。說道。列位鄉親聽聽。小老前月裏。在田坂車水。因爲今年夏天沒雨。大家爭着車基。我這蠢兒子阿三。與田隣口角。相打。這位田隣。依着田主。在學堂當教習。硬將我們的老車基霸佔。小老去勸。不若兩家合用。那田隣兇橫得狠。把小老推了一跌。到不打緊。他將我們的車板。打得粉碎。我們又敵他不過。受了這場氣。回到家裡。反要修車。胸口已經疼痛。這日我們親家母來看外孫。做了許多糯米，子來。我們媳婦。裝了一盤。交我吃。這糯米粉食。小老又是性命。貪着滋味。一連吃了四個。覺得有些飽悶。夜飯不吃。就去睡。交這夜身體就發了燒。第二天益發利害。頭暈肚痛。惡心噯氣。吐也吐不出來。熱得人事不知。說了昏話。親家母說我着了鬼邪。叫了狗眼的來看。也說犯了五傷惡鬼。用經佛葷菜。發送了。也不相干。沒奈何、阿三搖了出田坂的船、接了范老先生。着了兩次服了四帖藥。漸漸有點輕鬆起來。不料小老枕邊。放着一包十塊洋錮。霎時不見。查起來。大家都說沒拿。把個眠床席。盡行翻看。也沒有一點影子。阿三說道。這包洋錮、我們賣掉春花從四月裡放到如今。已有兩個多月、家裡並沒外人、一定范老先生看病辰光。乘他們出去泡茶。小老昏迷時際。見財起意。偷去的了。當時小老、就說范老先生。家裡有飯吃。世代行善。那有這樣無恥的事。阿三不相信。瞞着小老。跑到范老先生府上。說失了洋錮的話。那范老先生說道。我因爲出來有點要緊用度。身邊沒有帶錢。見了此洋。原想暫時拿借。再來還的。當時封了十塊洋錮。交給阿三。跑回來、對我講了一遍。喜歡的了不得。還要對着隣舍去講。我就喝住他。說道。范老先生。並非當眞偷竊。況且還了洋錮。就算忠厚的了。但小老心裏、也驚疑

乞堅忍苦心主持大局協和衆志共挽狂瀾此即該報所謂定識定力方克勝任者也臨潁不勝泥首拜禱之至謹此公佈即請台安伏維垂鑒爲幸貴會諸君均此致意

致無錫丁仲祜君函

駱保安

國初載志世醫紹興醫學會副會長兼任義務編輯前廣東瓊崖道署官局正醫生兼中學堂校醫現辦紹郡育嬰堂養病院事社愚弟駱秉鈞謹致書于中國醫學會副會長南洋考取最優等內科醫士派赴日本考察醫學堂專員仲祜先生同社兄大人閣下敬啓者自去冬大會時挹見　芝顏倏已春回萬象矣而渴念之忱與時俱積恭維　文祺鼎盛　道誼升恒引領　光輝定符臆祝承　惠寄通告書及醫學報奉誦之餘不覺叫絕曰非如運手筆萬不足以開通風氣欽佩欽佩至蔡會長以清釐財政失高弟歡於　君何與鈞實有所未解況　蔡會長之失權失利已兩載於茲矣未必自大會時始不已昭昭在人耳目間耶然天下事愈刺激者愈有進步　先生其勿以小節介懷則鄙人幸甚社會幸甚手此奉達順請

箸安　小香會長　叔惠主筆二位同志處乞代致意

醫生考驗所暫行規則

▲第一條　凡無各項醫學堂畢業文憑業經註冊懸牌行業之醫生皆須遵此規則受醫生考驗所考驗

▲第二條　醫生考驗所有巡警道臨時設立即附設於警務公所衛生科之下其考驗醫生委員以考定精於醫學者充之

▲第三條　業經註冊之醫生由考驗所按照註冊先後之名次分期考驗

▲第四條　考驗科目如左

（一）內科

（二）外科

（三）婦科

（四）兒科　痧痘附

（五）針灸科

（六）喉科

（七）眼科
（八）傷科
（九）雜科　牙科之類以及習於按摩并擺賣草者均稱於此

▲第五條　考驗程式如左

一論說　以本草經內經難經傷寒論金匱醫宗金鑒及諸家醫書爲問題其書名於宣佈考驗日期文內詳定之

一方案　立案擬方並說明其擬方之理由

▲第六條　於第三條所列科目或專一科或兼數科者准其報名分別考驗

▲第七條　凡考驗均用筆試其不能筆試者准先時報名請用口試由考驗派員錄寫但不得臨時請求

▲第八條　考驗取錄者定爲一二三等列榜出示

▲第九條　考驗落第者必經過三個月之後始准其再請考驗

▲第十條　本規則如有應行增删修改之處由巡警道詳請撫憲核定施行

●庚戌年運氣表

山陰戴志世醫駱保安編　二十二

大清國大皇帝宣統二年

主運	客運	客氣	主氣	節	月	日	陽歷月	號
（東主風）	（金運）	（火氣）	初步	雨水	正	初十	Feb,	19
			孟春	驚蟄		廿五	MhL,	6
			仲（春）	春分	二	十一		21
			二步	清明		廿七	AhL.	6
		（燥氣）	季春	穀雨	三	十二		21
（南主熱）	（水運）		孟夏	立夏		廿七	MLy	6
				小滿	四	十四		22
			三步	芒種		廿九	Jnu.	6
		（寒氣）	仲（夏）	夏至	五	十六		22
			季	小暑	六	初二	Jnl,	8
				大暑		十八		24

陽歷：1910

天時	民病
地氣遷　氣迺大溫　草迺早榮	民迺厲溫病　迺作身熱頭痛嘔吐肌腠瘡瘍
大凉反至　草迺遇寒　火氣遂抑	民迺慘　氣鬱中滿　寒迺始
天政布　寒氣行　雨迺降	病寒反熱中　癰疽注下心熱瞀悶不治者死

即西歷一千九百十年至十一年

立秋	處暑	白露	秋分	寒露	霜降	立冬	小雪	大雪	冬至	小寒	大寒
（中主濕）				（西主燥）				（北主寒）			
（風運）				（火運）				（土運）			
（風氣）				（熱氣）				（濕氣）			
四步		孟秋	仲（秋）	五步	季秋	孟冬		終步	仲（冬）	季	初步
七		八		九		十		十一		十二	
初四	二十	初五	廿一	初七	廿二	初七	廿二	初七	廿二	初六	廿一
1911											
Aug.		Sep.		Oct,		NoY.		Dec.		JLu.	
8	24	8	24	9	24	8	23	8	23	6	zI
風濕交爭 風火爲雨 迺長迺化 迺成				陽復化草迺 長迺化乃成				地氣正濕令 行陰凝太虛 埃昏郊野			
大熱少氣肌 肉痿足痿注 下赤白				民迺舒				民迺慘悽寒 風已至反者 孕迺死			

上海同濟德文醫學堂重訂章程

○第一章　宗旨　定名

一▲本校之設以專收華生教授醫科（教法與德國醫學校相同）爲宗旨

二▲同人首創同濟醫院於白克路中乃於西歷一千九百另七年十月更創醫校一所遂名曰同濟德文醫學堂

○第二章　學科　德文學科　醫學學科

一▲本校學科分爲二種　德文科　醫學科

二▲本校肄業諸生均因詳知醫學爲目的所有德文學科計分十四項均係三年的課程表列於下

一德文德語　二漢文　三算學　四地理　五史學　六植物學　七動物學　八形性學　九化學　十幾何學　十一八線學　十一數學　十三辣丁　十四體操

三▲本校醫學亦分二級　醫學預科　醫學正科

（甲）醫學預科約二年爲限此二年中應明身體之組織及身體之功用以

副助學醫之作用所有學科表列於下

一生理學　二體功學　三形性學　四化學　五植物學　六動物學　七動物生長之原理　八普通醫學之預備

(乙)醫學正科約三年爲限此三年中應明各種病由及療病法幷參考中醫一切療治法

〇第三章　入學資格

一▲須品行端方身家清白絕無嗜好已有中學學業之程度且自入校後學不躐等必達醫學之目的者爲合格

二▲須身體强健　入校時醫生驗體

三▲須在十七歲以上二十二歲以下

四▲須有的實保證

〇第四章　繳費

一▲學費每年一百五十元於每學年之始須先繳楚或於每學期之始分半預繳亦可

●政界注重醫學

去年十二月二十四日京師大學議先設醫科

●上海醫學研究所開會述聞

醫學研究所年終大會先由創辦紳董顧君賓秋演說衛生爲自治一端醫藥乃衛生首務宜及時整頓以符自治規則次乃報告本年辦法及一切收支帳目並將該所經理請各董擔任各董初尙推讓經顧君再三開導遂議決如左

一　明年會計書記庶務上下人等由各董聘用

一　醫學補習科互相籌畫

一　按月課試一次舉四人閱卷其佳作仍登醫報

一　所中擬設藥物陳列所

一　難治之症可邀同會診不取醫金

一　病人可住所醫治

一　所設之針灸科每月考驗每日派二人臨診以覘實驗積成分數稟請給憑

一　妨碍衛生者加意調查悉心考察

● 喉痧盛行

杭垣去冬少雪天氣寒燠不時人皆燥火上升傳染更易故近日(初十左右)城中以此而死亡者不計其數頗爲可畏云○又常州武陽地方去年秋冬之間居民疾病頗稀不意至臘底忽發一種痧痲症或兼吐瀉或毒結咽喉斃命者日有所聞甚或朝發夕死尤以小孩爲多且最易傳染一人觸發往往延及全家其害不亞於夏秋間之霍亂症而草菅人命之庸醫辨症不清誤投藥劑令人不寒而慄云

○ 萬國衛生學會成立

歐美各國現組織一萬國衛生學會總會所設於法京巴黎贊成者已有英美法俄意巴比和蒲塲埃等十二國以防傳疾病傳染研究衛生雜誌等事爲宗旨目下正擬組織董事會以爲全會機關常年經費聞每年暫擬六千金磅由贊成各國捐助視所捐多寡以定選本額數

報價表

	全年	半年	零售
本城	八角	四角	八分
外埠	一元四分	五角二分	一角

大洋計算 空函不覆

廣告價目表

每期	每行
第一期	一角
二至五	六分
六以上	三分

本報廣告以行計每行以三十字爲率特別廣告及刊刻大字圖表者價另議

宣統二年正月十五日出版

（紹興醫藥學報）第十七期

總編述者 紹興醫學會正會長 何炳元

編輯者 紹興醫學會副會長 趙逸仙 駱秉鈞

印刷所 紹興印刷所

總發行 紹興醫學會事務所

發行所 大街太和春藥廬

代派處

上海　中國醫學會事務所
上海　譯書公會丁仲祜君
上海　醫學研究所事務處
蘇州　震旦醫院陸炳常君
廣東　醫學衛生報館
南京　濮鳳笙君
奉天　王叔眉君
奉天　興仁胡同裘吉生君
天京　婁公館
江陰　馮箴若君
湖州　李浩生君
湖州　阮屏侯君
潮州　新群書局

杭州　貴翰香君
杭州　謝丹初君
臨平嬰堂　陳越喬君
甯波　王藎臣君
安昌　殷繼香君
柯橋　傅伯揚君
本城　紹興教育館
本城　紹興公報社
本城　阜通錢莊
本城　德康錢莊
本城　各大書坊
本城　億錫乾紙號
本城　太和春藥鑪

民國四年七月一日出版

第四十五期

紹興醫藥學報

神州醫藥會紹興分會發行

本期之目錄

本報第一至第五期要目補錄

徵求實驗良方

周莘農先生欲刊驗方分贈於人慈善舉也如有實驗良方請留地址逕寄無錫西門外棉花巷周小農收如入錄者出版後當按名郵贈

1

本社理事暨本會正會長

胡瀛嶠君之肖像

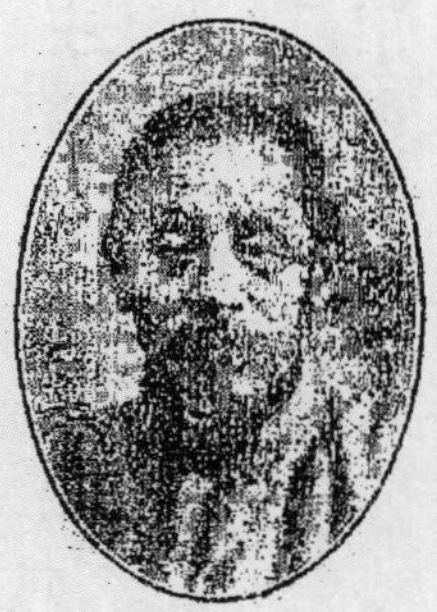

胡君名震字瀛嶠年七十一歲浙江餘姚人幼讀書旋納粟入仕途在吳聽鼓嗣即棄之就醫受業於同邑徐慎齋夫子專門眼科並問業於趙占一夫子業成在本邑懸壺二十年乙未冬爲譜友翁又魯廣文相邀至紹昌安設立胡壽明齋眼科貧病不取資迄今二十餘年前後授徒數十人類多升堂入室光復時入中國赤十字會擔任紹興勸募員民國二年入中國紅十字會爲正會員胥能勤於其職孜孜不懈甲寅與一二同志合股在嘉興新塍鎮開設春和堂藥局研究藥品以爲改良中藥之地步戊申之春紹興組織醫學會君當選爲副會長兼辦慈善各事業均有名於時紹興藥業多慈谿餘姚兩邑人前年慈餘同鄉會成立舉君爲正會長今年紹興醫會改組神州醫藥會紹興分會君之力焉醫藥兩界又公舉君爲正會長並擔任紹興醫藥報社理事職同道之推崇可想見焉

瞿鶴鳴誌

插圖　一

△本社簡章

一定名及組織　本社名曰紹興醫藥學報社以神州醫藥會紹興分會會員之擔任編述或出資者及會外之投資或投文者組爲一團

二出版及界限　每月刊行紹興醫藥學報一册以繼續前會四十四期之報改爲洋裝訂本惟經濟範圍與前無涉

三宗旨　擴張會務研究醫藥學術期醫藥事業漸臻完善

四編輯體例　大綱分十門　甲論文　乙學說　丙短評　丁問答　戊醫案　己雜著　庚醫藥界近聞　辛專件　壬古籍選刊　癸紀事細目從畧各門皆歸類編號俾閱者可分訂成集

五報價及廣告價　報價每册一角預定半年五角五分一年一元代銷或一人獨定上十份者八折五十份者七折百份者六折廣告價每行三十字二角每面二元預訂連登三期者八折六期者七折一年者六折以上均係大洋郵票九折抵銀

六基本金　本社除報價廣告價收入爲周轉金外先集三百元爲基本金以五元一股凡會員非會員均可認股收到時即製收據爲憑投資者多再行攤允

七責任　本社社友一律平等惟公推理事一人凡延聘編輯及他職員歸其主持訂稿付印發報收欵報告均須擔責

八權利及義務　本社理事編輯及各職員概任義務對於投稿者酌贈本報俟每年收支有盈利時分二十成除十成爲投資者之利益外餘十成分給理事編輯及各職員以作酬答

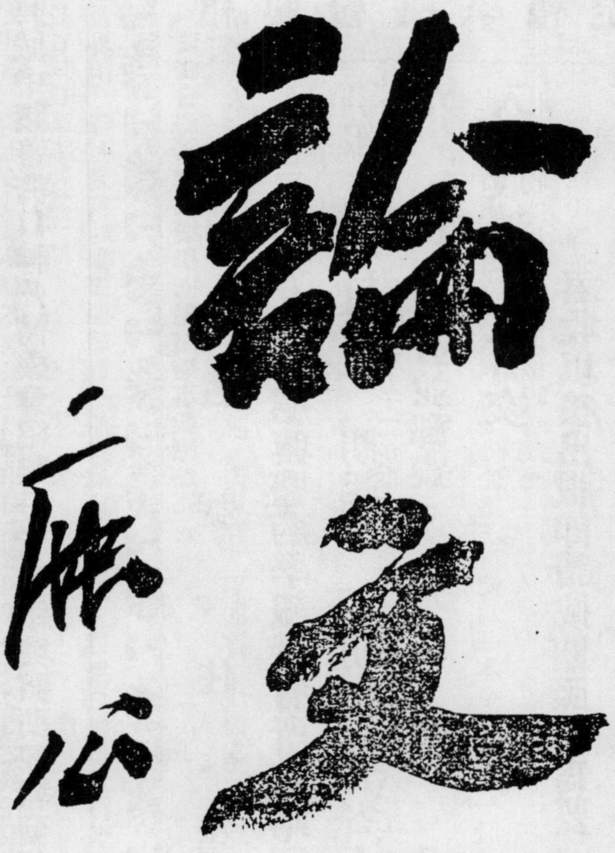
論文

本報月刊一册按期出版　代派處及愛閱者請查照價目表所定各價并郵費核寄紹興城中諸善街口神州醫藥會紹興分會內紹興醫藥學報發行所爲荷

紹興醫藥學報定單

姓　名　號　住　省　縣

地方今向紹興醫葯學報發行所定購紹興醫葯學報　册自第　期起至　期止計共寄上洋元　角　分並郵費　元　角　分請即收入將收據　張寄交

君收以後出版即請按期照寄爲要

中華民國　年　月　日　具

祝辭（謹以惠到之先後爲登載之次第、本期未及者、續在下期、）

敝報爲困於經濟、自四十四期停止後一蹶不振者久矣、同人等負疚良深、茲雖續行出版、要亦爲棉薄之力、加以同人等學殖荒落、見聞多閡、履春冰而踐虎尾、自知危懼、無狀乃荷

各界諸公、獎借過加、錫以頌祝、同人等益增惶愧、惟有朝乾夕惕、更加奮勉、以副

各界諸公之期望焉、

紹興醫藥學報社同人鞠躳誌謝

醫藥學報出版祝辭

楊無我

吾國醫學發達最早中古書缺有間而漢之仲景乃集大成宋元四家標新立異各有發明孔門四子實昌其教明清以還作家輩出張氏喻氏後先彪炳葉薛諸人另具隻眼獨闢蹊徑淮陰海甯踵其後塵而治溫之法益備大江以南咸宗仰之道咸而降以迄近世斯道晦塞繼起無人失業之徒以此爲謀利之捷徑市井小夫熟得套方數道朝執卷而夕懸壺加以藥業不振奸商壟斷泡製非法於是無可愈之疾

而觸目皆殺人之術。舉世有勿藥中醫之諺。深致嘅於此道之衰微也。東西學術乘間輸入。加而上之。浸浸乎有喧賓奪主之勢矣。惟是醫以救世爲心。而非爭意氣之道。苟足以療社會疾苦。躋斯民於仁壽之域者。固何嫌乎中西。何判於畛域。獨怪夫吾國經先聖後賢遞相傳述。至精至粹之學。一旦沉淪不振。微論何種學術皆爲國之精神所當保守勿失。矧醫通性命之源。尤爲國粹之要者乎。吾越醫學會前既創辦學報。乃以資絀停版。今復糾金繼辦。其所以前仆後起而爲之不容稍緩者。殆有鑒於此也。吾知任其事者。本濟世之熱誠。必能出其平日之學理經驗。興廢振墜。闡揚先旨。嘉惠來茲。醫道之光昌。生民之蒙福。可指日而期也。今當出版之期。因樂其成而爲之祝辭曰。

莫爲之後。雖盛弗傳。旁搜遠紹。賴有名賢。酌今斟古。巨製宏篇。再接再厲。千秋萬年。

醫藥學報出版祝詞　紹興笑報社同人

越於戊己之間。曾出醫藥學報若干期。旋因他故。停止出版。光復後、醫藥兩界諸君子。復有繼續出版之提議。忽忽經年。絕無端緒。本社同人。望眼將穿。良以醫藥關繫於社會民生。殊匪淺鮮。今醫藥學報出版有日矣。聞之驚喜。笑與忭會。賡數年之墜緒。闡歧黃之秘旨。參酌中西。別開門徑。胥於是編是賴。爰綴蕪辭以誌慶。祝辭曰。

外臺千金長焜燿兮。醫於邦國有明效兮。後世不察棄不講兮。懸壺之流孰窺奧兮。緣是沉疴困莫療兮。願言起衰孰同調兮。歐化東漸光遠照兮。黴菌細胞尤神妙兮。中邦志士恣旁眺兮。越州盧扁抱膝嘯兮。數年以後重鼓棹兮。大鵬培風搏扶搖兮。江漢炳靈陋泥淖兮。大輅椎輪作先導兮。永永無極遠騰趠兮。同人拭目囅然笑兮。

祝詞

昌明學校校長蕭然瞿宗海

古越州。多醫士。傳良方。諳絕技。學致道。工居肆。萃衆力。編雜誌。

攻絕學。炳醫史。月一冊。年千紙。不脛走。耀閭里。光傾衿。歎觀止。

紹興醫藥學報　第四十五期

祝詞

神州莽莽。症入膏盲。病夫貽誚。孰與圖強。惟醫與藥。用起死亡。
洋洋社報。學究岐黃。治道一轍。良相同方。錦囊壽世。同躋健康。

薛瑞驥敬祝

頌詞

王伯舊邦。滿山岑草。仁術慧心。戛戛獨道。秦氏越人。傳方最早。華渣里堯。解剖有道。中外古今。悉心參考。瀚拔劣根。溝通新腦。發爲報章。壽諸梨棗。萬紙風行。爲世瓌寶。醫藥界中。羣焉傾倒。出版有期。露首拜禱。

縣自治委員辦公處　湯建中　陳均　張鍾沅　任堃

粵自神農嘗草。扁鵲傳經。遞演遞進。歷千百紀。而吾國醫藥學。乃大昌。洎世界溝通。文明進化。醫則重實驗。藥則參理化。亦既視爲專門學術。極深抉奧。而精研之矣。於是西醫西藥。競爭於時。吾國不乏醫藥名家。惟是墨守師法。各行己意。其術之稍精。

者且一切奉爲神秘而不願公諸人衣焉者則僅向故紙鑽研造車或未能合轍昧樂羣之義鮮賞析之益甚非昌明學術之道也吾紹醫藥界諸君子有鑒於此既結社研究復以其所得者彙爲月報出而問世爲於越醫藥界放一異彩學術之光亦社會之福也爰爲之頌曰

靈素有經。岐黃奏術。壽世壽民。惟精惟一。越有通人。善繼善述。敬業樂群。觀摩有日。闡秘發扃。密益求密。得之於心。載之於筆。濟世學明。自由版出。薈萃羣言。折衷於壹。懿與休哉。蜚英騰實。

紹興小學敎員講習所敬祝

吾紹醫藥學報。慘淡經營。已至四十四期。後忽中止。僕竊怪之。現知胡瀛嶠裘吉生君等重行組織。出版有日。不覺喜出望外。爰賦二律以贈。　紹興平定功

其一

一卷靑囊付劫灰。霧深十里仗誰開。商量舊學能加邃。發覺新知幾費猜。但得文

章垂藥石。自然疾病失胚胎。熱心研索精心撰。康樂同登洵快哉。

其二

不問推陳與出新。一篇到處萬家春。自是折肱還折臂。未逢醫國且醫人。劑分百草胸中辨。方覓千金肘後眞。壽世箴銘今復活。從玆寰海少迷津。

祝詞

范氏良相良醫之喩。謂因民好惡。按切時勢。治民治病。無二致焉。鄙人知紹縣事。麥再熟奏。自愧醫庸。未能藥中民病。聞邑子有醫藥報之組織。乃爲之頌曰。

於戲於越。而斗負溟。代產巨子。旁通醫經。癥結洞見。藥石效靈。惟我治民。療民乏術。惟我視民。敢矢皦日。爰有羣彥。增出報章。研精中外。藥聖醫良。耳目爲新。足溝風氣。肉骨仁心。食食衣衣。願當世之岐黃家。讀其報而味乎味。

金彭年敬祝

醫藥學報發刊詞

王以鈞

民國四年六月既望。同人等集腋成裘。醫藥學報將就。欲付剞劂。因揭其發刊之意而言曰。世之切脈望色。以醫鳴者衆矣。然管窺蠡測。往往得一善明一藝。輒自矜爲秘訣。雖骨肉之親。不以相告。上焉者著書立說。亦不過膠柱鼓瑟。守一先生之言。自以爲是。其能知今知古。善與人同。採諸子百氏之所長。而日手一編。以詔學者。無有遠邇。迄未之聞。噫何其隘也。況庚子以後。歐化東行。見異思遷之流。雖飲鴆止渴。無所復恨。而矯枉過正。蠻又羡西醫之新識新術。層見疊出。而嗤吾黨之蹈常習故。陳陳相因。逐末忘本。充其意。非如客暑某部長之所擬。盡廢中醫而用西藥不已。雖下士聞道大笑之。無足深辨。然桐乳來巢。空穴來風。亦豈褊識淺。罔顧大體者。有以致之歟。夫醫學之興。吾國爲最先。而產藥之富。製方之純。又中華爲獨擅。今之世誠知同舟共濟。急起直追。凡山澤之所生。郡邑之所出。靈樞素問。仲景之遺文。唐宋元明諸家之專長。擴而充之。精益求精。發前人之所未發。而又周諮博訪。細大不捐。海內名夙之通論。邑里家傳之秘本。棄瑕錄瑜。深思愼取。或月出一編。或日行數紙。俾祖國之英華。至寶盡發洩於行墨之間。而醫門之妙義。新聞日沸騰於中西之耳。如是則山鳴谷應。飈舉雲合。異日吾華之方書藥餌。將遍行於地球各國。而又何喧賓奪主。入室操戈之慮哉。同人等蒿目時艱。誠不能無意於此。日夜焦思。力圖補救。又念千里之行。始於足下。爰集吾越同志。因勢利導。設立醫藥學報。以昌明斯道。開通風氣爲己任。別類分門。月出一冊。雖遠紹旁搜。包羅一切。猶有所未盡。而發蒙振落。益人神智。或不無小補也。已因弁數言。庶世之君子見之。亦略其詞而取其意云。

爲江西警察廳取締醫生事警告我醫藥兩界

高德僧

盲人騎瞎馬。夜半臨深池。此以喻現狀之至危極急者也。今日我醫藥界之前途。何以異是。夫我國之醫學。非有數千餘年之歷史。集數千百萬人之經驗。而以宏博精深著於世者乎。顧何以東西洋之學術。一入吾國。不特雲蒸霞蔚。駸駸乎有後來居上之勢。而其勢力所被。且將翦滅吾所固有而代之。而吾學術之不競。亦幾有日薄晻齸不可終日之態其彼之學術果足以占優勝之地位而莫能與京耶抑吾之學術果無確立於世界上之根據耶此足爲深長思者也今者江西警察廳取締醫生之警告又傳布矣其三十二條之條文蔑視吾醫士之人格而爲彼東西醫作驅除之先鋒誠足令人髮指而眥裂雖然木必先腐而蟲生之人必自侮而人侮之意者吾今茲之受侮或亦有自召之者歟語曰智者千慮必有一失愚者千慮必有一得事急矣敢貢所得於我醫藥界諸君子之前願讀者幸垂聽焉

二十世紀之世界優勝劣敗之世界也弱肉强食之世界也非進取無以爭存非奮勉無以圖强今夫醫之爲學博衍無涯書藉之繁富學說之紛紜本非窮年累月孜孜矻矻不足以言升堂而窺奧輓近世界交通東西洋之學術灌輸吾國亦復日新月異而歲不同取人之長以補我之所不足固萬不容己之事然而我國之醫界則何如彼之無僅識淺嘗輒試之徒無論矣卽一二稍稱淵博之士學識經驗不無可取往往故步自封守一先生之言以爲已足縱令所守者毫無謬誤尙不免於偏隘

之識而況於未必然乎歐美諸國研究醫學之士雖深造自得爲盡人所推崇猶且合羣結會共相討論於人之所得不憚虛心以求其理於己之所得不敢自秘而公諸世互相切磋互相辨難故能日有進步東鄰日本其醫學初本傳自吾國及歐洲學說輸入則稱漢醫以別於西醫迄今西醫日盛而漢醫未嘗稍衰於昔日以其共知研究新理而不敢安於一偏也今以我歷代相傳淵源深遠之中醫而受人之干涉至於如此其果吾醫學之罪乎抑吾業醫者之罪乎吾同業諸君子苟忍令四千餘年相傳之學術絕統緒於一旦數千萬操醫之人士棄職業於今日則亦已矣如其未也則當速起直追鞏固團體研究新知庶足以免天然之陶汰而不然者則吾國之醫學將僅成書籍上漫漶之文字而業醫之士亦惟有改營他業以自謀生活而已僕所敢爲醫界諸君告者此也

業醫之士見近日西醫之勢日盛尚有知憬然自悟爲挽救之策者若夫業藥之人則有此覺悟者千百人中無一二焉此誠令人大惑不解者矣皮之不存毛將焉傅

使異日中醫悉在陶汰之列則中藥又何能幸存試思西醫盛行以後西藥之輸入吾國者幾何吾國藥品之減退者幾何稍明大勢之士當必了然於其故何以業藥諸人對於中醫西醫之激戰若秦越人之視肥瘠仍漠然無關痛癢於其身乎夫業醫之士大都稍有學問即使棄醫不事不難改營他業以自立於社會若夫業藥之人舍此專業以外尙復有何術足以自活覩其危險更較業醫者爲尤甚况藥物之貿易業既就衰歇則培植藥物之人亦將自此失所其影響於吾國之經濟上又不知其幾何然則業藥者又安可不知自勵乎東西各國之從事藥業者大都有普通醫學智識而於藥品之性質功用產地銷路皆能知之有素故人人咸能稱其職務而其藥業亦能隨醫術之發達爲發達今吾國藥業家苟有志挽回頹運亦當仿照東西各國辦法集合團體於藥物學病理學諸端略加研究並當知醫藥相關之密切與醫家互相聯絡謀推廣發達之策羣策羣力共謀進行庶倘有抵塞漏卮增進國產振興藥業之一日僕所敢爲藥界諸君告者此也

爲江西警察廳取締醫生事警告我醫藥兩界

一二

嗚呼厝火積薪非高枕安眠之日漏舟駭浪豈酣飲歌舞之時我醫藥界諸君子愼勿謂江西警察廳之取締醫生僅江西一省事此種苛酷無理之章程旦夕之間必將通行於全國倘僅恃口舌筆墨之爭恃決不能有效也僕行年六十矣衰朽殘年來日無幾雖今日中國醫藥立就消滅於僕之一身殊無若何之關係然愚公移山精衛塡海吾力雖微吾志不敢稍殺烏忍使四千餘年學術之傳絕於一日數千萬人資生之業棄於今日故常平居發憤以喚醒羣迷爲己任自慚學術淺陋不得不黽勉以求新知終日孳孳毋敢自逸我醫藥界諸君子果能共鑒鄙忱人人知今日爲危急存亡之秋則必有不待驅策而自知奮勉者矣抑僕更有進者我國今日國勢阽危强鄰環伺亡國之禍迫於眉睫固不僅我少數醫藥界人之危險而已我醫藥界諸君子同爲國民之一分子同有救國之義務然所謂救國者固不必人人爲子文之毀家卜式之輸財而後得爲盡職也苟人人能於職務上有所盡力則其影響於國家者實非淺鮮我醫藥界諸君子盍亦知所奮興乎

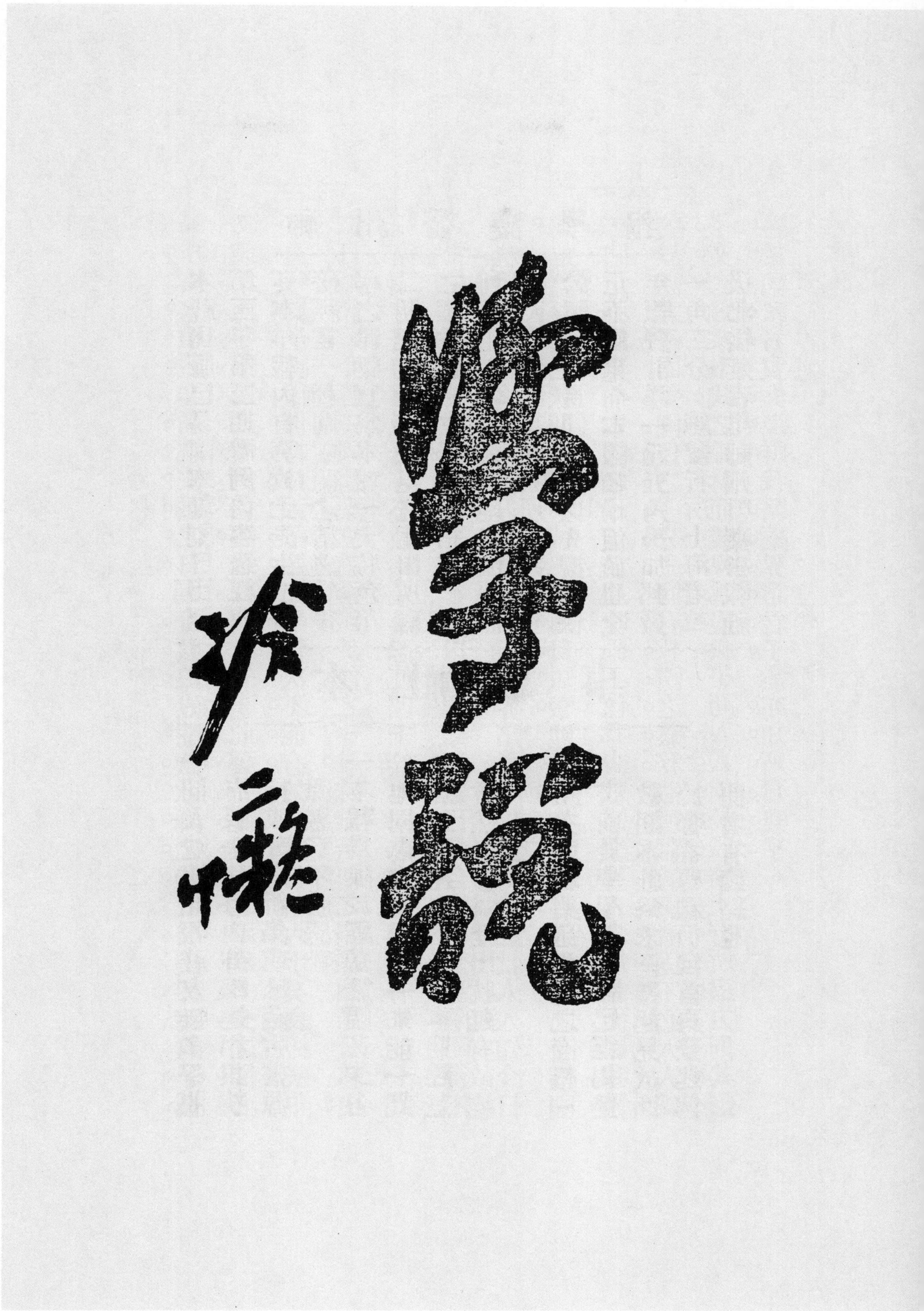

神州醫藥學報

本社出版已易兩寒暑刻已出至第三年第二期體例內容迭經改良本年報內有莫枚士先生遺著研經言一種闡靈蘭之精義爲後學之津梁實爲本報一大特色第二期起更承何廉臣先生出所藏之葉香巖先生著藥學指南一書刊入此書名山久藏絕未流傳而葉氏學識夙爲世人所崇拜今得公諸於世吾同道定以先覩爲快正不僅足令本報頓增價值也全年報費計洋一元五角另加郵費一角二分　總發行所上海老垃圾北橋延吉里神州醫藥書報社

本社啟事

一同人勉續此報社友無多學問有限全仗海內外鴻達相與扶持或著作新集或珍藏古書源源惠寄不勝感禱

一本報爲限於經費篇幅甚少各地同志惠寄鴻篇有未能一期盡登及遲到不能於本期趕登者然必續爲登出躭延有故尚祈諒之

一此次所載藥品規定之商榷一書前於藥學衞生報已經揭登數期本社爲求全璧起見故商於著者曹君仍自首頁登起俾閱者有頭緒也

曹氏醫葯學叢書之四

規定藥品之商榷卷上

四明　曹炳章赤電氏輯著

緒論

華藥之品。自神農本草經。迄明李時珍綱目。其數已有一千八百九十二種。明至前清。新發明之藥。日增一日。而爲當時諸前哲所實驗者。載在諸家本草。迄有不可勝數。更有藥已信用。而本草諸書未經收入者。亦實繁有徒。其他單方草藥。草醫用以治病。立致大害者固多。輒有奇效者。亦不鮮。但近今藥肆所備。不及千種。皆由李東璧先生後。能如斯博極羣書。集其大成者。實乏其人。卽間有數家。如前明繆仲醇之本草經疏。盧之由之本草乘雅半偈。劉潛江之本草述。倪純宇之本草彙言。前清張路玉之本經逢原。張隱菴之崇原。葉天士之經解。陳修園之經讀。徐洄溪之百種錄。皆稱本草善本。然皆啓發神農本經及名醫別錄者居多。而綱目以外之日增新藥。殊鮮專書。卽近世最通行者。如吳遵程之本草從新。所增新藥。僅十餘種。最抉擇者。

規定藥品之商榷 二

如沈芊綠之要藥分劑所補新藥不及十種惟錢塘趙恕軒著本草綱目拾遺增新舊藥品七百十七種可爲繼東璧之後勁者矣厥後能繼李趙二公者闃焉無聞我國藥學智識之退化已見一斑較之歐美各國新藥學之新論說新發明層見疊出日增月盛藥學之進步若麒驥千里之速者相形見絀安能諱莫如深而以自尊自大之空談足以抵制耶近聞東西藥學大家曰華醫雖然腐敗而華藥確有良材惜華政府不爲之提倡各社會亦不以之注重耳炳章初聞其語深味其言不禁悲憤塡胸扼腕咨嗟竊歎抵觸不可謂不厲激刺不可謂不深豈可坐觀成敗置若罔聞一任利源之日受剝削也哉希望財力充裕學識兼優者發起全國藥學研究會團結羣力消除私見寬籌經費廣招人材先於通商大埠創辦中華製藥大公司中藥學校中藥旬報首將華藥產地脩製性質效用按藥規定爲前提若者勝於西藥若者精於西藥若者功用雖同而中藥有利無弊西藥利少弊多一一從學術競爭十年二十年間不但我國同胞無不信用其必有足供西人之採取而爲輸出之大宗

者。抑見如斯深期富於經濟學識者亟亟焉提倡之。

以上所述。從根本之規定範圍大舉辦。亦難非五六年必不能見效果。但中醫信用之存亡。總以藥品之良窳爲衡。故整頓藥品。實爲醫事衛生之必要。誠以至寶貴之民命。一經有病。無不賴醫藥以挽救。若醫則處方不誤。藥則以僞亂眞。必致僨事。（諺有云。朽藥誤良方。即此謂也）從此醫生之名譽。病家之生命。均被其害。能無悲痛乎。嘗考東西各國。醫與藥並重。特設藥學校。授以專門。（上年我民國教育部部令第廿六號。藥學校規程。亦已頒行）非試驗及格。不得授藥學士。非藥學士。不得任藥劑師。非藥劑師。不得調製藥品。擅自販買。其補助醫師之美意。深且遠矣。返觀吾國。雖有泡製煆研炙炒煎熬諸法。而每多以訛傳訛。累世相傳。一無甄別。故同一藥也。彼擷其精華。我取其糟粕。同一藥界也。彼著著爭先。我步步退後。以致西藥盛行。中藥滯消。處此千鈞一髮之際。若不改革舊慣。何能圖存。況考驗醫生。將要實行。取締藥物。亦難倖免。炳章學識雖淺。然素持人道主義。自受業以來。切實整頓舊藥遵古考正。新藥試驗置備。無論如何之激刺。如何之抵觸。抱定宗旨。一意進行。不獨爲一身之營業計。抑且爲同胞之生命計也。茲就管見所及。將應當規定藥品、分爲六類。按期先行登報。雖然個人之見聞。豈能盡發其隱滅絕其弊。且葯材產非一處。卽親至產處採辦。亦只知一方之物產。不能徧識天下之藥物。願與精通醫理深明藥性 諸君。一商榷之。並請 時賜教言以匡不逮。

茲將規定藥品六類。分列如左。

(一)、規定亂眞之假託。

(二)、規定仿造之僞品。

(三)、規定不精之泡製。

(四)、規定不良之貯藏。

(五)、規定埋沒之良材。

(六)、規定删除之次貨。

通俗內科學

小金山房叢書

張掞滋若霞編輯

傷寒·一（腸窒扶斯）

（原因）爲腸窒扶斯桿菌。其傳染由於飲食物、飲料、水、糞便、空氣等。

（症候）本病之潛伏期約十四日至二十一日。初發全身倦怠。飲食減少。頭痛、耳鳴。睡眠不安之前驅症。繼而惡寒發熱。舌起白苔。便閉或下痢。甚至大渴引飲。舌唇乾裂、狂言舞跳、神識朦朧。脈搏在八十以上。或及至一百三十。熱度有一定之規定。約每日上升半度。至一週之終。其熱遂達四十或四十一度。稽留一週或二週日。而後熱度漸降。身體漸快。食欲增進。遂復於健康之域矣。此外尚有變形者三種。（一）輕症窒扶斯（俗名小傷寒）、其經過之期間極短。八日至十四日治。（二）不全窒扶斯。其發熱速而退熱亦速。（三）逍遙窒扶斯。發熱極微。起居如常。患者全不介意。然於第二三週間。或有便血、而見危險症狀。

（豫後、）脈搏一百二十以上。或脈力軟弱。或脉不整。或四十一度之高熱。稽留不退。或發重篤之合併症。爲不良。在老人、小兒、產婦亦危險。

（治法、）宜安臥靜養。病房宜流通空氣。不使有劇烈之光綫射入。食餌當用液體營養物。卽牛乳、豆乳、肉羹汁、生卵。可飲黃酒。或葡萄酒。（輕症用少量重症用多量、）初期宜用輕粉瀉劑。退熱劑不可妄用。須至二週之終。體溫四十度以上。稽留未退者用之。若熱甚高可用冷水纏絡法。退熱後。一二週日內。不得食硬固之食物。更當注意。清潔。病房。常換。皮蓐。消毒。衣服。及糞便。等。

（藥方）

粉霜　一兩　輕粉　五錢　白麪　六錢

右水和蒸熟。分爲一百二十丸。每服一丸至二丸。（此方根據於宜明方）

麻黃　十斤去節　杏仁　四升去皮　大黃　二十八兩　（傷寒雪煎）

右以雪水煎成乾燥膠質。作丸如彈子大。每以沸湯化服一丸。日服二丸。（千金

方）

以冰一塊。置於膻中良。

右宜於第三週之後熱度未降神志昏迷者（時珍。）

以冷水浸布貼胸前。

右施用時間同前（活人書）

麻黃　一錢二分　桂枝　八分　杏仁　一錢二分（麻黃湯）

右以水兩盞。煑取六分服。宜於喘而無汗。頭痛、發熱、惡寒者。（仲景）

桂枝　芍藥　生姜　各七分半　甘草　五分（桂枝湯）

右以水一盞四分。煎取六分。服宜於上衝頭痛、發熱、汗出惡風者。（仲景）

厚朴　枳實　各一錢二分　梔子　七分（梔子厚朴湯）

右三味以水一盞四分。煮取六分。服宜於胸腹煩滿者。（仲景）

黃連　四分　半夏　一錢二分　括蔞實　八分（小陷胸湯）

右以水一盞八分煑取六分服。宜於結胸。(仲景)

蕙草(陵零香) 當歸 各五分 黃連 一錢(蕙草湯)

右以水一盞煑五分服。日三服。宜於下利。(范汪方)

(特方)

輕粉 一分三釐

右作一次服。本病之初期服之能下泄。熱候之下降亦速。

明礬 八分 白糖 四錢

右爲十包。每時服一包。宜於下痢及腸出血。

麝香 一分三釐 樟腦 一分三厘 白糖 二錢五分

右分六包。每二時服一包。宜於虛脫。

爛喉痧 (實扶的里亞)

(原因)爲實扶的里亞桿菌傳染而發。二至七歲之小兒易罹此症。

（症候、）本症之局所病狀。咽喉左右核及粘膜。腫脹焮赤而痛。生白色或微黃色之義膜。顎下腫脹。壓之則痛。其全身病狀。身體違和。頭痛。體溫高至三十九度以上。嚥下困難。病愈進則呼吸之困難愈甚。而將窒息。併發咳嗽、骨節疼痛、耳炎。諸症亦有皮膚發薔薇疹或紅斑者。

（經過）一二週日。（豫後）不定。

（治法）宜隔離患者。清潔病房。流通空氣。含冰塊。用冷罨法。以電氣燒灼患部。或以拑拑定棉花。拭去義膜。又含嗽淡鹽湯。與石灰水。可吸入熱蒸氣。如現衰弱之狀。宜與以黃酒。或赤葡萄酒等之興奮劑。高熱、則宜用解熱劑。

近時發明之血清療法。最爲有效。若施行過遲。亦無益也。其他若義膜固着氣管。可送入金屬管於氣管之法。

（藥方）

鮮生地 四錢 鮮石斛 二錢 鮮柳根白皮 四錢 苦甘草 一錢 薄荷

葉一錢五分　地骨皮　三錢　元參　二錢　丹皮　二錢

右水二盞煑取一盞服宜於發熱(退熱劑)

瀉葉　二錢　大黃　一錢五分　芒硝　二錢

右水一盞五分煑取六分服宜於大便秘結者。

冰片　三分　硼砂　一錢　膽礬　五分　兒茶　一錢五分

右研末吹入。

(特方)

樟腦酒

右十五分時塗布一次。

膽礬　一錢三分　白糖　一錢一分　澱粉　一錢一分

右分五包每十分時一包取吐。

石灰粉　一分　清水　八十分

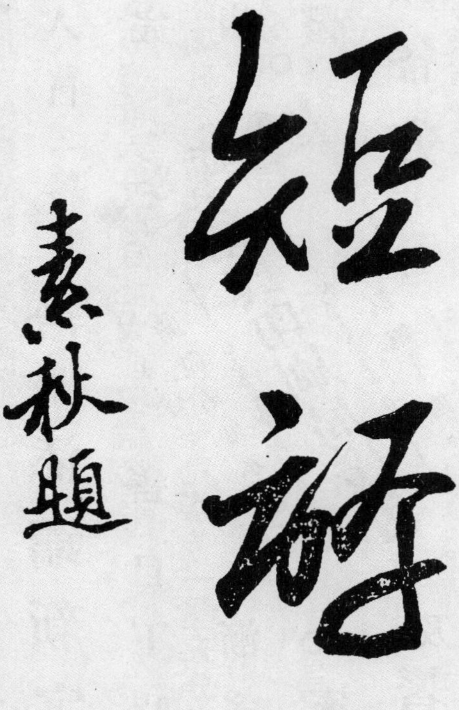
素秋題

注意

紹興印刷局廣告

開設紹城小校場

電話第十四號

本局自開設以來凡印刷之精良早已膾炙人口今特添鑄新字以期格外完善目下時屆夏令疾病漸多如有高明醫家欲以經驗各方及著述出而濟世者本局當顧全公益取價逾格從廉以副盛意特此佈白

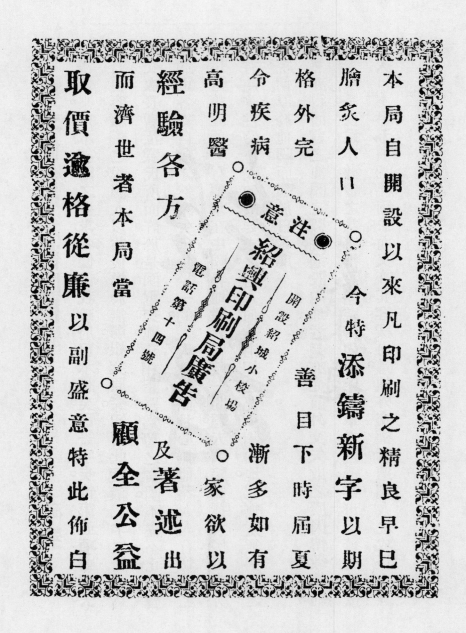

要求條件中之醫院問題

激聲

警報傳來。日本提出之要求各條件。我政府已承認矣。已簽字矣。惟第五項雖删去。仍有再容緩議之說。國人以貽後患於無窮。根究原委。知留此緩議二字之餘毒。爲外交次長曹汝霖氏所面許。於是函電交馳。羣相詬詈。爲曹之賣國。不盡不止。而曹雖通電各省自辯之。然衆矢已集於一的。人人欲得而甘心。無他。蓋人人有切膚之痛也。查第五項中。有要求在中國各地設立醫院一問題。夫醫院爲拯人疾苦之所。含有慈善性質。日人何故要求之。吾人何故拒却之。況中國內地。已無處無外國之醫院。何厚於他國。而薄於日本耶。

雖然。亦得而言之。他國之醫院。遍設內地者。是亦從前外交失敗之原因。傳教條約。漫無限制。彼遂本教會之慈善。得設醫院於內地。鑒前車之既覆。益可以警來軫。故此次日本第五項既經删去。而又許其容緩再議。執外交權者。遭國人之攻訐也宜矣。

要求條件中之醫院問題 二

回憶、我國未立學校之時。教會學堂。亦無處不設。民間且樂遣子弟入堂肄業。後知教育權。關於一國人民之造就。政府知之而上行。縉紳知之而下放。不數年吾國自設之學校如林。他國學堂。不期然而見消滅。今醫院之表面雖具拯人疾苦之事。要知醫治權。關係一國人民之生命。不亦較教育權之關於造就。爲更重且大者哉。四月間新聞紙載某國醫院。治我國一學生。入院時。診斷無甚重症。三日後。知此學生卽精於駕駛飛艇之某某。遂改投藥物。病卽轉劇。學生知不妥。趕移於他國醫院求治。醫生診之曰。爾有梅毒。然學生自知素不作狹邪游。同儕又証明其無傳染梅毒之徑。醫生遂斷爲中梅毒菌之食物。後竟不起。噫、慘矣。故吾人不知利害。愿爲人奴而受人宰割也則已。否則亦當卽起直追、上行下效。速植醫材。到處自建醫院。不數年。亦如前設學校。然而他國已設立醫院。行見自然消滅。而日本之未設而要求者。雖有從緩再議之行。吾料其亦不再見提出也。

嗚呼。今觀吾醫藥界。對此問題。冷靜如無感觸。而有力者。又不作根本上之建議。徒恃少數人之意氣詬詈當局。何爲哉。

取締歟取消歟

激聲

讀江西分會之報告警廳頒發取締醫生章程三十二條。有考試資格須博學鴻儒、並講求醫理至五年者。與此資格再須在內地行醫二年者。考試條中有中醫學理、西醫學理、兼爲問題者。考試得業後有警署巡官人員。不拘時間可至該醫診所檢查者。檢查之條有遇病人謂所治不當及病或不治者。須將其藥方送廳查核。及有病家招請不應者。皆處之有罰。其罰則中既特列(一)拘留罰金、(二)勒令歇業、(三)拘送法庭、(四)驅逐出境之四項。又於下再分照新刑律三百〇八條處罰、及照違警律三十九條處罰、照律罰辦照律懲辦、均按照現行違警律第三十八條違背官廳一切衛生章程律處罰等條。治元憝大盜不是過也。

查近來栽贓誣陷之事甚多。然亦必須自備違禁物。故此種案情每出於偵探手。蓋平常人尙有自己先冒危險之不便也。今則不然。但得病家之一言。警員卽可施其手段也。警員不必盡如不肖之偵探。然病家之誤會。有不滿意於醫生之事。無時不有。業醫者、將無時不可受人之誣陷也。

且也、常見京津警員之檢查妓寮。必待午夜後方入其室。有恐擾其游客。礙其營業。擬於取締之中。寓保護之意。今則無時不可檢查之。不知業醫者。較彼賣淫婦爲何如耶。業醫者思之。立此章程者。亦請易地以思之。天下豈有號稱博學鴻儒而又通中西醫學之人。甘受此無法律原則之單行法耶。其他不及格者。更無論矣。然則業醫者、將絕跡。而此章程謂取締醫生也可。謂取消醫生也亦可。

古人以醫爲師。
故醫之道行。
今人以醫爲奴。
故醫之道衰。

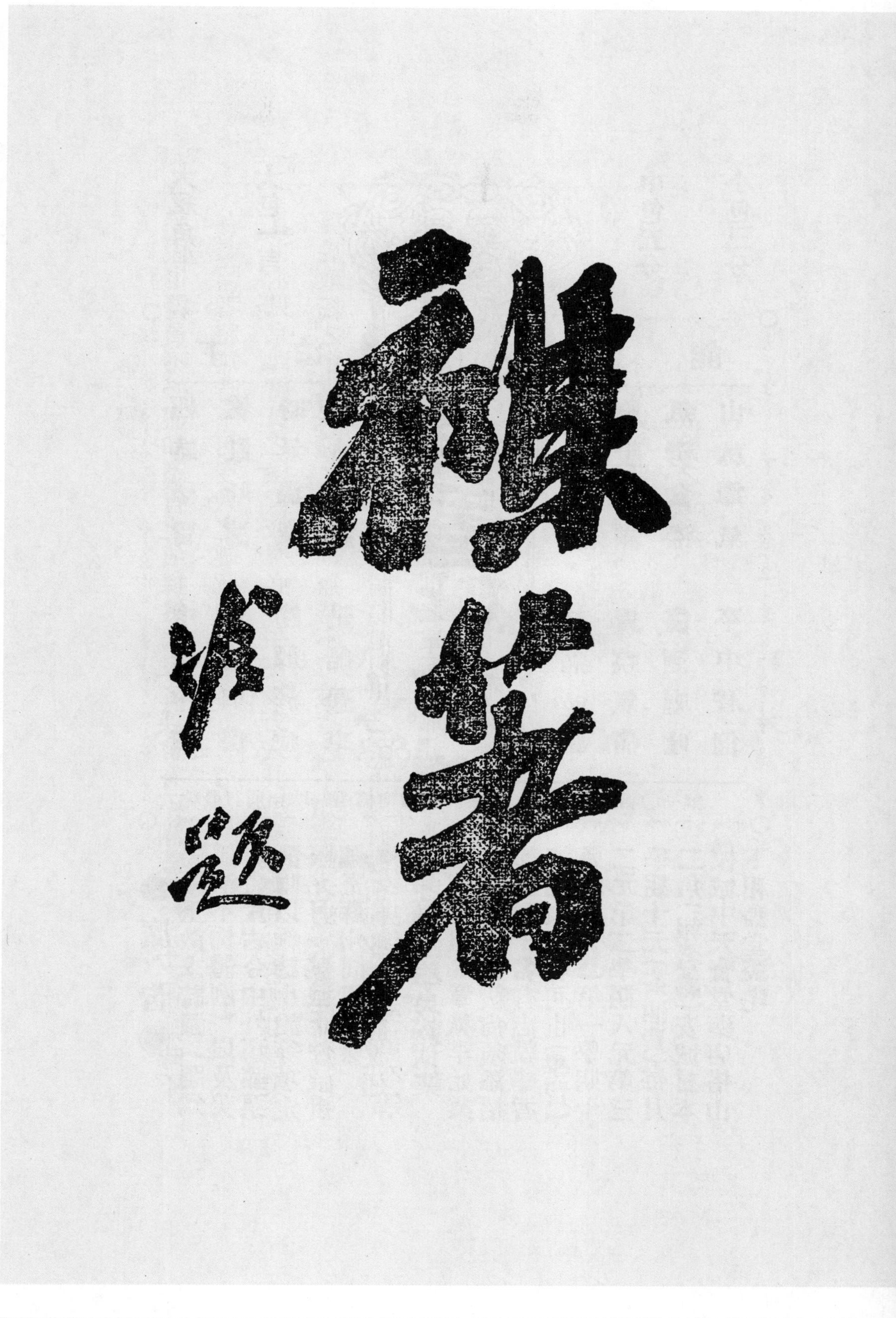

●廣告●

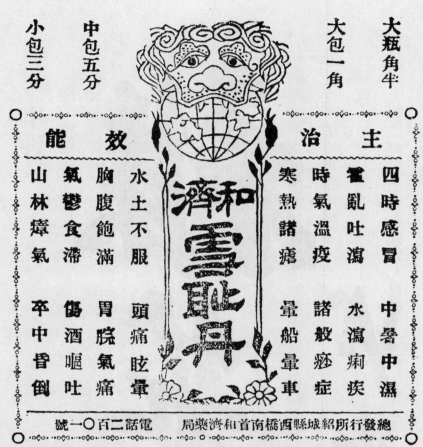

楊佩玉徵求詩鐘（題爲孤清不拘體例）以及美麗畫片古今中外舊郵票酬贈以雜誌小說等項定限九月一號截止件須掛號寄蘇州同里北埭

●安墟鄉立務義初等高等小學校招生

本校遵照部章秋季始業初等高等各級尚須添招學生四十名有志就學者請先來報名可也（學費）免收（膳費）第一學期十二元第二學期八元第三學期十元（茶油費）每月二角（報名處）安城村本校城中天寶堂藥店搭山下和暢堂裘宅

調查事件

徵求醫俗

語云入國問俗。又云俗不可醫。由前之說。吾人既言夫醫。不可不問醫之俗。由後之說。吾人爲醫而醫病尙易。醫俗卽難。故不才有徵求醫俗之舉。倂將吾越之醫俗。詳列之。俾贊成者、例此採寄本報。隨時登載。或亦改良醫藥事業、及編集醫史者之一助云爾。

裘吉生識

紹興之醫俗

一家醫、吾越凡主持家政者。有「既能做裁縫、又要做郎中」之諺。故一家中偶有疾病。無不先自醫之。醫之之法。如收土、收魂、截瘧、鎭驚、賣傷風、甓不睬、拔鐵箭風禳夜叫郎等事。略述於下。

甲收土、家有病者。不論何症。家主用碗一只。滿貯以米。并一鐵釘。以布包碗面。而倒持碗底之餘布。向病人自頭至脚。縣空移之。口念咒曰。「東方扎一綱西

調查事件 二

方高十級、南方霹靂火。北方停課稅。中讓「娘同音」菩提土。土公、土婆。土子、土孫有土。收土無土收。五方惡氣。天無地。地無底。陰陽無忌。百無禁忌。」於是碗中之米。因移蕩震動而鬆者。成實。較貯入時自然缺少。遂信為被土氣收去。大告成效。今微論其效、否。但他口口相傳之咒中字音。尚有人令可噴飯者。如「東方札一綱」一大約是東方甲乙木之誤。「西方高十級」為西方庚辛金。「南方霹靂火」一為南方丙丁火。「北方停課稅。」為北方壬癸水。「中讓菩提土。」為中央戊己土等音之誤明矣。又臆想其「天無地。地無底。」亦必是天無忌地無忌。所轉誤。

乙收魂、 凡病人忽有囈語。必云失魂。遂用雨傘及掃地用之笤箒各一把。燈籠一管。病者之衣帽各一件。前後以二人行之。先倒土地廟中。叩求釋放回。途中前行者、持燈點燭。口中喃喃呼着病者之名。曰「某某回去。某某回去。」後行者衣帽裝於笤箒上。成一人形。一手抱之。一手遮傘。口中亦喃喃相應曰「我回來者。我回來者。」是種怪象。吾越有每日限診五十人。不稍假借。收費至每號一元、之名。醫於去歲診某資本家病時。尚有教病家從速收魂之醫法。吾於醫界之程度。見一班焉。

丙截瘧、寒熱作時。稱有瘧鬼。乘病未作之際。强其出外入廟。以拜神像。幷偷人家門上所貼天師像。而佩於病者身中。又抱病孩至演劇台中。戴着戲帽。朝神求拜、又用鎖一具。置於病人牀頭。令病者於次晨暗中將鎖鎖之。種種方法。對於病患。皆風馬牛之不相及。然奉行者。視若龍宮方。

丁鎮驚、凡孩子跌仆。防其驚慌。爲父母者。不事正當之醫治。而於跌仆之地。取其泥沙。塗於孩子鼻端。又以手提孩耳曰「狗勿出驚。貓勿出驚。寶寶勿出驚。有頭驚收頭驚。有脚驚收脚驚」以是種法而遺誤孩子。眞正成驚者不少焉。彼父母猶以巳之所咒。或有不誠之故也。

戊賣傷風、自己傷風。而寫「傷風出賣」四字。包錢一文。遺於街中。以爲愈病之法。而已所勿欲者。詐施於人。事固迷信。心亦不仁。以此治病。病焉可愈。

己、魘不寐 遇孩子常有夜中不寐。其母以一菓一餅。祭於牀前。謂之祭床公床婆。倂亦有咒曰。「床公牀婆日裡困。（困覺睡也）。寶寶夜裡困。」

庚、拔鬣箭風 偶或挫閃。即目爲鬣箭風。家主婦能用咒拔去。隨咒隨用手撮患處。咒曰。「頭戴方巾帽。身穿紫羅袍。手執金剛劍。拔出鬼神刀。神箭射來神箭收。鬼箭射來鬼箭收。金銀白米收箭頭。」然往往因此輕症。延成重症。

辛、禳夜叫郎 家有孩提。夜多啼叫。不診察其病因。而但用黃紙大書「天王王。地王王。我家有個夜叫郎。過路君子讀一遍。一夜困到大天光。」等字。貼於通衢壁上。聞從前有針入孩股。因之夜叫不休者。其母持有此法。毫不查視。後至傷處臭腐。而始覺。然已晚矣。

二、神醫 中國迷信多神。各處頗同。惟吾紹爲更甚。凡病時不求醫治。而以神話設法。如士林中之信神方、婦女家之信籤方、又若招鬼眼、請悟婆、看日甲、送夜頭、身

詼諧文

短篇小說 國賊條例之本草……成 （切一）

滿天酷暑。遍地災黎。疫癘流行。死亡枕藉。陽歷六月七號。醫生數輩。相聚而言曰。今日到者甚少。吾儕必當議決治此惡病之治法。方不負醫生之天職。

諸公、諸公、今日開醫會麼？

在座者、皆見一客喘汗奔來。將及門。即連聲相問。眾未答。客又繼續曰。

諸公、今日開會。我有極關緊要於醫學一事。走相告。諸公願聞之乎？

眾曰諾。但請速言。其人遂連篇累牘。滔滔而流矣。

我今日在越鐸報館門前。見多人對所懸之報而發議論。我即趨近。但見人人目光。射集於「國賊條例之本草……成」之京電標題。對此標題。這個曰、什麼國賊。那個曰、什麼條例。又一人忿然曰。你們未曾看見。他報上載此條例中。尚有「辛夷酒焠」及「杞子去皮」等方法。旁又一人議曰、用此霸道。太不顧人民元氣。我聽到此。我已

詼諧文　二

忍不住了。我因要來此。問問閉會否。急待報告。故亦不管他們了。我一路上忖着。社會眞眞太無醫藥知識。近來新理愈明。還就是霍亂有亞細亞名一樣的。用病所發生之地名以名病。今流行之病。惟我國所發生。本可稱國病。猶本國之貨稱國貨。本國之文稱國文。他們爲什麼不明白。至於病之稱賊。略讀歧黃書者。自能知之。案問上古天眞篇曰。上古聖人之敎下也。謂之虛邪賊風。避之有時。賊之是病明矣。至溫病有條辨•溫熱有條辨。傷寒有例治。雜證有例治。古書頗多。今國賊有條例。獨見怪者。何也。蓋病之最大者。無不以分條分例。言之。俾易於研究。重大之病。必用峻猛之藥。所謂毒藥攻病。經曰、有故無殞。是也。辛夷爲去風要藥。今治賊風。「辛夷」「酒焠」佐以「杞子去皮」。有何覇道。何傷元氣。此立法者不知經多少試驗。而後能成此專書。且也中國葯物之繁。方劑之雜。防學者取捨爲難。故以當用於國賊條例之藥爲限。而另立一本草。如徐洄溪之百種。顧松園之必用。一則取百種常用之要藥以外而不錄。一則取必用之藥爲限而存之。要皆提要鈎元之法也。

（未完）

醫藥界近聞

△投資本社諸君題名

胡瀛嶠君　五十元
裘吉生君　五十元
曹炳章君　十元
何廉臣君　十元
錢少堂君　十元
高愼生君　五元
陳歷耕君　五元
孫康侯君　五元

本期付印後投到者下期補錄　本社啓

◁夏令要藥▷

本館自開辦以來素所經售各學校應用書籍儀器等早巳名馳遐邇其餘所售種種品物無不應時適令而採辦之時值夏令本館特運到一種防疫藥水其功效能逐疫殺菌且念公共衛生起見廉價出售定每小瓶洋一角五分餘如若製寶丹中華千金丹正氣丹人丹良丹靈丹心臭藥粉脚痔藥水萬應痧氣藥水等種種國產靈藥均廉價發售如蒙賜顧無不歡迎

紹興教育館謹告

路鑛學堂之解散

據在肄業唐山路鑛學堂之學生歸里述及此次因堂中發生一種疫病而醫生治之無效致教員學生全體解散各歸故里歸時特開專車以免傳染他客并述症之初起不過發熱一日後卽見疵疹醫生爲美國人以防傳染於巳不肯到堂故學生二百餘人不數日間而死亡者二十餘人送回家鄉者且不知

官廳注意衞生

天時驟熱疫氣漸生本縣金知事因查得看守所屋只數間押犯積聚致患疫死者相繼故竭力設法疏通將案情稍輕者取保釋放縣醫薛醫佐以城中沿街糞缸實礙公共衞生日前發出告示多張令民間通衢糞缸均須用箬蓋遮之

衞生處預防疫患

上海報載法工部局衞生處以天氣漸熱租界各里中房屋每有一幢之內同居二三戶者人數衆多難免汚穢故特派人至各居民家調查如有墻壁損壞者卽代爲

修理並用避疫藥水在房屋中澆灑又以新闢租界小濱陰溝蚊蠅發生之處最易釀成疫癘故亦派遣工人將避疫藥水澆入水中以殺蚊蠅而弭疫患云

家藏珍品愿濟人

紹興徐以懲君有馬寶一枚重約二十餘兩家藏已久患神經病（如癇癲怔忡眩暈中風癱瘓痲痺不仁半身不遂等症）得些少服之其病若失眞希世之珍品聞徐君擬付紹興紅十字會分會發售並以一半之價作慈善助欵

贛警廳取締醫生之章程

第一章總則　第一條　凡省城內外各項醫生於本章程各條均須切實遵守有不遵行者輕則拘留罰金重則勒令歇業受前條之處分後而仍不知改或揆其情節較重時本廳得依照訴訟法則拘送法庭按律懲辦本廳對於醫生行爲如確認爲妨礙公共衛生時得令驅逐出境之飭令　第二條　欲營醫業須携帶文憑證書或造具節略請願於該管警察署由該署查其素行加具考語備文詳廳聽候示

期考試　前條之考試依本章程第四第五兩條辦理之　第三條　醫生因事休業或遷居時應述明原委稟由該管察署詳廳備案　第二章考試許可　第四條　應考醫生之資格如左　一從醫師習業至五年以上者　二博學鴻儒講求醫理至五年以上者　第五條　具前條資格尚須在內地行醫生至二年者方准本廳考試　第六條　凡現充各機關醫官及在本國及他國肄業醫學三年以上領有畢業文憑證書呈驗審查合格者均免考試　第七條　考試之程序如左　一審查資格　二口頭問詢　三中醫學理　四西醫學理　五假設病症問諸治法　第八條　考試終結定爲上中下三等揭示通知每屆二年復考一次以杜冒名頂替之弊　第九條　應前條之考試合格由本廳發給暫許業醫憑單經實驗後再換給正式許可證書　前條實驗期間以六個月爲限惟曾業醫多年社會著有信用者得酌減日期或免予實驗　第十條　本廳發給各項證書後如查有劣跡或實無業醫之能力者應將原發之證書撤銷之　第三章檢查實驗　第十一條

檢查醫生責成本廳衛生科之科長科員醫員及各區署之署長署員巡官等執行之　第十二條　前項人員應不拘定時至各該診病處所檢察其診治上一切情形報廳查核　第十三條　各區署每日調查人民患病死亡應開明任醫何人治療有無效驗於調查報告表中詳細聲敘如係死亡者並將服用之藥方送廳查核　第十四條　醫生每屆月終應具診斷書於該管警署一次述明診治病人之姓名住址病類治法及有無效驗以憑査考　各該區署收到此項診斷書應查明虛實加具攷語備文送廳核存　第十五條　醫生治療病症應具診斷語於藥方之上（即脈案）並須加蓋名章　第十六條　醫生不遵本章程十三十四兩條規定至三次以上者立即勒令歇業追銷證書　第十七條　醫生每日診病如遇有症候異常有傳染之虞時立應即報告該警察署　各區署得有此項報告立即據情詳廳以便施行防豫消毒　第四章罰例　第十八條　本廳對於各項醫生之罰例如左　一拘留罰金　二勒令歇業　三拘送法庭　四驅逐出境　第十

九條　未經本廳許可以醫爲常業者立即拘送法庭按照新刑律第三百〇八條處罰　第二十條　業經本廳准許懸牌行術之醫生無故不應招請者按照現行違禁律第三十九條處罰　第二十一條　醫生誤認病種錯投藥劑或爲不當之手術而致人死傷者分別重輕照律罰辦　第二十二條　醫生爲一種公益營業對於病人除應得脈金外不准額外索斂如查有之分別重輕拘送法庭照律懲辦　第二十三條　除各專條明定罰例外如查有不遵本章程各條者均按照現行違禁律第三十八條違背官廳一切衛生章程律處罰　第五章獎例　第二十四條　本廳對於各項醫生之獎例如左　一由本廳衛生科傳諭嘉獎用函達之　二發給獎證以文書行之　三贈給銀質獎牌　四題贈木質牌額或薦充高等醫官　第二十五條　前之獎品用本廳名義行之　第二十六條　醫生許可後送其診斷書本廳實驗至六個月以上從無錯誤其間能醫愈病人至二百人以上者即行獎例第一款之獎與　第二十七條　醫生許可後遵章送具診斷書經本廳

實驗至一年以上從無錯誤其間能治愈病人至四百人以上確係學問優長品行端正者即行獎例第二欵之獎與　第二十八條　醫士學識高尚專心濟世一年能治愈疑難大症至五十人以上確係有功於社會者即行獎例第三欵之獎與第二十九條　醫生受本章程二四二五二六各條之獎與後業醫已滿三年確係醫界巨擘醫界中不可多得之人即行獎例第四款之獎與　第三十條　有能參酌中西獨出心裁著作醫書有益於世者除由本廳獎與外並詳請巡按使獎勵之第三十一條　本章程各醫院適用之　第三十二條　本章程公布日施行

國貨

街頭巷腦無不懸仁丹之牌無老無少無男無女無不購之其銷數之廣可知提倡國貨者苦無相等之品以代之而爲勸告購者替用城中和濟藥局發明一種雪耻丹價値較仁丹爲廉藥力較仁丹爲足其主治效能大致相同而奏功則速且不必如仁丹之多服此爲國貨提倡國貨者盍興起而推廣之

古籍選刊

周氏[illegible]

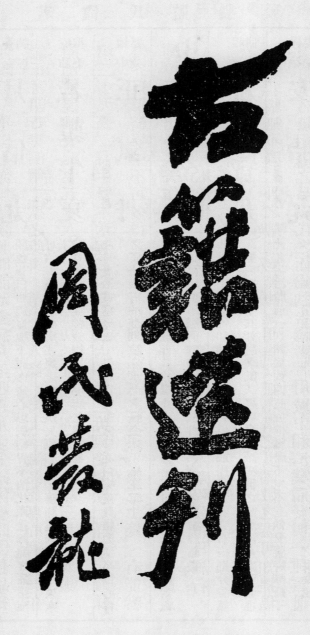

醫醫病書

淮陰吳鞠通先生著　越醫何廉臣校勘

緒論

昔者蔣湖主人。敘述是書之緣起云。自毀譽失實。人之品行學術。非確證不能明。余於醫理。見一班焉。丁丑冬。余下榻於京都毓君書齋。獲晤淮陰吳君鞠通。論甚豪。上下古今。瞭如指掌。發言與他醫不同。心竊異之。然亦未敢遽信。戊寅春。君以所刻溫病條辨。囑余重校。又見君所醫感症。皆奇效。其外沉痾怪症。得君應手而愈者。亦不鮮。乃大驚服。遂信醫學自有眞也。雖他醫忌且詬。識者自嘆服焉。戊子。余又至京。君已年逾七十。聰明強固。得於讀書之力爲多。君之爲人。心正口直。性剛氣傲。不如用藥之中正和平。因是毀譽不一。蓋明醫關造化。非如時醫乘命運。俗醫工便佞。有由然矣。余因身受時醫補陰之誤。釀成停飲痼疾。得君治愈。乃囑君著醫醫病書。辛卯歲書成。當與君溫病條辨及未刻之醫案並傳不朽。余師顧南雅先生。贈以楹聯云。具古今識藝斯進。空世俗見功乃神。蓋先生辛巳染燥症。得君而愈。亦以身受之故。

言之親切有味也君之醫學余何能窺其涯涘特敘其知交之始末如此前有徵以圖君述其醫學概要云友人吳子鞠通通儒也以穎悟之才而好古敏求其學醫之志近師承於天士而遠追踪乎仲景其臨証也雖遇危疾不避嫌怨其處方也一遵內經效法仲景其用藥也隨其證而輕重之而效如桴鼓其立書也莫不獨出心裁發前人所未發後學但能拾其餘緒卽可爲蒼生之福數十年後當必有深識其用心者夫由是觀之曩者之溫病條辨出而吳氏之醫名大盛今者醫醫病書出而吳氏之仁術益彰雖然著醫書難著醫醫病書尤難學問精實如吳氏溫病條辨一書尙遭同道之詆排始則見譏於章氏虛谷其說詳載於醫門棒喝繼則見詒於石氏芾南王氏孟英其說一載於醫原一載於經緯終則見斥於陸氏九芝其說詳辨於世補齋醫書然尙屬學識競爭各有見地使然道以高而招謗理以辨而益明謗者自謗明者自明故先生之書依然盛行詢諸書肆條辨一書已重印二十三板之多則是書之令人悅目亦當與條辨並行可預卜焉爰爲之略加校勘陸續登載於報

端。

例言

一瑭前作溫病條辨。祇言感證之大綱。貴簡而不欲繁。恐多則難記。以人之材質聰明者恒少。且有智慧者。多盡力於時文詩賦。以圖科名。學醫者絕少美材。不知古相士相張長沙。稱其思緻、周密、可以精醫。可見醫非美材不能學也。然瑭斷不能掌萬世學醫之選。而一片救世之苦心。不得已而聊著數種。一以簡略爲要。欲以少許勝人多許。玆作醫醫病書。亦僅舉其大綱。若夫條目萬端。散見各家。學者如能勤求古訓。可取而觀之。不必鄙人之鈔襲也。

一是書爲濟病者之苦。醫醫士之病而設。故未暢及醫道之精妙。祇取其切中時弊。抉其所必不可不明辨者而已。

一此書不及外感。以前有溫病條辨之刻。已詳言之。且此一以醫流俗之弊。一以補前刻之缺。因前刻未及內傷與雜症也。

一靈樞素問越人難經皆八十一條。八十一者。黃鍾之數。其音爲宮。君象也。言醫學之全。主仁。故取宮焉。黃鍾爲萬事之本也。此論取七十二條者。七十二之數。其音爲商。臣象也。臣下執法。攻擊亂政。蓋主於義。故取商焉。又商者傷也。傷生民。死於俗醫。之不明道而作也。

一近人有四大明醫之論。謂張仲景、李東垣、朱丹溪、劉河間也。夫李氏朱氏劉氏雖各有所長。豈能望張仲景之肩背哉。天資、學問、人品。相去不可以道里計。深於學者自知之。烏能與俗士辨。本論悉遵神農本經、內經、難經、玉函經、臨證指南。以及一生體驗爲準。其他諸家之書。可參攷而不可恃者也。近時則方有執、馬元台、吳鶴皐、沈目南、徐靈胎、張隱菴、諸前輩。其書皆可瀏覽。然皆有缺陷。惟葉天士識卓學宏。不可不讀其書。直隸則有林起龍、劉裕鐸、兩先生。學問深純。惜無傳書。但見其所批之傷寒論。耳瑭作是書。以補諸前哲之缺陷。

一是書無論先達後學。有能擇其弊竇。補其未備。瑭將感之如師資之恩。

本分會紀事

改組分會之先聲

先於去夏由醫學會據上海總會來函而議改組於陽歷五月七號前遍發傳單於全體會員曰

啓者昨接神州醫藥總會來函謂本會聯合各省代表晉京請願已蒙內務部批准在案保存中醫中藥已達目的實爲全國醫藥兩界之幸惟贊同者雖十有九省而分會尙未徧立難收統一之效函請在紹組織分會共同進行云云茲特訂於陽五月七號（陰歷四月十三日）下午二句鐘在諸善弄鈕宅本會事務所討論改組事宜又前本會副會長裘吉生君現已回紹亦請到會彼此得以一罄別情屆時務請　駕臨風雨無阻盼甚盼甚此請

某某君大鑒　醫學會啓

至日到者頗多全體贊成改組爲分會惟紹興改醫學會後藥界已不與會務今以醫藥會立名仍須連絡藥界併照章須向官廳禀報立案遂公推胡瀛嶠君與藥界

本分會紀事　二

接洽陳越喬君擬就稿並分會章程即散會詎意曇花一現一年間醫藥會之名詞匿跡銷聲而不再聞矣

第二次之召集

駒光如駛轉瞬一年而前次擔任連絡藥界之胡瀛嶠君本慈谿同鄉會之會長而吾紹藥業皆慈谿人得胡君之登高一呼萬山皆應故自第一次議決公推胡君與藥界接洽後不數日已得藥商中之巨擘者數家願代表而與會焉惟是大廈將傾而支持者一木致遷延復遷延十閱月間無一事之進行於是胡君以個人之名義發傳單於醫藥兩界曰

逕啓者去年五月七號同會　諸君共議改組神州醫藥分會以應時急而維團體瀛亦忝參末議一致贊成且責瀛咨照藥界瀛當於數日間與各藥商一一接洽得震元天寶上壽天芝等家簽印繳會在案詎意寒暑一更事尚冰擱是誰之咎歟瀛亦一分子未敢長此放棄爰定於三月九號（舊歷正月二十四日）下午

一點鐘借大路藥業會館集議進行手續屆時務請 駕臨勿誤 胡瀛嶠謹訂

於是醫藥兩界如昏睡中忽聞晨鍾故是日之召集到者不少焉最可敬佩者東關與樊江數員皆拋却要務自遠道而來又有高君德僧者距城亦三十餘里特於早一日蒞至以免遲誤可謂熱心矣是日竟通過艸章舉定職員而分會遂成立

對於江西警署頒發取締章程之通訊

六月十三號即陰歷五月朔日評議會常會除議決每月二十日開職員會外卽討論江西警廳頒發之章程雖已由江西分會據理請求修正而本分會聲應氣求不能不有所對付惟近日有無結果不得詳知致未便懸定方針遂決議先分頭通訊於上海總會及江西分會云函稿錄下

致總會函

神州醫藥總會公鑒敬啓者頃閱貴報第二期載有江西警察廳取締醫生章程三十二條不勝駭異本分會得此信息即邀及衆會員開會集議共籌維持之策

本分會紀事

僉謂各會業經聯絡一氣豈容稍存畛域況事見發生勢必蔓延各處後患正不堪設想自應協力同心爲善後之計總會爲各分會之樞軸對於此事想必早經提議宜如何設法匡救伏乞明晰指示該處分會已呈懇各大吏請求修正未識能否批准且此事何以發生總會前此來函何以並未提及此後外部無論何事凡有關醫藥兩界者均請一一開示以冀消息靈通（下略）

致江西分會函

江西貴分會諸君大鑑敬啓者近閱報載警察廳取締醫生各條眞堪駭異敝會得此信息曾經開會籌議同人等無不共深嗟嘆際此中西劇戰之時忽得此可驚可愕之事故不解創議者是何居心必欲使我中國四千年來天產民命盡於消滅而始快眞可痛也（中略）貴處已將意見書呈懇大吏請求修正未知能否批准深以爲念敝會因未曾詳悉底蘊亦未敢冒昧從事見信後務望將先後一切情形詳明示下或可共籌維持之法同舟遇風雖秦越亦共相挽救（下略）

報價

新報	全年	半年	零售
冊數	十二冊	六冊	一冊
報價	一元	五角五分	一角
郵費	一角二分	六分	一分

代派或一人獨定十份者八折五十份者七折百份者六折郵票抵洋九扣計算空函恕復

舊報	價目	郵費
一至十三期	五角	五分
十四至十七期	三角	三分
十八至四十四期	八角	八分

廣告價

	地位	價金
一期	一行	二角
	一面	二元
三期	八	折
六期	七	折
一年	六	折

代派處

寧波●徐友永君　東門外裘慶禾寓　餘姚●壽明齋　上海●神州醫藥總會　四馬路謝惠周君　嘉興●春和堂藥店　百官●壽明齋陳广耕君　杭州●李雲年君　太原王施醫局　四川●李國楨君　瀾滄●張若儂君　安昌●嚴繼春君　昌安●壽明齋　嚴紹岐君　馬山●高德僧君　本城●和濬藥局　震元堂　紹興教育館　墨潤堂　育新書局　明達書莊　裘氏醫寓　笑報社　徐社　越鐸報社　申昌派報處　鎮江●袁桂笙君

本報下期要目預告

論文●祝詞一……（越鐸報社）二……（孫端上亭公園）三……（孫秉彝）四……（王以鈞）五……（吳江楊佩玉）六……（袁焯）七……（陶銘）八……（裘慶煦）九……（安墟鄉立務義初高等小學校）十……（紹興教育會）余之醫學觀……（陳越樵）

學說●通俗內科學二……（張若霞）規定藥品之商榷二……（曹炳章）

雜著●伯華醫譚五則……（周小農）詠藥效香山體寄若霞……（樊星環）記庚戌年夏季二事：：（王以鈞）詼諧文：國賊條例之本草成（完）（刧）調查事件△紹興之醫俗二……（裘吉生）醫界新智囊一……（曹炳章）

醫藥界近聞●數則

專件●全國醫藥兩界代表呈政府請愿書

古籍選刊●醫醫病書二……（淮陰吳鞠通）

紀事●數則

（凡他處寄稿再於臨印時增入）

本會會員公鑒

一本會接上海總會來函云會員證書不日寄來故凡從前舊會員及今年新會員均祈開明現住地址函咨事務所以便即行塡給并祈隨寄證書費銀二角正

一本會擬將會員小史[illegible]登報端務祈在會諸君開示概略如有銅版小像寄印報中更佳俾千里如共一堂

一陰曆每月朔日為評議會常會二十日為職員會凡[illegible]藥兩界會員均祈按期到會在事務所）共相切磋實為至盼城中諸善[illegible]口

神洲醫藥會紹興分會事務所啟

民國四年八月一日出版　《丙辰年六月再版》

第四十六期

紹興醫藥學報

神州醫藥會紹興分會發行

本期之目錄

紹興醫藥學報社代售及印行書目

闞氏精選集驗良方	二册	四角
疫症集說	四册	八角
鼠疫抉微	一册	四角
傷寒表圖序附	一册	四角
傷寒論章節	一册	四角
傷寒方歌	一册	四角
叢桂草堂醫草	二册	三角
喉痧症治要略	一册	五分
雅片煙戒除法	二册	三角
痰症膏丸說明書	一册	一角
醫學會會員課藝	二册	四角
看護學問答初集	一册	一角
吳鞠通醫醫病書	一册	二角
理瀹駢文摘要	二册	四角
重訂醫醫病書	二册	五角
濕溫時疫治療法	一册	二角
存存齋醫話稿初二集	二册	三角
傷寒第一書	六册	六角
醫方簡義	四册	三角
王孟英四科簡效方	四册	八角
潛齋第一種	二册	二角
新醫宗必讀	一册	三角
重訂廣溫熱論	六册	八角
感証寶筏	八册	一元二
馬培之醫論	一册	二角
一至四十四期醫藥學報		一元六

紹興醫藥學報出版祝詞

越鐸報社

吾越醫學人才。爲各地冠。而醫學報亦與海內各大埠同時崛起。不可爲非吾越之榮。也但恒苦於財力不足。願力緣而減殺。因果相乘。卒至消滅而後已。茲豈得爲經紀其事者罪哉。頃者醫界諸子。鑒於今日醫學。闡新理。舊刻不容緩。乃踵前志。創月刊一種。深識夫醫與藥。又不可歧離。故幷藥學而入之。定名曰醫藥學報。羣策羣力。搏殺力而前。其爲吾越醫藥界大放曙光可卜也。出世有日矣。敢不攄詞以賀。

祝詞

孫端上亭公園仁濟醫局

巫咸鴻術。岐伯新知。託諸文字。衆生所資。金匱玉版。聲價同馳。懿歟諸子。社會良師。

醫藥學報出版祝詞

孫秉彝

十全九折。盡良醫一片婆心。爲阿誰。餘緒文章。難自掩。更輸學術與人知。

讀徧神農草木經。後天培補救生靈。洛陽紙貴何須問。更博人間喚福星。

醫藥學報祝詞

王以鈞

近見越郡諸君子醫藥學報之作。鉤深致遠。體大思精。法甚良。意甚盛也。僕雖駑弱。聞風之下。不覺起立。發刊在即。忘其固陋。遂濡筆而爲之詞。詞曰。

伊昔神農。開天明道。佑啓後人。爰留本草。軒岐繼之。厥風彌盛。至矣靈樞。卓哉素問。湯液之作。實維阿衡。後先輝映。越人難經。迨漢之初。倉公詔問。天未遺民。篤生至聖。仲師勃興。登峰超極。金匱傷寒。千秋準則。華氏中藏。洗肝濯腎。葛翁肘後。如驂之靳。絕類離羣。唐醫思邈。手定千金。勒碑示教。此後諸賢。著書充棟。景岳石頑。吾邑尤重。惜哉身後。遺文方出。羣言淆亂。莫能劃一。歐化東漸。民風丕變。於越多賢。乘時而見。二三君子。苦志經營。口講指畫。嗣此徽音。世道不明。引爲己累。奪我利權。憂心如醉。狂瀾欲挽。舍予其誰。投袂而起。恊力同規。爰倡醫報。月出新作。秘洩前賢。惠遺後學。觸類引伸。無分鉅細。集思廣益。贈言百里。稽之古昔。無此宏願。求之今日。又誰其伴。保守進化。雙管齊下。振聵發聾。鞀懸虞夏。昔在宣公。著書憂謗。薈萃名方。仁術是廣。

希文碩輔。願作良醫。活人無已。百世之師。茲報之興。二公之志。綱舉目張。心存利濟。我祝此報。如日之升。羲輪高駕。百室俱明。又祝此報。如川方至。朝發江漢。夕盈沼沚。更祝此報。如鳥斯飛。鵬摶萬里。自東徂西。終祝此報。如松伊茂。地久天長。永世弗朽。具茲四祝。用綴鄙文。詞慚善禱。義却有徵。孚尹旁達。蠻貊可行。謂予不信。請視前程。

敬祝　　吳江楊佩玉拜手

醫學昌明

貴報萬歲

祝詞

鎮江袁焯

紹興醫藥學報。前已出版數十期。風行海內。爲世宗仰。嗣因光復事起。國事蜩螗、暫行停版。頃鑒於國學沉淪。民多夭枉。復由何廉臣胡瀛嶠裘吉生諸先生。賡續刋行。一仍舊貫。冀以闡明實學。力挽狂瀾。裕國衛民。洵今日之要務矣。而何先生年高望重。著作繁富。在今日醫藥界中。可推先進之君子矣。焯於十年前。閱上海周雲樵氏之醫報。即已欽仰。嗣承先生不棄。時通音問。得見先生誘掖後進之盛心。近奉惠書。得悉醫藥學報賡續前例。復行刊布。無任歡迎、爰樂觀其成。而爲之祝曰。

吾華醫學。開創最先。農黃垂訓。絕後空前。漢唐諸子。勤劬考研。醫術進化。民命長延。歐風東漸。學分兩途。是非混淆。眞理日蕪。詖辭詭論。充耳塞塗。天產良藥。棄之若芻。及今不圖。國粹將晦。民命誰託。天產就廢。匪曰宜古。國學宜愛。精深醫法。西醫茫昧。我見實多。言之可慨。欲弭斯憾。須合羣力。尤賴報紙。互通聲息。紹興醫報。久馳遠域。今復既刊。醫林生色。懿歟盛哉。發達振惑。國學昌明。先民是則。

祝文

裘慶煦

子華子曰。醫者理也。理者意也。藥者瀹也。瀹者養也。意其疾之所在而養之。而後病得愈。否則反是。吾國自神農嘗百草。已有醫藥之學。乃迄今數千年。乃執五行之說。未嘗稍有進步。蓋亦從事於醫藥者。不能互相研究。致醫不能意其所意。藥不能養其所養耳。今越之醫藥學會諸君。有鑑於斯。聯絡醫藥二界。續刊月報。以資研究。吾於醫藥之學。為門外漢。吾知是報出版。醫藥之學。從此進步。壽吾越人。必無有極。不禁於醫藥學報再生之日。為吾紹興額手以祝。

祝詞

安墟鄉立務義初高等小學校

人生在世。固不能有生而無死。有壽而無夭者也。然苟能衛生得宜。醫藥適當。未始不可以起死而回生。化夭而為壽。間嘗見夫雄雄糾糾者流。一朝不幸。暴疾身亡。豈其命固如是歟。要亦衛生不慎。醫治之不得其法。藥餌之不得其當。有以致之耳。吾越醫藥學會諸君。洞鑒於斯。所以有醫藥學報之組織也。茲報之出。其內容必能盡善盡美。而材料之豐富。體例之完備。當較昔年所出之醫學報。更駕而上之。人苟能手置一編。則耄耋可期。大衍可卜。爰為之詞以祝曰。

巍巍禹域。　探珍出奇。　蚩蚩者氓。　病夫是譏。　哀我羣生。　耄耋難期。
匪謬於藥。　即誤於醫。　因此夭殂。　不知凡幾。　今有達者。　研究醫藥。
編刊月報。　製造扁鵲。　從此越國。　民無夭札。　願祝斯報。　萬年不絕。

祝壽

越國慈航

陶銘祝

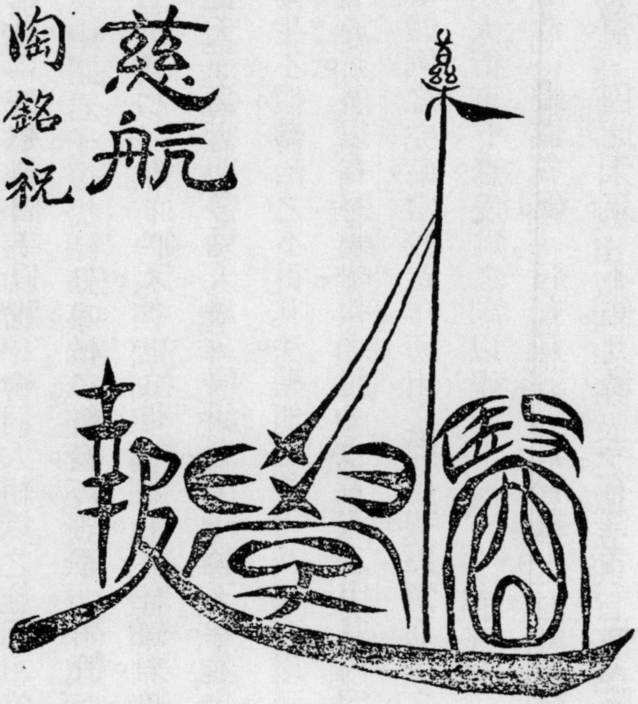

祝詞

紹興縣教育會

越於光復前兩年。曾發行一種醫藥學報。由醫學會同人組織之。旋因事停止。深爲惋惜。自頃以來。醫藥會中諸君子。復提議兹事。慘淡經營。不遺餘力。今出版有日矣。夫醫非小道也。中醫自岐黃以來。代有傳人。西醫則黴菌細胞。造詣彌精。雖云殊途。蓋實同歸。綜貫中西。播諸兹報。醫藥之進步。衛生之秘鑰。於是乎在。欽佩之餘。爰致祝云。

二十世紀兮醫之世。越州之醫兮迺鼓枻。一日千里兮馳玉軑。永永無彊兮發揚而蹈厲。

祝詞

孫子松

余爲教育界中人。素不知醫理。知於藥性。更屬惘如。惟知醫藥之能生死人。實不啻教育之能生死人也。嘗草教育會月刊出版詞。連類及之。微表其旨。吾紹自創立醫藥聯合會。舉胡瀛嶠君爲會長。救人之術。乃逐漸研究。精益求精。胡君余之父執也。

雖以醫名於時。而對於社會種種公益。尤著熱心。前曾以教育事與商。即忻然爲余助。今聞該會有醫藥學報之舉。復推君爲理事。自漸未諳醫藥。不能稍盡蟻力。而心竊敬之重之。爰作詩二章。以祝此報之發達。其詞曰

良相良醫妙語傳。本由人事不由天。折肱救世勳如佛。切脉隨機術是仙。藥自有靈驅二豎。艾因能蓄積三年。參苓誤用鴆同毒。研究原需學識全。

謬膺教務育兒童。醫藥扶危理實同。愧我心初難保赤。憐君血熱竟飛紅。精華欲抉千秋上。生死都操一紙中。報界而今開別徑。全球爭頌活人功。

敬啓者。同人對於

惠賜祝詞諸公。在前期報端謹誌謝言。並聲明以收到先後爲登載之次序。並本

期不及者續於下期云。乃有負　提倡之心。抱愧已難名狀。茲又續奉遠道

惠寄者不少。篇幅有限。未適一一錄登。益深罪歉。惟有迴環捧誦已也。

紹興醫藥報社同人再鞠躬

余之醫學觀

陳越樵

金人入夢以來歸佛者多矣卒之喧呶叫囂於佛氏無絲毫之損近雖科學昌明而歐西哲彥反有取而研究者此非歸佛者之不盡其力實佛教之有以自存者耳醫學亦猶是也中醫當滿淸道咸之季已受西醫柯美良嘉約翰之打擊而日本復於近數十年中排斥漢醫不遺餘力然五六年前突有和田啓十郎之醫界鐵椎痛擊西醫迴護漢學且使西醫之短無所遁形豈非眞理之不可磨滅者耶

雖然今日之言醫學者謂中醫高出西醫則余未敢深信謂西醫能壓倒中醫則又未必然也試以平心論之中醫所言病原渾括於七情六淫之內而推論病理以及藥物效用無不囿於陰陽五行之鑿說不特無所發明且爲西醫所笑而西醫研究之生理解剖病理解剖與夫診斷上之器械化學之實驗其精確美備固已粲然人觀令人歆羨而且中醫以推究病理爲止不能顯出病因之原素西醫能察出病素爲一種細菌之發生精粗之鑒別宜其揚西而抑中矣然而中醫之特長不在形式

余之醫學觀 二

之作用而在精神之活潑此又不可埋沒者也蓋中醫之精微乃在數千年臨證之實驗而配方制劑深邃細密斷非西醫所能望其項背者例如人參湯之主症爲心窩部痞硬胸中痺而同時發現一副症或爲小便不利或爲喜唾口液則以人參湯治之竟能應手奏效病體霍然以視西醫之單味主治惟知頭痛救頭脚痛救脚者其細笨爲何如耶

或謂從前日本人有學西醫者亦思以複味調劑之功用乃學之不善反因此而釀成笑柄者蓋某甲治黴毒同時發生赤痢症以爲治黴毒莫如沃剝治赤痢莫如甘汞乃以此二藥一爲水劑一爲散劑授令服之未幾不惟無效且起化合之中毒又有某乙治妊婦之惡阻及患痔者以爲惡阻用鹽剝最效痔則用硫磺爲佳乃以二藥同入乳鉢中以乳棒盡力研和之詎意轟然爆發且傷及某乙之頭部觀此則西醫單味之方終不敵中醫複味方法之妙用也故中醫能參以新學之智識將來之造就必能受世界之歡迎焉倘或故步自封不求進取則非余所知矣

右搖動二三分時候、澄淸含嗽、

硼砂 二分 淸水 二分

右吸入。

霍亂 （虎列刺）

（原因）由於虎列刺菌傳染所致其傳染之媒介爲飮食物飮料水及患者之吐瀉物傳播、飮食不攝生、及胃炎感冒。亦能誘起此症。

（症候）本病分類似霍亂、單純霍亂、眞性霍亂、乾性霍亂、（乾霍亂）四種。類似霍亂初發下痢。次發嘔吐。吐物及糞便之色類似米泔汁。泌尿減少、或絕止。眼珠凹陷。手足厥冷。皮膚蒼白。身體疲勞。腓腸疼痛。脉搏細弱。輕者一二日即治。重者數日死。

單純霍亂。初發肚腹雷鳴。一日下痢六七次。身體倦怠。食慾缺乏。嘔吐煩渴。尿量減少。數日即治。或引續而成眞性霍亂。

眞性霍亂。由於類似霍亂、與單純霍亂、引續而發。或俄然特發者。嘔吐下痢更甚。一日有下至二三十次之多。其色與前無異。或稍混血液。全身衰弱。體溫下降。諸筋痙攣。聲音嘶啞。大渴引飲。眼球陷落。呼吸困難。四肢厥冷。皮膚皺癟而殆無彈力。且呈青藍色。此後大抵經一日或二日而死。或一二週而治。

乾性霍亂。症候大抵與前相同。惟不發下痢。

（豫後）輕症良。重症不良。死亡之例。百人中約五十人至七十人。

（治法）初起時。即宜入隔離病房。可服輕粉瀉劑。以泄腸內容物。而後用鴉片與興奮劑。可溫包腹部。甚者、行鹽水或樟腦之皮下注射。其他對症療法最爲緊要。

（預防）本病流行時。宜加意攝生。飲料及食物。必經沸度而後可。病者之吐瀉物及汚染物。速即燒棄。或消毒。又蠅類。爲本病傳染之媒介。宜設法驅除之。如身體稍覺不快。即宜延醫療治。

（藥方）

丁香　七粒　白豆蔻　七粒　小腹痛者。加砂仁七粒。（神香散）

右爲末。清湯調下。（景岳）

黨參　乾薑　白朮　甘草　各八分（理中湯）

右水二盞。煑取六分服。不瘥頻服。（仲景方）

黄芩　黨參　乾薑　各八分　桂枝　三分　薑半夏　二錢　大棗　三枚

（黄芩湯）

右煑法同前。（外臺）

（特方）

輕粉　一分　白糖　五錢

右分六包。每二時服一包。

樟腦　五分二釐　薄荷油　五分二釐　火酒　五錢二分

右藥調和。以二十滴浮於一杯之葡萄酒上（黄酒亦可）飲之。

阿片酒　五分　甘松酒　二錢五分　薄荷油　五滴

右每二時服二十滴。

阿片　一分五釐　高粱　二十分

右浸七日濾去滓加酒補足二十分每服十五滴日服三次。

瘧疾　（間歇熱）

（原因）爲麻、拉、里、亞、之寄生物存在於血中發之。而此寄生物。由蚊屬一種即亞、納、非、列、斯、蚊螫刺人體而傳染之。

（症候）本病每發一次。分作三層。（一）發冷而寒戰。（二）發熱。（體溫達三十九度至四十一度。）脈大而數（百搏至百二十搏）。（三）出汗。汗後則體溫下降。諸病消散。惟身體衰弱。尿中含有赤色之沉渣。比重甚高。又過若干時。則其病又發。有日發者。有間日發者。有間二日發者。若久不治愈。則身瘦面黃。脾臟脹大。幷發腦氣筋痛等症。

（豫後）良。但惡寒瘧疾。或有弛、張、性者。頗難全治。且此症多發於熱帶地方。

（治法）發冷而寒戰時。行溫布摩擦法。以溫暖身體。又與以茶或湯等之溫飲料。發熱時。則可用冷罨法。及清凉飲料。此外在其發作之前。與以退熱劑。又病症持久者。可用滋養强壯藥。並行轉地療法。

（藥方）

常山　一寸　草果　一枚　熱酒　一盌

右浸一夜。早起服之。（劉長春經驗方）

柴胡　八分　黃芩　黨參　甘草　各一錢　半夏（薑製）　一錢五分　薑　一片　棗　三枚

右水二盞。煑取六分服。（張仲景小柴胡湯）

地骨皮　二錢　防風　一錢　甘草　五分　薑　一片（地仙散）

右水煎服。（濟生方）

砒石　二錢　雄黃　四錢　棗肉　一兩二錢

右爲丸。如蔔子大。每日服一丸。（驗方）

（特方）

黃連　一錢　蘇木　一錢

右水一盞。煎至四分服。日服二三次。

砒石　一毫之十分之三　黑胡椒末　一分三釐　樹膠　適宜

右爲十丸。早夕服一丸。宜於久不愈者。

赤痢

（原因）由於不潔之飲食物。飲料水。衣服之交換。便厠。感冒。胃加答兒（胃炎）腸加答兒。（腸炎）論其究竟。則爲赤痢桿狀菌傳染所致。

（症候）全身違和。腹痛。惡寒。發熱。食思缺損。下痢頻次。洩黏液、或混血膠狀之大便。於觸鼻之惡臭。然其量極少。不能快通。故感裡結後重。肛門灼熱。痛苦不堪。一日竟有二十至七十次之多。小便減少。舌生白苔。重者發熱特甚。食物不進。腹痛異常。舌苔煤黑。眼球陷落。聲音嘶啞。以致衰弱而死。否則變爲慢性赤痢。是症不問老幼均不得望其全快。

(豫後)從其流行性良否不同。惟衰弱、極老人、小兒。最爲危險。

(治法)主對症療法。愼飲食。命安臥靜養。病室須流通空氣。清潔患者之周圍。嚴行消毒。宜行半身浴。或下腹溫罨法。而先投以下劑。使便通。既得十分之排便。即可用收斂劑。或止瀉劑。

(預防)飲食宜攝生。衣服宜清潔。身體宜勤浴。住屋宜乾燥。食物及水。必經沸度而後可。瓜果涼水及氷水。不可食。汚水不可洗衣。精神及身體不可過勞。食物不可過量。便時宜擇清潔之坑厠。有泄瀉及感冒。即宜醫治。病房非看護人不宜入內。病人食物之杯盌及病人排泄之糞便。宜用石灰水嚴行消毒。

(藥方)

廣瀉葉　一錢　元明粉　二錢　薑　一錢　橙皮　一錢

右以水二盞煎五分服。

黑牽牛　五分　白牽牛　五分　（生研）

右爲一次吞服。甘草湯下。每日三服。

瀉劑奏效後。可用左方。

檳榔　二錢　白礬　二錢　肉桂　二錢　龍骨　二錢

右研細末。分作十包。每服一包。日三服。

山查炭　二錢　粟殼　三錢　檳榔　一錢五分　石榴皮　二錢　靑糖不拘

右水二盞煎五分服。（近世驗方）

訶黎勒　一枚　（訶黎勒散）

右一味。煨熟。研末。米飲和服。（金匱）

（特方）

以上六類。分訂兩卷。但就易於實行。與藥業無所窒礙者而言。能如是研求藥品。推廣藥用。則醫家對症發藥。自能效如桴鼓。藥求其眞。醫求其精。蒸蒸日上。可預必焉。何致讓泰西醫藥以獨步哉。謹將一得之愚。就正 有道。

（二）規定亂眞之假託

巨勝子。小胡麻。（即黑芝蔴）（非茺蔚子）

考神農本經名醫別錄。胡麻名巨勝子。本草衍義曰。即芝蔴。又云油麻。（因其內含脂油甚多故名） 千金要方名烏麻子。本經逢原云。即黑芝麻。陶弘景云。胡麻純黑者名巨勝子。李時珍曰。胡麻即芝麻也。又云今市肆因茲分方圓之說。遂以茺蔚子僞爲巨勝。以黃麻子、大藜子、僞爲胡麻。本草崇原集說云、胡麻即今之脂麻。又名巨勝子。今市肆中一種形如小茴香。有殼無仁。其味極苦。僞充巨勝。夫巨勝係屬穀類。昔劉阮深入天台。仙女飼以胡麻飯。若有殼無仁。其味又苦。何堪作飯。須知市肆之巨勝。不堪入藥云云。考齊民要術種收胡麻法。亦即今之種收芝麻之法則其為一物尤可依據考其主治滑腸胃通血脈去頭風潤肌肉亦確是黑芝麻功用(觀桑麻丸效用自知)閱葉案方每書小胡麻彼因市肆零有一種大麻仁故加一小字以別之非近今市肆之茺蔚子也考茺蔚子性破血味極苦豈可假託總之巨勝子小胡麻皆黑芝麻也

榆白皮(非椿樗白皮)(即刨花樹根皮)

神農本經云主大小便不通利水道別錄云療腸胃邪熱氣消腫甄權云滑胎利五淋治齁喘不眠沈芊綠云性滑入大小腸膀胱三焦能下有形留着之物李時珍曰能利竅滲濕熱去有形之積氣盛而壅者宜之今市肆每以椿樗白皮代之豈知香者為椿臭者為樗味苦性寒開寶云主疳䘌藏器云主蠱毒下血赤白久痢大明云主腸風瀉血縮小便止血崩丹溪云治赤白濁赤白帶精滑夢遺沈芊綠云椿樗白皮苦燥濕寒勝熱澁收歛入胃大腸二經為固腸燥濕之品合觀諸說一滑一澀功用顯然各別豈容相代貽誤病家故近時宜採購榆根白皮為良

括蔞（即今瓜蔞）　王瓜　（即今括蔞）

李時珍曰括蔞、名瓜蔞（非零有一種）又名天瓜。蘇頌曰三四月生苗。引藤蔓延。葉似甜瓜。窄而作叉。有細毛七月開花似葫蘆花淺黃色結實在花下。大如拳生青色。至九月熟赤黃色。其形有正圓者。有長圓者。李時珍曰其實圓長青時如瓜。黃時如熟柿。內有扁子。大如絲瓜子。殼色褐仁色綠。多脂。故其效用。能潤燥開結。蕩熱、滌痰、清咽、利腸、通乳、消腫。夫人知之。而不知其能舒肝鬱。潤肝燥。平肝逆。緩肝急之功。皆有獨擅也。魏氏玉橫辨識最詳。今藥肆中名此爲瓜蔞。相傳已久。不可更改。醫者不察。延誤者多。炳章有鑒有斯。復以本經之王瓜爲括蔞。將其形狀效用。分辨如下以便醫者識其種類有訛而效用亦異。考土瓜名王瓜又名赤雹子。月令四月王瓜生。即此是也。非園圃之黃瓜。園圃黃瓜。一名胡瓜。隨園食單作王瓜者亦誤。蘇恭曰四月生苗延蔓。葉似括蔞而無叉缺。有毛刺。五月開黃花。花下結子如彈丸。生青熟赤。根似葛而細。寇宗奭曰王瓜殼徑寸。長寸半許。上微圓下尖長圓。七八月成熟。紅赤色殼中子如螳螂頭者。可見王瓜形狀。確是今之括蔞。其效用。能瀉熱、利小水。治天行熱病、療黃疸、消渴。通婦女月閉、利大小腸。排膿、消腫。下乳、墮胎。實熱壅滯者宜之。綜觀二者。括蔞油質重濁。王瓜油質輕清。用者審之。近時雖明知其傳訛。而習慣已久。殊難更改。惟願醫者。暫將瓜蔞與王瓜互易其效用。將來取締中藥之法律。必要頒布實行。諸如此類之品。必須規定。

兩頭尖（即烏喙又名草烏頭） 雄鼠屎（亦名兩頭尖）

本經烏喙、名草烏頭。即兩頭尖。本經逢源云。即草烏頭。李時珍曰。烏喙即草烏頭。亦曰竹節烏頭。野產各處。偶生兩岐形。尖者俗呼兩頭尖。因形而名。其實乃一物也。又云、其根外黑而內白。皺而枯燥。汪機曰。烏喙形如烏嘴。其氣鋒銳、通經絡、利關節。尋蹊達經。而直抵病所。所以本經主治中風惡風。洗洗出汗。除寒濕痺。破積聚。寒熱。故聖濟總錄諸風門（三十餘方。（如大活絡丹之類、）及後人人參再造丸。皆用兩頭尖。（即草烏頭、非鼠糞、）以其能搜毒風、通絡痺、開頑痰、治頑瘡。此

伯岸醫譚

周伯岸

前清紹興通判高梅坡君。無錫高濟春藥號主人也。甲寅因事悒鬱。右眉稜忽起瘰瘤。形如小核。日就纏腫。友人慫恿西醫可治。於舊曆五月廿二日。至吳門博習醫院。割治之下。以精神委頓。西醫無法。乃促之去。趕雇火輪拖回。日就困憊。廿四日中刻長逝。人謂高君如不割治。元氣不走洩。猶可帶疾延年。以此速其死。均悼惜之。

蔣仲懷。無錫開原鄉董也。辦學務有年。極有名譽。前年秋杪。次子涵卿年十九。已於某校畢業。在鄉辦學校。因患感。自以急欲求愈。且素服膺西醫。即飭人至北城。請某西醫下鄉就診。服其所用藥水後。病者猶於友朋中盛詡其診察之精。乃午夜忽起腹中劇痛。鄉無西醫。急忙中延中醫診之。乃伏暑也。終以邪陷閉厥。頃刻云亡。翌晨蔣仍飭人至城。延某西醫。擬留難之。爲僕所洩。未往。亦云寃矣。

榮靜安。予戚也。向在日清公司蘇滬航。庚戌夏在舟受酷熱病。吐血甚重。船泊蘇州。急入某東醫院。東醫某先令服冷水一盌。血驟止。服其藥水。轉乾咳。病日就尪羸。經

伯華醫譚 二

歲許。以肺勞死。識者謂舟受酷熱吐血。非必死症。以冷水遏之。熱閉於肺。血滯不通。乃致命傷也。

專宗歐化。厭棄舊法。學界之通彥也。昔年王保爲之弟。患外感便閉兼旬。自以質弱蕉萃。信西醫法。以機引溫水進肛。盪滌腸穢。隨取隨出。蜜煎導似嘡乎後矣。詎知抽取過度。元氣隨之云亡。不崇朝而殆。王爲邑中鉅商。人皆哀之。

以亞洲之舌。嘗西洋之藥。移易習尙。隱受其害亦多。上海南市新泰雜貨主。張君善英文。向在順全隆洋行執事。平素嗜飲炙。丙午冬。自以冬令宜補。即服發行之高古粉。及艾羅治肺藥水。漸覺胃中灼熱。藥仍不停。至丁未春。忽病吐血。面赤氣逆。睛赤鼻灼。胸痛窒悶。癢咳咽疼。脈洪數。苔黃。是胃蘊熱毒。復感溫風。一醫清營解毒。兼撤外感。血已止。熱從腑出。便灼溺赤。然咳猶留戀。同業江某。亦知醫。因其便洩。謬謂清藥之害。以響病者。竟用理中、四神、炮薑、吳萸、參以溫澀。綿惙半歲。洩不止。火升灼熱。舌絳光剝。喉赤如焚。大熱連宵而敗。此誤信西藥。釀其因。再進燥熱。結其果也。

詠藥效香山體寄若霞

樊星環

余偶閱本草審其性情因記憶諸藥故事有可以警世者雜詠若干首雖無當於醫理庶幾詩人感物託興之旨云爾

葠

人言紫團參皴而可還丹聲價太高貴眞僞雜其間至性通精誠求之乃匪艱不見阮孝緒逐鹿入鍾山

朮

丹砂孕井泉紫芝產金石又聞吃力伽餌之登仙藉陳子入霍山涓子見齊國道骨本珊珊豈在耽服食

耆

上藥補淸羸黃耆爲之長白水赤水外功高推緜上(叶)作膏潤肌膚煮粥供頤養如何長安肆價賤無人賞

詠藥效香山體寄若霞　二

芩

上山采靈苗道逢苦督郵須之者越石文之者柳州問其何所取腸腐品斯優宜乎
今之人枵腹稱名流

蘗

道家重朮蘗黃芝亦見取當爲類瞿曇只爲中心苦設法爲禪師著書名千古可知
甘者言斷非藥石語

大黃

蜀地產大黃厥號曰將軍滌瑕蕩垢穢功力卓不羣秉性雖駛快利害常相因其材
一誤用殺運乃紛紛

桔梗

本草釋薺苨其種分甜苦有根能殺毒因與毒藥處一旦欲稱帝本性遂迷蠱非獨
亂人參正恐奴欺主

欵冬

桃李艷芳春芙渠開盛夏蕃莠幾何時乃復苦凋謝獨有款冬花凌寒得元化雪崖冰谷間十倍增聲價

烏頭

傷人最毒藥用之有殊功風寒成痼疾堇草力能攻又解蛇蝎螫痛苦俱消融其材雖偏駁駕馭生英雄

劉寄奴

伐薪過新州大蛇忽當道帶箭疾如飛奔馳入荒草未敢尋仇讎頗得靈藥搗王者不可殺此豸殊明了

記庚戌年夏秋二事　王以鈞

庚戌之夏有病喝者醫見其煩熱而嘔吐也取蘇、連、竹、半、薄荷、等予之、吐益甚舉室驚惶莫知所措有悟之者曰噫、薄荷之爲梗也去之餘如前一服卽止然薄荷之所

記庚戌年夏秋二事 四

以致吐之故。卒未有知之者。其秋又有患寒濕之泄而腹痛。延醫至。用苓、澤、之類加芍藥。痛未減而泄彌劇。易他醫。胃苓湯和木香投之。病尋已。遂咎芍藥之誤用。而其致劇之由。亦莫能知之者。洞元氏曰。甚哉。用藥之貴乎心得。而不可因陋就簡若是哉。夫醫家之予芍藥薄荷。亦常事耳。然升散之品。以百數。獨薄荷之入口。而益吐者。蓋其氣行乎肺胃。肺胃之氣既升。暑邪與之俱升。此嘔吐之所由益甚也。收歛之味。亦百數。然芍藥之入腹而愈泄者。以其性歛肝木而下行。肝木之氣一下。寒濕隨之而俱下。而大腸又爲肝反制。故洞泄而不能自持也。是以仲景之用眞武。遇下利減芍藥。而宋元以後之治喉痺舌澀。又每用薄荷。此誠知夫二味之所長也。而奈何欲投是藥。而尙不辨其性之宜與否者。即或一二差強人意。然爲德不卒。事過旋忘。有前日倖中之方。今日問之。瞠然而莫解效之所以至此者。所謂唯之與阿。相去幾何。又烏能深知灼見。充類至盡。而相機因應。不差累黍。若養叔之於射。百發而百中哉。

我一路用以經解經之法而解釋此國賊條例之本草的定名。覺簡明精當。無出其右者。彼等何昧昧然發少見多怪之議論。

況現在疫症如此猖獗。醫家束手無策。此書一成。眞病家之救命丹。醫家之指南針也。

衆醫聽至此。同聲贊之。君眞熟誠。如此留心。吾輩得輔助不少。

一人起立曰。此書或即是治吾等今日所研究之病之書。今不妨打一電話問問報社。現在已未到紹。或可轉託速購。民命相關。事宜從速。遂決定請發言者一位。即向報社電問。

鈴、鈴、鈴—、畏—、公司接越鐸報社—。

鈴鈴鈴—、畏—、你們那哩？。

畏—、我是越鐸、你那哩？。

畏—、我是醫會。我費心問一事。今日貴報京電中。有「國賊條例之本草……成之—

詼諧文 四

句話究竟這書已有到紹否？。

畏—畏畏—、不是的。今天報上所載「國賊條例之本草成」、是懲辦國賊的條例之起草案已告成。

畏—、為什麼聽見尚有「辛夷酒焠」、「杞子去皮」、及說他覇道的？。

畏畏—、這草案條中有「誅夷九族」、「妻子遣邊」、所以人人說他霸道。

畏—畏—、畏畏—、不響了。打電者如失所望。急向衆人曰你們聽到電話上報館的話麼？。

衆曰、聽到的。轉問來客。客目瞪者半日。但拿著六月七號的越鐸報。自言道。中國的醫書文不對題的。注解多得很。大家都讀之若奉玉律金科。今日我的誤解。若無越鐸報社的電話說明。你們亦以謂我不差。可見醫生的程度。如是如是。對說對走而去。

衆默然。

上遮綱房。內煎藥。揷姜太公。掛歷日本。問卜。請符。扮犯人。審呆子。做大戲。放焰口。怪怪奇奇。不勝枚舉。茲亦一一列述之。

A乩方、 城鄉各有乩壇多處。士林中咸信仰而奉侍之。互稱曰道友。對於乩前自稱曰、弟子。又各有一道名。必請諸乩而得賜焉。降壇者自玉皇大帝以至仙姫。無不鸞駕來臨。求病方者具一稟詞。詳述病狀。供於壇案前。壇上乩手二人。扶著乩盤。乩盤滿貯以沙土。頃刻即由沙土中轉旋左右而現字跡。湊字成方。持方治病。效者神之靈。信之者益篤。死者命之。甘受之者無怨。此上流社會之神醫處也。他地亦有之。聞紹興爲更盛。以其所費惟香燭。故無人敢議之者。

B籤方、 城鄉廟宇。無不備此。華陀廟中有之。閻王廟中亦有之。以藥方印成編號排列。求者馨香頂祝者再。然後取一竹筒。筒內所貯編號之竹籤。隨手搖出三支。對號抽方。名曰籤方。亦稱神藥。方中或取香爐中香灰一包。名曰仙丹。或有附子大黃成一方者。或有屋塵壁土爲引藥者。所費不甚多。信之者居多數。

C鬼眼、 自稱能見鬼。請來一次。約費數百文。惟往往有鎭禳方法。所費不貲。到時先請其至病人臥房。伊必週視室中。久之對空處而手講指畫。滔滔不絕。曰有幾個女鬼。有幾個男鬼。幾個大鬼。幾個小鬼。初不過能見鬼。故其名曰鬼眼而已矣。詎欺人之甚。自亦疏略。故病家問其女鬼是何人。伊必曰前世妻。又問其男鬼、大鬼、小鬼。亦必各對而曰。前世夫。前世兒女。並向其求排解。於是曰大鬼須若何鎭禳。小鬼須若何了理。抑若又成爲鬼口而可以與鬼講談通問也。噫、稍有知識者。即可明其欺僞。奈何信之者執迷不悟也。

D悟婆、 自稱有仙姑或神道附身。病家請其悟病。伊以一呵欠。示仙姑、或神道。已入其身。遂作種種神話。曰你有怨家招尋。恐病難即愈。病者惶恐求之。伊始設法曰。燒多少心經。點多少燭。病者一一唯命。悟婆雖取不多。而了理一切。已銷耗金錢不少也。轉於醫藥爲難而置之。

E看日甲、 有玉匣記一書。大多數人家必備之。一遇患病。即以病自某日起。檢査書中之某日下注辦法。亦有心經若干卷。及神碼若干張。向東、或向西向南向北。加三葷四素或四葷六素、之小菜祭之。

F送夜頭、即由看日甲或請鬼眼、悟婆、等所定之鎭禳法。亦用小菜三葷四素、或五葷六素。經若干卷。錠若千球。柴數枝。米一撮。於夜闌人靜時。自病室送至門外。口中喃喃祝呪曰。「老公老婆早點去。乾柴白米拿得去。此地茅蓬草舍。多多委屈。不若到道墟章偁浦王吳融孫端大地方」己之惡於病因求愈。而使病鬼至他人家。且特以殷實有名之道墟姓章。偁浦姓王。以及吳融、孫端、等大村誘之。而以鬼必貪多而去也。噫、愚哉。

G身上遮網、病者熱高盛。往往有囈語。遂誤爲有鬼。又誤爲捕魚之網可辟鬼。於是將病人之身上。用網遮之。不知病者益苦悶矣。

H房內煎藥、病房外。煎成湯藥。携入病房。經過一門。迷信者謂失效力。故必將炭火爐竈。排列於病者之前。醫者見之。亦不敢規正。

調查事件

I 插姜太公、姜太公者。俗謂姜子牙也。以其法力無邊。故皆尊之稱太公。一見身體之不舒。遂寫「姜太公神位在此百無禁忌」十一字。捲作一筒。插入髮中。以謂可以却病。

J 掛歷日本、病者至醫家就診時。多數身上。掛有歷日本。以歷日內羣聚天上星宿。佩於身邊。可免邪祟矣。

K 問卜、城中有盲者。俗稱瞎先生。專以卜爲業。有病者。多往問其吉凶。而瞎先生則必設種種之法。以鎭禳之。社會上對醫生之方藥。有背自加減者。而對於瞎先生之經若干卷。不敢稍有違易。所謂信巫不信醫者。是也。

L 請符、病劇而束手不求醫藥。轉有一紙硃符。而冀起死回生也。常見通衢大街。有以黃紙畫符。口加咒語。病者出小銀元數枚。即以火化符。用水令病者吞服之。環睹如墻。信服之多。可想見也。

M 扮犯人、以兒女病。不往求醫。必向神廟前。或天空中。設誓立愿。求其保佑。待

醫界新智囊

四明 曹炳章輯

日光有變壞脂油之作用

以脂油類入玻璃瓶嚴密塞緊至絕不透氣。乃曝置日中。如是經二年之久。取出驗之其酸度及沃度數雖無變化然色變純白味特異而帶苛辣臭亦呈腐敗性由是觀之脂油之變壞與空氣之酸素實全無關係也

青赤二色之於精神

英國某雜誌記某醫士之言曰。七色之中。最足使吾人精神激越者。莫如赤色。最足使吾人精神沉穆者。莫如青綠色。故見花之紅。則欣然色舞。見葉之綠。天之青。海洋之碧。則蕭然意遠。色之能感精神。有如此。

食怪魚暴長

法京巴黎某街。有男女兒童十餘人。或日在公園游玩。忽空中墮一物。形酷似魚。能爬行地上。童子無知。以爲魚也。共攜回家。烹而食之。翌晨諸童皆暴長尺許。而瘦骨

柴立。瘖不成聲。兼罷軟不能行立。遐邇聞之。爭往觀看。莫不駭怪。遍邀名醫診視。終不解其所食何物。亟投瀉藥。驗其糞便。亦未能得其究竟。

菸葉治病之作用

美國牛津某雜誌云。某府有老嫗。一最聞名之保姆也。嘗謂菸葉善治咽喉痛、臂部痛、丹毒、挫傷、百蟲咬傷、諸部腫毒。其治。即以浸潤之菸葉。貼於某部之膚。而外加繃帶。或布包。菸葉罨覆局處。約數分時。去之。其間痛楚頗甚。頃即痛止。或則經二小時後。沉沉睡去。比覺。炎症已退。屢經實驗。百不失一。

補鼻

歐美鼻醫。夙擅補鼻之術。能使鼻之低者高。偏者正。近日德國珂和醫學博士。爲人補鼻。法尤完全。法係向身體某部分割取紉帶、腱、或肋骨、脛骨、等組織。立移種於鼻間。愈後。絕無瑕疵可尋。凡彎曲鼻。獅子鼻等。俱得依此法修補。時人多之。

鑲眼

示禁荳腐作

荳腐爲食物中最普通而最有益之品。吾紹業是者。既無衛生智識。又鮮公共道德。凡做荳腐取水料。遇夏令天旱時。穢汚臭惡者亦用之。以故夏令之病。格外爲多。又荳腐作板。沿街攤放。其流下之水。積於街衢。臭腐之氣。尤甚於糞坑。記者常道及之。謂此爲吾紹人障礙衛生之特點。今縣警署出示。禁止沿街攤放。必須於店內另設木桶。盛其流下之水。日必去之。此眞爲吾民作福不少。惟天旱時。取不潔之水。做荳腐原料。尙無善法取締之。深可慮也。

施醫局盛於一時

自紅十字分會組織市醫院。延醫施診後。孫端上亭公園仁濟醫局。亦繼起成立。此去年夏令事也。今年一般慈善家與醫家。鑑於去年該兩處之求診者、擁擠不堪。城中又有永慶局。東關又有共濟局。近聞昌安又有太和醫局。與偏門外又有仁安醫局之設立。可謂盛於一時矣。

悟婆

東郭門外張家村蕩婦張王氏、即王寶太娘者、一生三醮。淫悍聞於鄉里。現聞該氏異想天開。忽稱有仙姑附身。能代人治病。悟知病因及療法。踵門求治者。戶既爲穿。吁、氏固以此欺人。然而受其欺者、皆不招而來。社會無知識。無怪官廳無禁止之方法也。

擴充在華醫藥事業

邇來日人經營在華商業。不遺餘力。而對於醫藥事宜。尤爲注意。茲據某實業機關消息云。日人現在東京組織一同人會。以政友會議員山天氏爲會長。其宗旨專擴充日人在華之醫藥事業。其辦法擬於通商口岸及各省重要地點。設立醫院三十所。醫學堂六十所。並擬在上海、江甯、漢口、天津、福州、香港、青島等處。先行設立。然後再推廣各省。該會基本金。已由日政府資助。刻下共集有五百萬元之譜。日內即當派遣會員來華。先至上海調查。後赴各省考察。以便酌量情形。次第設立云。

神州醫藥總會呈政府請願書

呈爲懇請提倡中醫中藥准予另設中學醫藥專門學校以重民命而順輿情事竊維神州醫藥肧胎於黃農萌芽於岐尹其時以君相之尊倡導於上不知幾經剖解幾經化驗始能知臟腑脈絡之形補瀉溫涼之性留此仁術以活萬民也沿至有周設爲專官歲會月稽十全爲上故得名醫輩出如扁倉和緩之倫皆能洞見癥結力起沉痾史冊所載神奇莫測誠有非後賢所能夢見者非必古智而今愚蓋在上者視生命至重有以倡導而策勵之也秦漢以降古法漸淪非無讀書明理之士任抱殘守缺之功然異說之簧鼓庸流之雜則在上者概視爲無足重輕不加別白一任其人自爲敎家自爲師衆論紛歧各是其是以致學說不能統一貽笑於西人非醫學之不善實立法之多疎耳果使仿成周醫師之制參以泰西學校考驗之法去非存是精益求精則俞跗華陀之輩不難復見於今日今者民國肇始力圖自強我國醫葯人才方將與世界各國競勝爭雄而　敎育部定章於醫學課程獨取西法不及中學此雖迫於世界進化之大勢別具苦心然會員等愚以爲醫藥爲衞生強種之要素與國計民生有絕大關係速擧中醫中藥切實整頓則可遽加淘汰則不可且證諸日本改革之近事維新之始各縣醫學校均有中醫一科長崎市場之醫學校尤爲專研中國醫藥之地可見中醫一科雖以日本之今日銳意改革尙不憚研究以資醫學之參考蓋有不能偏廢之重要理由在請爲　貴院縷晰陳之夫學問之事必互相淬礪其進步乃速西醫以解剖化驗之學著稱於臟腑之形象藥物之原質實能言之鑿鑿無可疑者其實解剖之學我國內難兩經已開其先中古以後禮敎昌明仁人孝子之心不忍以先人之遺體痛遭屠割故斯學遂廢此實禮敎之大防非習於醫者之錮蔽也至經文臟象等篇所載人體內外構造之形與泰西新說偶有微異此非聖經之訛謬實緣傳寫之失眞耳夫以五經四子之書經數千年經師之考訂而字句之譌謬者尙十二三況醫經之乏人校勘者乎此固

神州醫藥總會呈政府請願書

宜頭彼之長以藥吾之失者也至於五方高下之宜八風温涼之變隔二隔三之法從治正治之方變化圓融機深莫測此實吾之所長足資西醫之考鏡者倘竟視為全無徵驗固不聞西人皆壽而華人皆夭西人日增而華人日減也蓋西醫重形質中醫重精神實病之確有可指者固能以剖驗得之至於六淫之虛邪精神之損益無跡可尋恐非已死之骷髏所能舉以示人也故西醫能治直接之實病而於治間接之變病則不如中醫此不得不取我之長以助西醫之進步者也總之借西醫解剖以證中醫之經驗則可廢中醫之經驗以徇西醫之解剖則不可此考之學理中醫必宜提倡之理由一也

黃帝與四方之問岐伯舉四治之能西北高燥東南卑溼北方剛勁南方柔弱其氣質既殊斯施治亦異故宋元四大家或主汗下或主補益非緣立說之偏實為因地制宜耳夫同處一洲之內猶復南北異宜況遠隔瀛海而遙豈能彼我一致且西人尚肉食其臟腑堅而腠理密華人尚穀食其臟腑脆而腠理疎故冰水浸灌之法鹽精注射之能刼奪攻瀉之方金石煅煉之品施之西人多獲效而施之華人輒僨事此無他體質强弱之不同耳若必欲强而一之則斷斷不可此徵諸稟賦之懸殊中醫必宜提倡之理由二也

二

夫政府之舉措當視民心之向背以為衡果使五族之民信西醫者多信中醫者少則中醫雖廢民亦無若今則非特偏隅下邑類多怵於西醫之難豁而却走即通商大埠西醫林立而求治於中醫者尚十倍於西醫之門使西人皆善生人中醫皆善殺人人無不惡死而樂生亦何必棄彼而就此也蓋西醫之良者用藥猛烈實有速效然治偶疎挽回無及且所處方劑不列症案所用藥品人多未達是以畏而不敢輕嘗實見夫輕嘗畢命者往往而有此徵諸社會之心理中醫必宜提倡之理由三也

且就我國之現勢論之專重西醫非有十萬人不足以供全國之用此項培植之費暨藥學化驗之需合計非數萬萬元不可此等鉅資已屬兩難籌措曠且

日持久至速亦須二十年方能有成此二十年中西醫既不數分布中醫以將就淘汰之故無復上進之心則人民生命必大受損失且恐東西醫之淺陋者乘瑕蹈隙以來操吾全國之生命權此則引虎自衛尤可慮也若就此時機提倡中醫策其上進需費既少收效亦易俟兩方人材鵲起互相觀摩可收溝通之效此徵我國之現勢中醫必宜提倡之理由四也

且神州醫藥富於天產毗山漁水俯拾即是其流行於中國者固難得其確數即最少之預算計之每邑歲銷二十萬元則合全國當得四萬萬元統計十年當得四億萬元其輸出各國者若大黃石膏尚不在此數今若偏重西醫則中藥必歸銷滅是絕我商民四億萬利源而為西人增四億萬之輸入此八億萬之鉅款我國當窮困之餘尚堪再受此剝削否耶政府縱不為億萬之商民計獨不為國家之利源計乎且中藥品類百倍泰西一經研求必有足供西人之採取而為輸出之大宗者此徵諸財政之關係中藥必宜提倡之理由五也

凡此諸端會員等合海內名流共同討論衆議僉同徵諸各界意見贊成者亦十居八九用敢冒昧合詞請求 貴院統籌全局准予提倡中醫中葯除前次西法學校業已頒布通行外請再厘定中學醫藥科目另頒中學醫藥專門學校規程一方以西法補助中學一方以中學補助西法相輔而行互為砥礪可以富國可以强種實於國計民生大有裨益如蒙俯允則會員等當益加奮勉共負責任共進行之籌辦厥有數端

一則設立中國醫藥書編輯社滙集名流互相討論源本聖訓採集百家去其繁冗删其偏駁編成各科講義及歷代醫案歷代醫藥書提要歷史沿革醫藥字典等書呈請 教育部審定頒行天下共同遵守以求醫案之統一

一則開設醫院以資實驗中西兼重比較成績得失相衡使優者獲交換之益劣者興奮勉之思以求醫學之進化

一則分設補習學校培植人才以為升入專門之道

備

一則規定診察手續及方案程式以免醫家之粗率而堅病家之信從

一則删補丸散膏丹各項藥品劃一方帖詳論性味治驗及用法並泡製收藏各法以杜藥肆之冒濫而得方劑之眞相

一則設立醫藥藏書樓藥品陳列所以供各界同胞之參考

一則設藥品化驗所用西人化分化合之法辨其性質提擷其精華以供醫家之配合

一則編輯醫學報參攷中西異同得失並譯述各種生理解剖衛生理化諸書溝通中西使舊者知墨守之非新者獲砥礪之益以為增進知識之導線

凡此數者造端宏大固非一蹴所能幾然既合衆志以成城萬不致半途而中輟所望

貴院通過各界贊助則會員等振刷精神共效壤流之助似於強國保種不無裨益至庸醫偽葯之誤人應如何取締之處乃內部行政範圍自有醫師法及衛生警察法之規定

大部為全國教育總司必能下順輿情俯加採擇當無畸輕畸重之虞所有懇請提倡中醫中藥准予另設專門學校各緣由除向　教育部呈請外理合抄具簡章呈請　俯允批示祗遵不勝迫切待命之至謹呈

國務院批　第三十五號原具呈人神州醫藥總會會長余德壎等奉

大總統發下原呈閱悉查中國醫學肇自上古傳人代起統系昭然在學術固已蔚為專科即民生亦資其利賴前次部定醫學課程專取西法良以歧行不至歲事無功先其所急致難兼採初非有廢棄中醫之意也來呈陳述理由五端尚屬持之有故擬辦各事亦均具有條理除厘定中醫學校課程一節暫從緩議外其餘各節應准分別籌辦仍仰隨時呈明地方行政長官立案俾資查攷而使維持此批

醫醫病書目錄

學醫通論

病理各論

廉按觀目錄。即知先生之仁心仁術。非但醫醫學術上之病。而且醫醫心術上之病。洵不愧醫醫病書也。昔吳天士先生曾著醫醫十病論。沉着痛快。切中流弊。與吳鞠通先生後先輝映。惜語多繁冗。茲特摘錄三則。藉以自勉勉人。

一醫、醫、醫、不學無術之病。

二醫、醫、醫、脈證罔辨之病。

三、醫醫拘守時套之病。

近觀現今醫界流品尤雜。犯其一其二之病者固多。而犯其三之病者爲尤甚。蓋天下事莫便於套。其套維何。其視病在影響之間。其議論爲庸衆所共知。爲婦女所共曉。其用藥則氣薄味淡。四平八穩。最爲時流之所尚。入乎時派。斯合乎時宜。且能趨時而得名。行時而獲利。故共推爲時套。時哉套乎。學之甚易。不必費心思之勞。不必嘗研究之苦。祇學一二最易入俗之語。凡百外感。春冬必云傷寒。夏秋則云痧氣。即診內傷。男子則云陰虧。婦人則云肝氣。小兒則云食積。人人皆曉。婦孺咸知。不爾即爲背時之醫。犯失時之病。此種時套之病。雖兩吳先生著論於前。苦口婆心。切實醫醫士之病。而病入膏肓。亦祇恐藥不至。砭不及。病不可爲也而已。嗚呼醫風之壞也。人謂壞自醫家。吾獨謂壞自病家。人謂當責醫家。吾獨謂當責病家。此何以故。因病家祇知議藥不議病之故。

錄縣知事告示

紹興縣知事金 爲出示曉諭事據何廉臣錢少堂陳心田等稟稱伊等准上海神州醫藥總會函開本會赴京請求保存中醫中藥一案業蒙 大總統批示奉批查中國醫藥肇自上古傳人代起統系昭然在學術固已蔚爲專科卽民生亦賚其利賴前次部定醫學課程專取西法良以歧行不至礙事無功先其所急致難兼採初非有廢棄中醫之意也來呈陳述理由五端尙屬持之有故擬辦各事亦均具有條理除釐定中醫校科程一節暫從緩議外其餘各節應准分別籌辦仍仰隨時呈明地方行政長官立案俾資查考而便維持等因奉此經本會仰體 訓令創設總會一面呈請 江南省長立案力圖進行但各埠同志應速組織分會聯絡聲氣加意研求俾醫藥前途獲良好效果等因囑廉臣等妥籌辦理前來查紹興醫藥兩界素重學術平時在營業期間外常加研究前清光緒三十一年曾辦醫藥學研究社從事編輯學報闡明古旨後又合辦醫藥聯合會比年以來差幸進步同深欣慰

今廉臣等既隨神州醫藥總會諸君聯名請願於前自應將醫藥學研究社及醫藥聯合會改組神州醫藥分會以資聯絡於後爰於前月借藥業會館邀集藥業醫界實行改組並公舉胡瀛嶠爲正會長裘吉生宋爾康爲副會長其餘職員按照本分會簡章第七條亦已推舉成立理合開送簡章並抄錄總會請願原案及總會章程先後聯名稟請立案給示一面行知警所隨時保護等情到縣據此查何廉臣等將醫藥學研究社及醫藥聯合會一併改設爲神州醫藥會紹興分會係爲聯絡醫藥界研究學術保持利益起見自應准予立案除咨會　縣警所查照保護外合行出示曉諭爲此示仰闔邑諸色人等一體知悉特示　中華民國四年六月廿九日給

關於江西警廳取締醫生之總會答函

(上略)取締章程繁苛不便於習慣自當據理力爭(中略)贛分會日前續有信至上意見書後警廳已逐條詳細批示當於第三期醫報中分布雖略有更易然嚴厲仍與前頒章程無稍輕減總會迭次討論維持之策惟有上書請求現在尚未解決(下略)

報價

新報	册數	報價
全年	十二册	一元
半年	六册	五角五分
零售	一册	一角

代派或一八獨定十份者八折五十份者七折郵票抵洋九扣計算空函恕復

舊報	價目
一至十三期	五角
十四至十七期	三角
十八至四十四期	八角

郵費　中國加一成日本台灣加二成南洋各埠加三成

廣告價

	地位	價金
一期	一行	二角
	一面	二元
三期	八	折
六期	七	折
一年	六	折

本社啓事

本社代售及發行書目均刊在各期報中茲又新由甬江寄來陳氏疫痧草一書附時疫白喉捷要吊脚痧方論二種歸社發行每部一厚册定價洋二角書到無多購者從速又若霞氏各種藥品與和濟藥局喉證藥庫皆係中華國產仿照新法製成之靈效藥本社現均代爲發行凡願在各外埠認爲分發行者價可另議函詢即答

本報下期要目預告

論文●新編醫學講義之商搉……（何廉臣）論服五虎湯之害……（王以鈞）治喉宜通關鍵論……（周小農）問半身不遂昔人或主風或主火或主痰立論各異試推原病本並擬其方……（周小農）

學說●虛損勞瘵論一……（香巖王普耀）通俗內科學三……（張若霞）應驗良方……（胡瀛嶠）規定藥品之商榷三……（曹炳章）天王補心丸考釋……（王以鈞）

雜著●伯皐醫譚二……（周伯皐）調查事件▲紹興之醫俗三……（裘吉生）醫界新智囊二……（曹炳章）

醫案●退廬醫案……（陳心田）

醫藥界近聞●數則

專件●神州醫藥總會章程

古籍選刊●醫醫病書二……（淮陰吳鞠通）

紀事●數則

本會會員公鑒

一本會接上海總會來函云會員證書不日寄來故凡從前舊會員及今年新會員均新開明現住地址函咨事務所以便則行填發并新隨寄證書殺銀二角正

一本會擬將會員小史彙登報端務祈在會諸君開示概略如有鋼版小像寄印製中更佳俾千里如共一堂

一陰歷每月朔日爲評議會常會二十日爲職員會凡醫藥兩界會員均祈按期到會（在事務所）共相切磋實爲至盼

城中諸善義口神洲醫樂會紹興分會事務所啟

民國四年九月一日出版

第四十七四十八兩期合刊

紹興醫藥學報

神州醫藥會紹興分會發行

本期之目錄

中華民國四年九月出版

（醫醫病書）每册大洋二角

原著者　淮陰吳鞠通

校勘者　越醫何廉臣

發行者　紹興醫藥學報社

印刷者　紹興印刷局

寄售處各省各大書坊

論文

一雁心

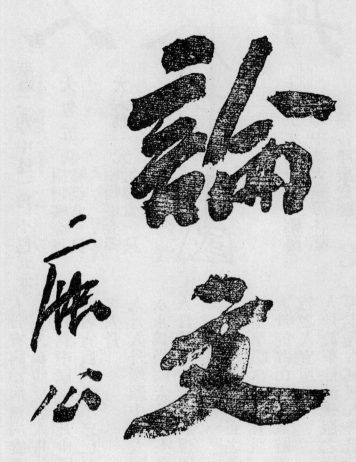

公編醫學講義之商榷

何廉臣

欲保存中醫國粹必先辨中醫學校欲辨中醫學校必先編醫學講義欲編醫學講義必先定編輯大意但茲事體大斷非少數人腦力心神所能猝就況以中國之大南北之分天時地氣人質習慣在在不同往往同一病同一時而治各不同皆能收效者地勢使然也由是推之非集全國醫才互相討論同心一致力謀進行恐不足以爭存於中西激戰之世以愚所見總會先設醫書編輯社各省各縣分會組立醫書編輯分社在上海先開特別大會公舉一總編輯各處分會公推分編輯數人舉定後先由總編輯發表編輯大意與各處分編輯一再商榷衆見皆同然後規定權限統一體例羣策羣力分擔職務編成一籍首先呈請　教育部審定果能照准可爲將來學校之基本由是而續編各科講義竣編齊後統呈　教育部鑒定並請頒行全國俾後學有所遵循似此辦法庶各個人之心思才力不致浪擲於虛牝即中醫學之價值繼長增高足與西醫學並行不悖廉臣不揣冒昧敢以一得之見貢献

於海內、諸同志是否有當還乞各陳高見各抒偉論俾便總會及各分會採擇實行、試爲之、略陳其要、

亟編醫學講義之商榷

一、酌定編輯體例也吾國自有醫學以來已四千餘載矣自素靈以逮千金外臺皆集上古中古醫學之大成除僞託傳訛、外而名言良法美不勝收惜無人焉爲之提其要鉤其元以總其成今分生理、衛生、病理、診斷、療法、辨藥、製方、等七篇每篇分總論各論兩章每章又分第一節、第二節等、以清界限雖斷章取義而分篇纂述庶幾系統昭然秩序井然新定其名曰中華國粹醫學擬爲後學師範爲學醫入門必讀之書不論習何種醫科必以此爲醫學之基礎至於宋金元明清五朝名醫飈舉書籍尤繁今分各科編輯作爲專科之講義每科分總論各論兩篇總論、則通論專科各種之病理各論、則分論專門病症每病分病源、症候、診斷、療法、制方、衛生、六類必須删繁就簡適合教科之規程

二、審定、古今醫籍也中國醫籍汗牛充棟不先審定何以折衷蒙以爲神農本經黃

帝內經。扁鵲難經。仲景金匱玉函經。華陀中藏經。皇甫謐甲乙經。王叔和脈經。即巫顱顖經等。中多古醫學。粹去其僞。存其眞。扶八經之精義。闡國醫之粹言。次以葛氏肘後備急方。褚氏遺書。昝氏產寶。巢氏病源候論。孫氏千金要方。王氏外臺秘要。陶氏名醫別錄。雷公炮炙論。蘇氏唐本草。甄權藥性本草。陳氏本草拾遺。徐氏藥對等籍。以補其不足。此爲國粹醫學編述之書。迄宋聖濟衆錄。和劑局方。太平聖惠方。及小兒衛生總微論。錢氏兒科直訣等。此皆集宋以前醫學之大成。河間六書。儒門事親。東垣十書。丹溪四種。皆集金元醫學之大成。王氏六科準繩。李氏本草綱目。徐氏古今醫統。楊氏針灸大全。萬氏兒科全書。孫氏赤水元珠。圖書集成醫部全錄。皆集明以前醫學之大成。醫宗金鑑。趙氏綱目拾遺。外科證治全書。喉科證治全書。皆集清以前醫學之大成。補以喻氏嘉言。張氏路玉。顧氏松園。王氏晉三。葉氏香巖。徐氏靈胎。尤氏在涇。吳氏鞠通。王氏孟英。沈氏堯峰。王氏清任。林氏佩琴。石氏芾南等籍。匡其不逮。此爲各科講義參用之書。惟學識雖。當宗

舊而體例必須從新庶可按科教授得以規定期間以爲畢業年限之預算

三規定各種科目也昔元代分十三科繁簡適宜今倣其例而損益之一曰內科學講義二曰婦科學講義三曰產科學講義四曰兒科學講義五曰外科學講義六曰傷科學講義七曰針灸科學講義八曰眼科學講義九曰口齒咽喉科學講義十曰療法學講義十一曰診斷學講義十二曰藥物學講義十三曰制方學講義擷其英華刪其繁蕪學說貴精文字貴簡總期約而能賅切於實用而已如有不備之處則採新醫學以補苴之庶幾今古咸宜

四選定歷代驗案也醫書守其經醫案達其權活法法中多活法奇方方外有奇方惟歷代名醫驗案足以當之正續名醫類案固集古今驗案之大成而古今醫案按抉擇尤嚴按語亦多所發明洵足增長學識啓發靈機他如張顧葉薛徐尤吳王諸大名家亦多驗案可選陸氏再續名醫類案良法佳方多多益善今擇各種醫案從新約選彙編成籍每案加以按語以期發明完善

以上四條。不過舉其大要而言。廉臣自問才疏學淺。芻蕘之獻。未知恰當與否。斷不敢以自信。者希冀共信。但處今學術競爭之時代。彼則着着爭先。我則步步退後。如猶伈伈俔俔。自暴自棄。因循復因循。蹉跎復蹉跎。深恐一二十年後。我國之醫治權。盡爲外人所攘奪。即不爲外人所盡奪。亦必爲心醉西醫者所傾圮。況取締醫生。贛省業已實行。尙可苟安旦夕。長此終古而存倖免取消之私心也哉。嗚呼同志諸君。若不急起直追。砥柱中流。不爲國粹存亡計。獨不爲利權損失計乎。即不爲大局攸關計。獨不爲個人營業計乎。一髮千鈞。在此一舉。時哉不可失。深願諸同志協力而共圖之。

震按今之中醫藥界。爲何如之醫藥界乎。非中外競爭優勝劣敗之時代乎。東西國醫學家刺激於前。學東西醫國人詆排於後。不曰中醫無基礎醫學。即曰中醫少折衷理論。不曰中醫無系統。無秩序。即曰中醫多神話。多譫言。不曰中醫人自爲學。家自爲敎。即曰中醫無一定講義。無學堂敎授。往往摘中醫學一二短處。少

公編醫學講義之商榷

數缺點。即引爲冷嘲熱罵之資料。實則彼等於中醫學未嘗精研。不過各是其是。各道其道而已。幸總會同志諸君。發憤興起。號召全國醫藥界上書　政府保存中醫中藥而中醫藥界應如何步步爭先。事事實行。庶幾不墜初心。今聞上海一隅之地。既設立神州醫藥總會。復創辦中華醫藥聯合會。各樹一幟。意氣相爭。不尙學術。噫同舟遇風。患難相共。存則俱存。亡則俱亡。當今危乎其殆之際。豈猶可二三其見而不合羣力以爭存哉。況上海名醫林立。濟濟多才。苟能去其私見。以謀統一之機關。徵求全國醫才。彙編各科講義。分辨中醫學校與東西醫學術競爭。庶幾中醫之國粹可保。醫藥之利權可挽。前見同社裘君吉生。教授學生。自編講義。自素靈以至百家。無不提要鈎元。去冗取粹。而分解剖、生理、病理、診斷、辨藥、製方、看護、衛生諸篇。採及新說。其體例即分章別節。綱舉目張。竊以個人之力。但有心爲之者。已足維持絕學。而今讀何君廉臣之商榷書。請集全國之力而爲之。則事半功倍。入手更易。是則震晨夕希望我醫藥界之實行也。　胡震書後

論服五虎湯之害

王以鈞

近世俗子。稍有感觸。即取蘇、荷、荆、防、又加之以羌、活、而服之。曰五、虎、湯。查五虎湯不知始於何代。考之古今方書。迄未載。是說者以爲出於市井醫之無知妄作。語頗近理。蓋其方無君臣。無分數。紛拏雜糅。如治亂絲。稍知藥性之人。均相戒莫敢嘗試。自非輕生重利。醫不能服。亦非冒險夜行。無所還忌之徒。斷不至率爾而予人也。然其中蘇、荷、二味。人所常服。甚者或取之代茗。亦毋庸深辨。至荆、防、則已有宜有不宜。若羌、活、一物。辛溫燥烈。刼陰動火。用之稍不得當。其人咽以後。變症百出。乃害人非淺之尤者。古本草言其性之雄。過乎獨活。故其主治、及歷代名醫所用。非風寒溼痺則水氣浸淫。然亦必兼淸涼潤澤之品而製之者。吳遵程謂血虛頭痛。深在禁例。而薛步雲又曰誤用取汗。即犯仲師火刼之戒。未有一遇感冒。不問其症之誰何。即投此物。甚至於風溫燥暑而不顧者也。故劇者羅論矣。而微者數服以後。有病衂者。患喉閉者。四肢拘急而現變痙之狀者。痞滿煩逆而苦胃實便鞭之難下者。其耳聾目赤。

大渴大汗猶事之小者無足數焉耳夫敗毒散之用此物陰虛火盛之人往往服之致生他變今乃無論何疾任意妄投安有不召助桀爲虐如火益熱之禍者景岳之製玉女煎也選藥命方一出於柔潤而修園陳氏猶譏其應玉女來迎之兆今取剛燥激烈之物而又佐以辛溫諸品并加之以猙獰狠厲之目此眞蘇氏之所謂毒藥猛獸未有不裂肝碎首者官其覆杯以後支節橫生卒遭五虎分屍之慘歟

治喉宜通關鍵論

周小農

前清以來。咽喉之症。偏於熱症爲多。昧者不知。表邪易於化火。妄投溫升之劑。遺誤實多。夫表邪、標也。火熾、本也。儻表邪未解。必呈凜寒。清散透達。亦符火鬱發之之旨。設清滋抑遏。毒必內竄。鼻搧喘促。邪陷於肺矣。於未甚之時。開其閉結。痧達氣平。喉關亦鬆。以喉主天氣。肺喜清肅。此關鍵在於(肺)。痰火凝結。惡心欲嘔。清滋酸收。樞機否塞。宣氣消降。如通郵傳。經謂九竅不和。皆屬胃病。此關鍵在於(胃)。痰熱阻塞。血因之瘀。清血活血。乃是正治。矧溫爲陽邪。現於諸陽之位。有頸現紅色者。毒歸於

紹興醫藥學報　第四十七、四十八期

心。皆譫並作矣。清營解毒。刻不容緩。此關鍵在於（營血）。挾食滯者。小孩爲多。噯氣撐脹。便閟痛悶。食停火鬱。濕阻熱蒸。喉關易爛。其證宜通便解濁。降火熄痧。透喉爛陡愈者。實驗已多。古謂咽主地氣。病由口腹。以通地道爲要。此關鍵在（大腸）。正氣虧者。脈軟無神。陰液涸者。舌絳且光。辛散劫痰。所在宜慎。正不勝邪。脫陷宜防。此關鍵在（氣液）。婦女經來忽止。喉恙忽劇。宜通畜血。產後惡露不通。喉證甚急。急宜通其瘀。此關鍵在於（畜血）。孽子寡居。鬱火並盛。涼潤宣通。兼籌爲佳。此關鍵在於（肝鬱）。惟綜是數者。得治則生。違反以療。必致危殆。閱歷所及。隱痌已久。不揣荒疏述其扼要如此。經云治病。必求其本。識者慎思明辨。臨証自不眩惑也已

問半身不遂（昔人或主風或主火或主痰立論各異試推原病本）並擬其方

周小農

半身不遂。上古以爲中風。劉河間以爲將息失宜。水不制火。丹溪以爲濕盛生痰。痰走經絡。立論各異。試詳述之。考中風一門。金匱以候氏黑散。補虛以熄風。風引湯清熱以除風。明乎此証。邪害空竅。由於內因也。迨千金方出。始以小續命湯治此症。西

問半身不遂昔人或主風或主火或主痰立論各異試推原病本並擬其方 二二

北風氣剛勁。容有中於寒風者。若東南風氣柔弱。病由熱盛生風。參、附、麻、防、剛烈散竄。必竭水源而逆血逆上矣。東垣以氣虛立論。清任宗之。試輒罔效。以參、耆之滯氣凝血。徐氏靈胎已闢之。河間以謂水不制火。因火生風。地黃飲子一方。饒有深意。丹溪以左半不遂屬血虛。右半不遂屬氣虛。而無有不挾痰濕者。以四物、或四君、加薑汁、竹瀝為治。依此用法獲效亦少。與竅未得則偏執之弊生。矧中風一症乎。近醫繆氏宜亭以為熱極生風。即內虛暗風。治法。初以清熱豁痰。絡以育陰熄風。獨具機杼。盈廷訟息。以是上溯仲聖治法。昭然若揭。茲宗其意。並擬其方。治假令肝熱生風蒸痰壅絡。半身不遂。肢顫語澀。清肝豁痰湯。丹皮、石決明、肥知母、鈎勾、絲瓜絡、羚羊片、鈸石斛、花粉、橘絡、霞天麯、桑瀝、雪羹湯代水。

治假令風僭血痹陰枯陽結。半身不遂。經燥絡虛。育陰熄風湯。首烏、大天冬、杞子、胡麻、大生地、歸身、鼈玉竹、甘菊、白蒺藜、桑寄生、阿膠、增損之法。大約北人及陽氣虛者。清熱蠲痰。宜顧陽氣。是在臨時裁酌。不偏不倚耳。

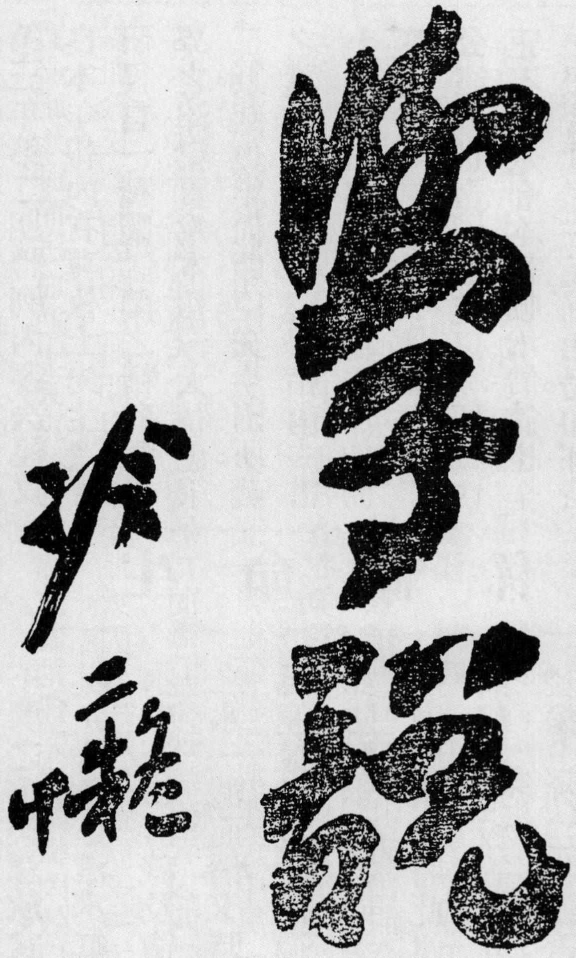
醫學說

虛損勞瘵論治

香巖王普耀述

夫虛勞之病。皆由內傷。而無外邪也。經言精氣奪則虛。凡營虛衛虛。上損下損。不外精與氣而已。精氣內奪。則積虛成損。積損成勞。甚而爲瘵。乃精與氣虛憊之極也。素問論五勞。謂久視傷血。久臥傷氣。久坐傷肉。久立傷骨。久行傷筋。金匱論五勞。論肺勞損氣。心勞損神。脾勞損食。肝勞損血。腎勞損精。越人謂自上損下者。一損肺（勞嗽）二損心（盜汗）三損脾（食減）四損肝（鬱怒）五損腎（淋漏）過胃則不治。自下損上者。一損腎（遺濁經閉）二損肝（脇痛）三損脾（脹瀉）四損心（驚悸不寐）五損肺（喘咳）過脾則不治。誠以脾胃與精與氣生化之源也。故治虛勞以能食爲主。考難經治法。損其肺者益其氣（加保元湯人參綿耆麥冬甘草等）損其心者。調其營衛（如養心湯參芪歸芎棗仁地黃等）損其脾者。調其飲食。適其寒溫（如四君異功等湯）損其肝者。緩其中（如牛膝杜仲菟絲餅蓯蓉沙蒺藜桂心白芍歸身等）損其腎者。益其精（如金剛丸杜仲豬腰子蓯蓉杞子茯苓等）此固治損之要矣。尤必先辨其陽虛陰虛。經曰陽虛生外寒。陰虛生內熱。凡怯寒少氣。自汗喘乏。食減無味。嘔脹飧泄。皆陽虛症。此脾肺虧損也。怔忡盜汗。欬血吐衄。淋遺崩漏。經閉骨蒸。皆陰

虛損勞瘵論治 二

虛症。此心肝腎虧損。由君相火炎。精髓枯竭也。惟補心三才六味大造固本諸湯宜之。又若腎中眞陽虛者（右尺必弱）宜甘溫益火之品補陽以配陰。如八味丸所謂益火之源以消陰翳也。腎中眞陰虛者（左尺細數）宜純甘補水之品滋陰以配陽（六味丸保陰煎加杞子魚鰾）所謂壯水之主以鎮陽光也。陽虛不復。久則吸短偏臥。脈弱陽痿。（宜參芪歸耆杞子山藥胡桃龍眼蓮棗沙苑子骨脂人乳鹿茸鹿膠羊肉羊腎海參等選用）陰虛不復。久則咽痛音啞。色悴肌羸。（宜麥味杏貝熟地首烏蓯蓉燕窩烏雞龜膠阿膠淡菜秋石豬羊髓白蜜等選用）而勞瘵成矣。由是火炎於上爲嗽血（如五汁膏瓊玉膏）爲潮熱（如清骨散青蒿鱉甲銀胡石斛知母等）火動於下而爲遺濁。（如龍齒丸人參茯神遠志菖蒲知母川柏坎版）而爲泄瀉。（宜三白資生湯）而治療難矣。夫水爲萬物之元。孫眞人所以云補脾不若補腎。土爲萬物之母。許學士所以云補腎不若補脾。然喜燥者脾。喜涼者腎。欲補腎易傷脾。欲補脾易傷腎。不知土爲金母。金爲水母。勞瘵至陽虛泄瀉。宜溫以補脾。然補脾須不礙肺。勞瘵至陰虛嗽熱。宜潤以滋腎。然滋腎須不妨脾。（補脾佐以山藥杞子滋腎佐以蓮實砂仁）而不得偏用辛溫以助火。（桂附之屬）亦不偏用苦寒以戕胃。（知柏之屬）且虛勞以受補爲可治。不受補爲不治。如汪續功云。虛勞之症。是腎水眞陰虛極。水不攝火火因上炎誤用引火歸元之法是抱薪救火致上焦愈熱而欬喘燥渴益甚咽喉靡痛諸症至矣又曰參耆助火之誤蓋虛勞之可受參芪者肺必無熱肺脉按之而虛必不數者故有土旺而生金勿拘拘於保肺之說古人每用之而奏功如已火爍而欬嗆矣火蒸津易而化濃痰矣君相之火亢甚而血隨上逆猶引陽生陰長虛火可補之說漫用參耆因之陽火愈旺金愈受傷所以王好古有肺熱還傷肺節齋有食參者必死之叮嚀故其自製保陰煎方用生熟地黃天麥門冬山藥茯神玉竹龜版乳桂[illegible]石[illegible]煎湯代水甘平塡補腎水滋養眞陰而治損之法已無餘蘊矣

天王補心丸考釋

王以鈞

天王補心丸一方載在道藏其命意之密用藥之審雖仲景自命之脩園陳氏猶嘖嘖然稱之宜乎今之修合而求售者高高在上揭於座壁獨惜其方流傳既久而爲後人之竄點頗多損益改革參差日甚致一方之變增至四方甚非志公當日所服之舊也不揣固陋謹求道藏原本及陳氏所錄考定於左并附注釋二則以袪羣疑

庶證據確鑿。不致魚目之混珠。其方之是否出於神授。姑置勿論。云酸棗仁一兩、生地黃四兩、柏子仁一兩、當歸一兩、麥門冬一兩、天門冬一兩、遠志五錢、五味子一兩、白茯苓五錢、人參五錢、丹參五錢、元參五錢、桔梗五錢。蜜煉每兩分作十丸。金箔爲衣。每服一丸。燈心或棗湯化下。或作小丸亦可。陳脩園曰。小篆心字篆文只是一倒火耳。火不欲炎上。故以生地黃、補水使水上交於心。以元參、丹參、二冬、瀉火使火下交於腎。又佐參、茯、以和心氣。當歸以生心血。二仁、以安心神。遠志、以宣其滯。五味、以收其散。更假桔梗之浮爲向導。心得所養。而何有健忘怔忡津液乾枯舌瘡秘結之苦哉。修園所釋。發揮殆盡。觀此而知彼三方出自後人加減。乃益信。顧猶有疑補心之中。雜以補腎者。不知此深合內經仲景之旨也。夫仲景之炙甘草湯。治心悸耳。而爲之佐者。阿膠地黃。內經言心之主腎。此方之有冬地元參。即內經之治心。必先治腎。而仲景用膠地二物之微意也。標本兼籌。莫善乎此。而世之好議論者。非以授受之稍涉幽渺。則見症治症。未悉其用藥之深意云耳。少見多怪。因噎廢食。豈定論哉。

萞麻子油

右以二三錢服之。(三時間仍不快則可再服一錢)。

此油之製法用萞麻子五斤。冷水泡一日。用沸水煮二句鐘。去水日中曬乾。搗爛。加水十斤。再用火煮之。屢次攪動。至油質上浮。收取用之。市中所售者均屬不佳。不可入藥。

大黃粉　五分　滑石粉　五分　桂皮(即肉桂)　五分

右爲細末作一服。日三四服。宜於小兒。

沒石脂　一錢　雅片　一分　白糖　二錢

右分作十包。每一時服一包。宜於瀉痢奏效後。

樟腦　一分　雅片　一分　薄荷油　一分　火酒　二兩

右浸出。每服十滴至二十滴。宜於虛脫。

痲疹

（原因）傳染力極爲強大。惟多襲於小兒。一發此症後。再發者甚稀。而傳染之媒介。爲淚液、咯痰、呼氣、唾液、皮膚蒸氣、及空氣、器具、等。

（症候）本病之潛伏期約五六日。以至十日。其初成三四日間。則體溫升達三十八九度。發譫語。噴嚏。流淚。乾咳。其後爲發疹期。則體溫升至三十九度五分以至四十一度。始見發疹。最初見於眼之邊傍或顏面。次則蔓延於頸及軀幹四肢。皮膚呈紅色。或稍帶藍色。經一二日。則體溫下降。赤疹稍蒼白。至第三日或第四日。悉行消失。至第六七日。此時身體雖全快。惟身上之皮膚剝脫而成粃糠之形。本病發起後。大抵經八日、或十日。而得全快。

（類症）風疹、發疹窒扶斯、梅毒疹、等。（預後）概良。

（治法）此症單純者。可不用藥劑。以待期療法爲最要。即命安臥靜養。平均溫度。（一列氏七十五六度）流通空氣。溫和身體。切勿與以寒冷之飲食品。病室宜幽暗。大便不通者。可用輕瀉劑。平日可用和緩劑。或退熱劑。其他有合併症。宜各施行適宜之治法。

（豫防）隔離病兒與康健者。。。。。。。。。。。接近然此症如能於四五歲至八九歲之間傳染者。性之痲疹。則他日可以免惡性傳染之憂。亦可爲不幸中之幸也。

（藥方）

西河柳　一握（約三錢）

右水煎服。一日二次。

薄荷　防風　連翹　牛蒡子　荆芥　大靑　黃芩　黃連

右分量隨年齡酌定。水煎服之。

葛根　升麻　芍藥　甘草　（升麻葛根湯）

右同前。

（特方）

蓖痲子油　一錢三分　（一歲以上小兒之所用分量）

右浮於水而或茶上服之宜於便秘。

遠志 四分 阿片酒 二滴 糖漿 四錢 淸水適宜

右一日六次。二日分服。

梅毒

(原因)此症有先天後天之別。先天、由父母遺傳而發。又名遺毒。後天、由於交結。或接吻、或患者之烟管茶杯等。均爲本病之媒介。

(症候)先天梅毒。發全體羸弱。鼻孔充塞。足蹠及肛門周圍呈赤色而有光澤。後天梅毒之潛伏期。分爲數期。第一期之病狀。始成硬性下疳。男子在於龜頭等處。女子在於大陰唇等處。生硬結節。有時潰爛而出膿汁。經數週後。頗似治愈。隨續發便毒。其始鼠蹊腺或無痛性橫痃。繼則頸及腋下等之腺亦腫。經二三週時間。則惡寒發熱。諸關節劇痛。由是而移至第二期。本期爲梅毒發疹期。則寒熱頭疼。四肢疼痛。貧血。不眠。神經衰弱。外皮發梅毒性薔薇疹。(爲紅色之斑點。多呈圓形。比皮膚之表而稍高壓之則退色。）及梅毒蕾疹。（爲小豆或碗豆大之紅點。多發於顏面。）梅毒性乾癬。（所患之部則呈白色而有光澤之鱗片。多在於手足掌上。）扁平贅肉（皮膚上現扁平之隆起。宛如覆以黏稠灰白色之流著物。其惡臭特著。此時傳染性甚强。多生於陰莖下面與陰囊之交界及陰囊與大腿之交界間或大小陰唇、肛門周圍、鼠蹊部、臍窩、鼻唇溝、口角、指趾等處。）梅毒性小膿泡疹。大膿泡疹。（膿泡成後潰爛甚深有痂皮爲表在性。）此外之皮疹。種類甚多。或生如胡桃之硬結節。續流膿汁。或罹眼病而至盲目。第三期梅毒之特有症狀。則發皮膚與筋肉之護膜腫與骨膜腫、頭骨、四肢骨、鼻骨發劇痛。鼻骨尤甚。或鼻之全部全行消失。更甚者波及內臟竟有釀成生命之危險。亦有發脊髓實質之護膜腫。惟甚希耳。

（治法）先天梅毒宜禁與母乳而與以滋養之物品。口、內陰部、肛門、行淸潔法。施局部及全身療法宜預防傳染於家族爲要。後天梅毒宜取易於消化而富於滋養之食物切戒飲酒及房事如在第一期之時間宜預防第二期之發疹侵襲。即口內炎、皮脂漏、脫髮、濕疹、足汗、齲齒、胃痛、及習慣便秘之療法。切勿忽。如行水銀療法時。其口。腔。宜。嚴。厲。保。持。淸潔。每日用淡鹽湯含嗽數次。

（藥方）

川萆薢　一兩

右以水三盞煎至二盞。不拘時。徐徐溫服。

土茯苓　八錢　水　十兩

右煎汁。一日數次。分服。

茯苓　三錢　木通　三錢　金銀花　三錢　川芎　一錢　大黃　三錢　甘草　一錢　土茯苓　一兩

右水二合。煮取一合。作二次服。

輕粉　大楓子肉

右等分。研勻塗之。（嶺南衛生方）

輕粉 一錢 胡桃仁 二錢 炒槐花 二錢

右棗肉爲丸。分作九服。三日服盡（楊誠經驗方）

（特方）

水銀軟膏

右輪流塗於胸側。上膊。大腿等處。

明礬 四分 餾水 二兩

右含嗽劑。

淋病

（原因）由於與不潔之婦人交接。傳染淋病球菌所致。

（症候）此症有急慢二性之別。急性者。與有本病之婦人交接後。經三日。呈尿道焮赤腫痛。尿意頻數。尿中常帶濃汁。放尿時發劇痛。在男子則陰莖腫熱。在女子則陰唇紅爛。再經數日。則濃汁之量益增。經五六週後。或可粗治。若治療不適。則成爲慢性殆無疼痛。仍漏少量之濃汁。不易治愈。

(治法)豫防此症之法。宜束身自好。絕跡青樓。切戒故意延長之交接、或中止之。若已發此症後。則命安靜身心。守攝生。嚴禁酒類與戟刺性飲食品。用緩瀉劑。行冷罨法。嚴壓清潔其陰部。幷宜戒房事。正品行。爲至要也。

(藥方)

赤苓 三錢 白芍 山梔 各二錢 當歸 甘草 各一錢四分

右水一盞五分。煎八分服。(五淋湯)

滑石 二錢 木通 茯苓 車前 瞿麥 各一錢

右水一盞。煎五分服。

(特方)

華澄茄末 八錢

右爲二十包。一日三包。

應驗良方

編輯者胡瀛嶠

小引

大地之上。萬國立焉。五洲之分。種族別焉。以種族之强弱。形國勢之盛衰。亘古迄今。無不皆然。原夫强弱之根據。造端於人民之體育。體育强則國亦强。體育弱則國亦弱。體育者。人生之要素。亦强國之原質也。不當急於保護哉。保護維何。除普通運動及隨時攝養外。遇有疾病。醫治而已。然醫有專科。藥有專治。先聖有言。毋待詳述。而應驗良方。淵源醫學。人多忽略。可慨孰甚。若夫草藥一味。氣煞名醫。事或有然。未可厚非。且一言之秘。一灸之訣。爲醫籍所不載。時診所不逮。獨出於食古土老之口之手。屢試屢驗。神乎其技者。亦堪欽堪誌。余年逾耆。於良方一門。不敢曰經驗有素。然耳目見聞。似較少不更事者。稍有所得。爰出秘方以供世之患病者。或能療瘳於萬一。願世人見之。勿以余言爲河漢也可。

諸方列後

跌打損傷神驗方

紅花一錢　歸身一錢　生地一錢　桃仁一錢　赤芍一錢　五加皮一錢
乳香一錢　沒藥一錢

是方由武班戲子所傳濟人無數。按看傷處照後加味。切莫增減分齎。無不效驗如神。

如傷頭部加川芎一錢桔梗一錢。傷足加鮮木瓜一錢。傷手加姜黃八分傷臂加桂枝八分。傷肩加虎骨一錢。傷心加藿香一錢。傷腿加牛膝一錢。傷肋加青皮一錢柴胡一錢。傷食肚加枳殼一錢。傷徧身加前胡一錢骨碎補一錢。傷股加川斷一錢杜仲一錢。傷上身飯後服。傷下身飯前服

便用眼藥

取臘月羊膽。添入白蜜。懸掛風口。俟陰乾備用。凡遇風火時眼。鼻塞頭

眩。眵淚頻頻。目赤胞腫。畏日羞明。以及遠年近日。紅絲縱橫。乍癢乍疼。爛沿等症。此藥每用少許。點入眼角。閉目一小時。即能奇效。蓋羊食白草。蜂採百花。以氣之清者莫如花。質之薄者莫如草。淸薄之氣質。療治重濁之症。諸膽功用。又善去塵。宜乎外傷風邪之目疾。無不奏效如神也。

血腺妙技

敝邑王某。兩鼻孔患血腺。數月流長至尺餘。拔之不出。推之不縮。晝夜哀號。非常不爽。歷醫棘手。將成痼病。有某鄉老。自言能治。索謝十元。王之家人。初雖纖信。見以艾燒烙鐵。乘熱一烙。隨短一寸。烙至到處。腺即隨愈。亦可謂神乎其技矣。噫。

蛇咬靈方

臭虫數個。搗碎塗患處。歷久不愈者。呑吃一個。無不功效神速。

是方爲余所目見。庚子夏。由紹回姚。趁曹娥船。船中有脛大如碗者。口呻吟不絕。旁一老者。問爲何傷。答曰蛇傷。老者曰何不醫治。答曰治之屢。奈不效何。曰此易易耳。何戚戚爲。乃代覓臭虫數個。搗碎塗之。不逾時而腫消痛除。其傷若失。諺云對症服藥。病無不除。其斯之謂歟。

難產神效方

余嗜蘭。因而診暇。輒瀏覽各蘭譜。披閱憶江先生蘭言述略。後附一方。並釋一頁。爰錄之以告世之難產者。治難產之方頗多。然應驗神速者甚少。今因藝蘭而得一方。如遇難產至數日不下。覓春時素心蘭一二朶。鮮乾皆可。沸水泡湯。并花呑下。當即脫然墮地。屢試屢驗。紅心者忌用。 蓋素心秉天地靈氣。芳馥無比。服之則滿腹芬香。濁氣下降。生機自然流動。願同志者。覩集此種。多且益善。 逢春賞玩。兼可濟人。亦一舉兩得之計也。但花開數日。即宜剪下以免竭力。用鑛灰磁瓶安置。 勿使洩其香氣。傳方施送。功莫大焉。

（未完）

唐宋以前。治頑痰毒風。竄經入絡之大症。立法也。今之藥肆。往往不揣古人立方之奧旨。每有以鼠糞誤作兩頭尖。以合活絡丹、再造丸、之用。陳氏脩園。經驗百病方中。巳力駁用鼠糞之誤。無如言者諄諄。聽者藐藐。茲將鼠糞之效用。附識如下。考陶弘景名醫別錄云。鼠糞兩頭尖者爲雄鼠屎。後人將此辨認語。遂以兩頭尖作正名矣。驗其效用。祇能治小兒疳疾腹大。及傷寒勞復發熱。男子陰易腹痛。皆取其能化胃腸濁淤宿垢。又云食中誤食。令人目黃成疸。非可治大風頑痰之大症明矣。此以一味之訛。延誤全方。特將其名實辨正公布。以正傳訛。

白前　白薇

陳家謨曰。白前形似牛膝。粗長堅直。中心空虛。根間有節。色白微黃。折之易斷。陶宏景曰。白前氣味甘微溫無毒。主治胸脇逆氣。欬嗽上氣。呼吸欲絶。經疏云。白薇根黃白色。形類牛膝。頭下有細鬚而短。柔軟可曲。又爾雅云。根似牛膝而細長。色黃微白。本經云。白薇氣味苦鹹平無毒。主治暴中風、身熱、肢滿、忽忽不知人、狂惑、邪、氣。寒、熱、酸、痛、由是觀之。白前與白薇形、色、異、性、味、異、功、用、更、異、乃據本草崇原集說眉批云。蘇州藥肆誤以白前爲白薇。白薇爲白前。相沿已久。近調查杭寧藥肆。相沿亦與江蘇同。惟紹興藥界早經考正。此爲吾越藥界之優點。務請蘇杭藥界諸君速爲更正。免誤病家。

樸硝（即芒硝元明粉風化硝之類）　焰硝　（即古之硝石）

樸硝、火硝、咸名硝石。皆生鹵地。假水火二大之精以爲形質。時珍曰。硝有水火二種。形質雖同。性味迥別。惟神農本經樸硝硝石二條。爲正神農所列樸硝。即水硝也。考樸硝生於斥鹵之地。括埽煎汁。經宿結成。狀如鹽末。再以水煮澄去渣滓。入蘿蔔同煮熟。傾入盆中。經宿則結成白硝。表部生有細芒、如鋒者。爲芒、硝。其生牙如圭角。作六角稜。玲瓏可愛者。爲馬、牙、硝。其凝底成塊者。則名硝石也。其再以蘿蔔煎煉。至減去鹹味。爲甜、硝。置風日中。吹去水氣。則輕白如粉。爲風、化、硝。同甘草煎過。鼎罐升煆。則爲元、明、粉。考其效用。樸硝味鹹氣寒。性下定。故能推蕩腸胃積滯。折治三焦邪火。芒硝、牙硝、去氣味而甘緩。故能破結、軟堅。推、陳致新。破、瘀、血。除、邪、去、火熱、胃、閉。利、大小便。風化硝、甘緩輕浮。能治上、焦、心、肺、痰、熱、而不、洩。利、小兒、驚、熱、膈、痰、老年、痰、熱、結、胸。此爲要藥。以人乳和塗。亦治眼、瞼、赤腫。及頭、面、暴、熱、腫、痛。元明粉佐甘艸。去其鹹寒之毒。甄權曰。主治心、熱、煩、燥。并五、臟、宿、滯、癥、結。汪穎曰。遇有三焦腸胃實熱結滯。少年氣壯者。量與服之。殊有速效。若脾胃虛冷。陰虛火動者。服之。速其死矣。繆仲醇曰。硝者消也。其直往無前之性。無堅不破。無熱不、盪。病非熱邪深固。閉結不通。不可輕投。恐誤伐下焦眞陰。故也。又曰。凡病不由邪熱閉結。及血枯津涸。以致大腸燥結。陰虛精乏。或大熱骨蒸。火炎於上。發見頭痛目昏。口渴耳聾。咽痛。吐血衄血。欬嗽痰壅。種種虛極類實等症。均忌用樸硝、芒硝、元明粉等品。此爲用諸硝關於生命之要訣。亦我醫者不可不知也。神農所列硝石。又名焰硝、即今火硝也。亦產於鹵地。秋冬間偏地生白霜。括掃煎煉而成。亦須煎煮三次。傾入盆中。其上有芒。亦曰芒硝。有牙。曰牙硝。其底亦統名爲硝石。玫焰硝之性質。味辛微鹹兼苦。其氣溫。性上升。故能破、結、散、堅。治諸、熱、病。升散三焦火鬱、調和臟腑虛寒。今軍用與硫黃配合。能直上雲漢。其升可知矣。故雷斆治腦、痛、欲死。鼻投硝末。亦取上升從治之義。後如李正宇本草原始。誤以硝石是樸硝。煎煉時。取去芒硝。凝結在盆底。如石者爲硝石。兵家用作烽燧藥。得火即烟起。故有火硝焰硝之名云云。不知投之火中即焰者。火硝也。樸硝則否。入火生焰者。與火同氣也。入火不燃者。水固勝火也。此辨、其、性、也。即就其味辨之。亦有大可異者。樸硝以鹹勝。而帶微苦。本於鹹就下。即以歸火之原也。火硝以辛勝而亦有鹹。但大遜於水硝。而苦則稍加。是本於辛以上際。正以達火之用也。劉潛江云。樸硝、硝石。水火攸分。然同源於水。同歸於治熱。何歟。蓋樸硝治熱之結。結、則、多屬血、分。所謂陰不降陽不化者也。能行陰中之陽結。則陰降而陽自化矣。火硝乃治熱之鬱。鬱、者、多、屬氣、分。所謂陽不升陰不暢者也。能達陽中之陰鬱。則陽化而陰自暢矣、再就其效用辨之。如仲景之硝石礬石散之用硝石。即所以治臟中之鬱熱。行軍散

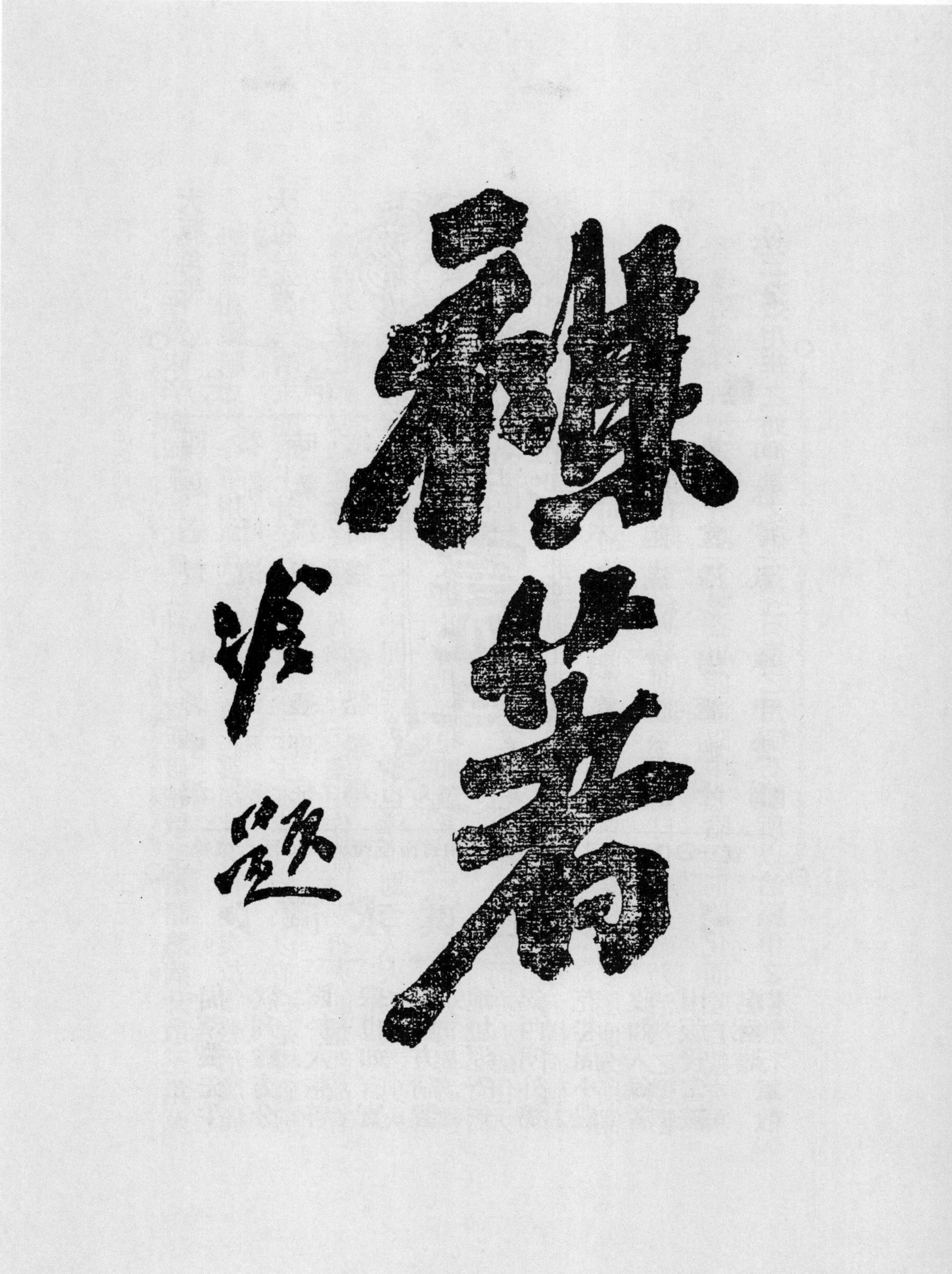

徵求實驗良方

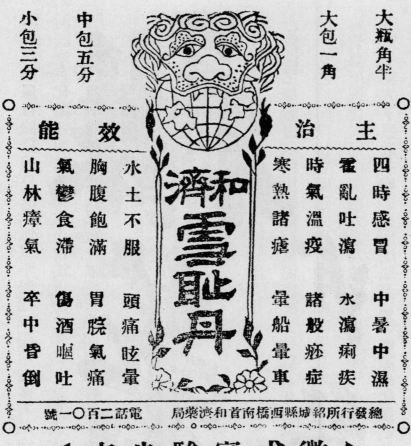

周華農先生欲刊驗方分贈於人慈善舉也如有實驗良方請留地址逕寄無錫西門外棉花巷周小農收如入錄者出版後當按名郵贈

滬埠西藥房。目錄登報外。傢散傳單。不診而求藥。所在多有。威海衛路、朱森泰。患白濁、既采宣化濕熱。卽購西藥立止白濁丸服之。濁結加盛。反成淹纏矣。迨知病由飲酒蘊邪。已熾不能起。故衆人之智。一無繩尺。猶閉目以探庾中之豆。黑白大小。惟其所值。其不僨事者幾希。

無錫楊崑圃妻王氏。素患難產不育。辛亥夏。將坐蓐。聞西醫善收生。雇輿往城中某醫院施治。屏絕僕從。先用迷藥。令其不省人事。繼用刀將產戶割開。死孩雖出。而產婦憊甚。越日因創處出血過多而死。 楊君素開槽坊。與吳楚卿君爲同業。此事爲吳君親戚。王雲卿所述。氏固雲卿胞侄女也。

西藥由化學而出。取精用宏。效易見而害亦易致。慫之先自衒鬻、人多知者。內地店鋪亦承之。玻櫥以待宣索。錫人單孟淵之室。壬子夏姙娠下痢、中醫持重用藥過輕。轉覺夢所適從。震驚西藥補丸之功。意謂補則與孕體契合。購而服之。由三粒至五不應。七粒方下。服數次。痢雖爽而沈緜。至產後敗証蠭起。遂亡。此妄用西藥之可警。

伯華醫話 四

此瀉丸極攻削。如胃液虧者。服三五顆。古中劇苦。張文襄謂列子如禁方奇藥。有大毒可以殺人。嶽謂西藥亦然。

李濟平治醫有聲。下筆灑灑數千言。取徒必以文名可謂馴審矣。惟酷嗜洋烟。日晡方起。備鎗五。侍者豫裝。而吸少遲。遺精便洩均作。最後過聿師云。癮日重。百病蠭起。惟用嗎啡可變。聿師引飲鴆止渴戒之。濟平流涕不能從也。期年戒烟議起。李文瀾服丸戒煙。以目赤喉痺殞。化而分之。市中通行之丸。皆有嗎啡者多。諸君疑吾言乎。

今春滬上中西醫士裘刊咸。鄙人列名海上。舊雨未通郵筒。兩人藥房寄書來者三處。其中嗎啡老牌新牌價目不一。蓋擬予爲西醫也。涉筆及此。並以警告藥業。

西人治不寐安神藥水。衆人可服。服之似沉迷。醒來口渴、頭重足輕。乃哥囉醉藥之類。不服則仍然。乃迷神。不知神魂固未安。潛近日新聞。有一人服安神藥水三瓶者。幸爲西醫救活云。乃知竟是毒藥。爲問中藥如養心丸等。有多服而不蘇者否。一藥有致死量之戒。其非佳品可知。劉誠意云。無驗而言之。謂之妄。傳與世人共相勸戒。

神偶出賽時。扮作罪犯臨刑之狀態。隨神迎賽。不知何所取意。眞令人索解不可得也。

n審呆子、 是亦假左道惑衆之一也。城鄉各區。凡婦女患「雪司的里」病。中國所謂怔忡、及癲癇等症者。捨醫藥之不求。希神靈之呵護。遂母携其女。或姑挈其婦。往住神廟。日待神賜審判。廟中僧道。趁此要求不飽其慾壑不止。傷風敗俗。莫此爲甚。官廳若不聞焉。

三江湖醫、 紹地習俗。稱往來蹤跡不明之醫生。曰江湖郎中。郎中即南省稱醫之通俗名也。今計江湖派之醫生。有過路郎中者。鈴醫是也。有擺頭郎中者。逢熱鬧地方。如寺觀會場而到者是也。有草藥擔也。有虎皮客也。有打拳頭之傷科也。有消牙虫之女醫也。分列於下。

甲、過路郎中、 手執虎撐。沿村搖震。口中大喊曰「一沉疴痼疾好醫。左癱右瘓好醫。九種胃氣好醫。七十二種肝氣好醫。小產大生好醫。紅經白帶好醫」一有用針刺後。以牛角吸出血液。似日本之鬱血治療法。爲法。臨吸時取値。得以遂其所欲。蹤跡無定。一年不過來到一次。

乙、擺攤郎中、 蹤跡亦無定。來時三四人合組之。必逢熱鬧場所。團懸布蓬。設攤於下。雜列獸骨蛇蛻等物。以招徠行人之注意。有標明受某姓太太了愿之屜。備不收分文。多用膏藥針灸臨醫索資。藉口爲我等辛苦。破費一點。或稱隨緣樂助。然往往傾鄉人之囊。不盡不止。

丙、打拳頭、 年不過到幾次。擇鬧中取靜之寬廣地。以演拳術。以引起途客之觀瞻。待觀者衆多。遂將膏藥出售。首先送施三人。第四人則取値。每價不過數十文。時以自已用拳或棒打傷身中一處。即用所售之膏藥貼之。立刻傷處見愈。如演劇然。以堅觀者信用。闖此盤所得。以足糊口爲止。故無甚重索。惟膏藥大抵松香而已。習俗通稱曰香灰膏藥。又曰、爛泥膏藥。明明道破其無用。然每見購者、爭先恐後。是又何也。

丁、消牙虫、常有三五女醫聯袂遊走街頭。口叫「消牙虫呀。消牙虫呀」而衣領中插獸骨針二三支。旁門沿戶以求主顧。患牙病者。呼其治療。任意論價。有一角、二角、至一元二元者。論價定。不拘何種牙症。必用清水一碗。卽以插衣領上之骨針。挑撥患處。隨撥隨向水盤敲之。則見蠕蠕而動者虫也。一般婦女多信之。雖縉紳先生。亦有信而邀治者。

戊、草藥擔、以一人肩挑之。口中連叫、「引綫包金、茶匙、竹葉麥冬、八角金盤、重樓、老勿大、獨立一枝花」等。草藥名目。沿途求售。購者必自述病症。遂配一種或二種之鮮藥。取值不過一角或數角。往往有一劑知。二劑愈。覆杯見效之應手。然所用皆峻猛之品。瘥後遺患甚多。因此輩識藥而不識病。惜哉。

己、虎皮客、三五人合扛一長竿。負以虎皮。各人又雜携牛馬筋骨臟腑多件。見者以虎皮是眞。而出價購脛骨。歸治其腿痛也。每一成交。必數角至數元不等。

四、官醫、前清衙署監獄。有人專任醫務。爲之官醫。罪犯囚居囹圄。往往瘦斃臨死

紹興醫藥學報 第四十七、四十八期

之時。必令官醫立方。附於案卷。以證明病故之實。俸金每月三元、或四元。近來此項官醫。聞已革除。惟類於官醫而受官帑雇用者較多。焉附列於下。

甲、軍醫、紹城只一衛戍司令部。聘有畢業於專門學堂之醫生。專司部內醫務。治療均用西藥。

乙、局醫、城中前有禁煙局。專聘中醫一人。以司驗癮療病之職。月俸二十元。每日下午到局一次。今年局已取消。此項局醫。亦成醫史上一名詞耳。

丙、校醫、城中有師範校。與中學校。各以每月俸金四十元。聘一東醫派中國醫生一人。擔任醫務。每星期到校兩次。用藥向醫生取配。多用東品。

五、半官醫、城中向有公立之慈善事業。如同善堂育嬰堂。現均支配於官督之下。惟仍委士紳司理之。又如紅十字會紹興分會之市醫院。本皆地方人民樂助之款創辦。嗣亦有每月五十元之補助費。向官署領用。故亦似乎半屬官辦。茲亦一一分述之如下。

眼科醫學博士先史敦法蘭西巴黎人也精究眼科四十餘年所蘊眼藥靡不靈妙項又得一鑲眼之法不用義眼而竟用走獸或人之眼珠但必須量其人目眶之大小而後可覓取適宜者鑲嵌之雖不能如常人之視遠然五尺以內之形色則畢見矣此種鑲眼殊非易易先史敦外無能之者然我國固有之猶憶昔年隨侍桂海時一巨竊白賊也被捕剜其目釋之二月後又竊獲之卽前剜目賊也官異而訊之焉則曰彼釋後三日遇一走方醫爲我取貓眼鑲之並用藥塗敷不一月愈晝夜且能辨物驗視果然觀此可知吾國未嘗無擅絕技以自秘者特不肯輕易授人耳

治啞新法

美國紐約有某甲得啞病已年餘矣醫生馬典爲破頭顱於前腦部見有一凝結之塊以電氣除去之後遂言語如常歐美醫術之進步一至於此吾中醫其亦可幡然改矣

電光濾水器

醫界新智囊

醫界新智識 四

澄清飲料水之法。簡易者投明礬或雄黃。特別者亦不過用砂漏。近今法國製造家。別出一種小濾水器。名曰紫色電光小水濾器。其製法亦殊簡。祇須將自來水管與電綫機關相續。水管下置一圓形玻璃筩。使電光經過其內。發生一種靑紫色光綫。水管中之水。流入玻璃筩內。經紫色電光所射。則所含之微生物。立可殲滅無類。玻璃筩之上面。又設有開閉器。當電流不通之時。自能閉水管之水。令勿流入。此項濾水器。每具堪供二百五十人之用。現在巴黎居民及學校藏書樓事務所等處。多用之。洵衞生家利器也。

變色瞳人

貓之瞳人。午一綫。子正圓。隨時變形。異矣。不謂人之瞳人。且有能隨時變色者。法京巴黎有一女子。其瞳神迴異尋常。早起之時靑色。七八時變綠色。十時十一時深綠色。正午紅色。一二時淡紅色。三四時白色。五六時黑色。夜間灰色。經數多醫學博士再三研究。卒不得其要領。此與頭髮變色。亦相類。

醫案

幼舟題

良丹係上海五洲大藥房出品應時良藥完全國貨清香適口化食消毒與衆不同凡頭暈神疲感冒痧疫服良丹均有奇效常服口中

將軍牌

良丹

香品久遠馳名 愛國衛生者以良丹爲常備之要藥救急之妙丹

價目 小包洋一角 最小包五分

上海五洲大藥房發行

退廬醫案

皮膚侵蝕

陳心田

偏門外金君嘉茂。甲寅歲五月中。周身發風瘰。經數日而脫蛻。愈癢愈燥。頭面身體竟無完膚。所剩眞皮而已。從此飲食漸減。起居爲難。遷延半載。經數醫而不瘳。十月朔。始放棹來余就治。遂診之。脈波濡大而緩。按之近駛。尺膚甚熱。皮膚既蝕。兩手猶擦磨不已。而膚之下滑。色珠已顯。蓋吾人所合皮膚。由扁小細胞。幾而變爲老硬如鱗。層層相疊。緊裹以護全身嫩肉之用。時時消耗。亦時時修補。便身體運動。誠一有力之官也。夫欲以新生皮膚。全賴眞皮之力。務使氣力循環無所障礙。今金君眞皮既枯燥如烙。皮膚只蝕不生。況今年亢旱炎熇。軀體又無汗出。明乎汗腺不通。有以致熱鬱腠理而成是患也。又詢其小溲如常。大便略泄。飲食雖減。餘無大患。因思邪之所腠。其氣必虛。當予以玉屏風散。加麻黃改湯兩劑。汗出熱退。轉與異功散加生黃芪皮一兩。調

紹興醫藥學報　第四十七、四十八期

理四劑。外用白芷龍膽草煎洗。據答汗出之區。膚亦先生。自此已成完全體質。伏念前醫用以皮治皮。清肺和胃。凉血通絡諸藥。要亦純正之師。豈可厚非。何致輕病轉劇。將成風癘。蓋以治不中竅。輒未奏效。顧不懼哉。嗚呼。認症固難。用藥亦不易。天下之病千變萬化。無有定形。苟悉心能燭其奸。藥中肯綮。如鼓應桴。能無信然。

脉蒸

方兆祥君令媛。年二十二歲。去秋始出閣。冬初偶染風寒。致患咳嗽。至今半載餘。其間或止或發。癸水不調。蹻維失職。靑年夫婦。殊不禁忌。足跗時踵。本年二月中。又增夜熱盜汗。近且自汗。余於元宵一診而後。不通聞問。一日方君倉卒前來。亟談女病之變。邀余往診。而扶日夕。渠以服過方藥。委爲檢査。是否誤用。審諸方理。俱係名手。第念管中窺豹。誠無補於病者切中。曷若登樓細視。而形較前已瘦。神色還帶浮龐。脈右絃長而大。左部俱得緩滑。舌色紅潤。尖生細泡。侵曉已欬。紫血三塊。夜間發熱出汗。遍體不舒。大便溏澀。小溲短熱。口雖乾而不引飲。膚雖熱而毛不焦。欬雖滯而聲尙響。惟有嗽必兼嘔。納食漸減。似熱在中而累及於上也。蓋脾胃居人身之中。生育營衞。通行津液。一有不調。則失所養所行。今胃有熱在。而致中氣不足。故溲便爲之變。發熱咳嗽。日以益甚。勢必內有瘀血。瘀則生熱。熱則汗出。汗出而熱猶未已。毛不落。口不渴。此熱在脈管。病曰脈蒸。夫以人生脈絡。傍及汗腺。脈管既被熱蒸。未有不殃及汗腺。且衞行脈外。營行脈中。今之現症。已顯絡瘀之象。醫見盜汗自汗。或認陰虛。或認陽虧。或謂肺主皮毛而來。或言肝經鬱熱所生。殊不知胃爲衞之源。脾爲營之本。源本受邪。而不能生育營衞。故夜夜汗出。而熱猶未已。幸而氣液未傷。然邪熱在血。蒸汗如是。欬嗽如是。其必轉成勞瘵者幾希。余即處通絡化瘀爲主。方用蒲公英。絲瓜絡。紫草。丹皮。生地。茅根。梔子。翹茹子芩蒲黃絳通等劑。出入增損。不十劑而瘳。

退廬醫案 四

吐血氣虛

城南錢氏婦。年二十五歲。時患咳嗽。性情通脫。夫妻甚愛之。不免於病中觸犯房事。一日吐血傾盆。手足無措。促余往治。余謂吐血之証。原因不一。今血來洶湧。必須止之。止後。或消或補。再待緩商。當予十灰散用童便吞服。遂止。詎止後。嗽痰不已。猶有帶紅。日以童便灌救。無效。不知血止而後。貴乎虛實寒熱辨明。斯補瀉溫清得穩。今徒以童便自治。却無益也。隔四日。再邀余診。脈波浮大。按之無力。發熱能食。舌紅口乾。嗽嗆稠痰。痰中兼血。氣急短促。溲便尚通。予曰此氣虛也。法當補氣清肺爲主。然補氣之藥。又非參芪朮草不可。用參耆朮草。勢必迫於外論。雖然。血脫益氣。本是粗淺之理。設遇一知半解。得毋血從火發。參耆助火。不幾難乎。思之思之。吾豈爲病者役。不負責成。安能治療。爰引昔賢名論。以佐錢婦之証。大凡血溢上竅。丹溪謂陽盛陰虛。有升無降。十居其九。蓋金體本燥。嗽痰日吐。津液時耗。則燥者

醫藥界近聞

△紹介名著一

廣溫熱論一書爲戴北山先生原著經陸九芝先生刪定何廉臣先生重訂幷附以經驗古今方案而印行者其辯伏氣溫溫熱與新感溫暑及傷寒之鑑別碑益於感證之診斷猶行海而執有羅盤也醫家病家均宜人手一編獲益良匪淺鮮每部六册定價大洋八角本社及各大書坊均有寄售

△紹介名著二

越醫何廉臣先生重訂印行之感證寶筏係歸安吳坤安先生之原著先生爲姑蘇薛葉兩大名醫之高足其學問經驗胥集於是著而辨傷寒與類傷寒如訓鴻溝而立疆界洵不愧爲感証之寶筏故出版後風行一時每部八册定價大洋一元二角本社及各大書坊均代發行

中華醫藥聯合會

前日上海中華醫藥聯合會開評議會公推職員由正會長費訪壺君宣佈開會宗旨即由醫藥兩界評議員各推議長醫界推華星垣君藥界推王星泉君又推定各職員醫界幹事員范香孫君黃筱堂君丁仲英君潘楚楨君趙書田君秦培蔭君交際員金養田君石頌平君王友蘭君姚菊亭君調查員顧鴻孫君潘耀庭君任際連君丁爾昌君吳顯文君袁鄂生君盛茂祥君李意城君經濟董事馬逢伯君會計董事吳仲虎君文牘員葉冀平君書記員周友石君庶務員儲頤綬君金幼香君藥界幹事員蔣瑞庭君張士載君陸德農君黃幼田君葉萃棠君陳雨棠君交際員邵明輝君莊魯卿君徐炳輝君席利賓君調查員沈寶祥君樂錦泉君章永清君朱裕康君程梅卿君章永春君王馥棠君應煥成君

金華疫氣之流行

近於夏秋之交各地發生一種疫氣男婦大小無不遭其傳染初起嘔吐便泄不數

時卽眼眶陷落手足肢冷胸悶口燥醫者有投芳香之劑有投清凉之劑皆釀成滴水入口卽作上嘔之象延至半日卽見虛脫甚至有一家七八口全見死亡者識者咸爲此係陰霍亂必須以溫熱扶陽救其急然後再當分別體質籌善後方劑

取締肉舖

紹興豬肉店舖多係中下流社會所辦理不知衛生不顧公德每逢夏令常見豬遭瘟死貶價購入隨市出售縣警署薛警佐查得此項情形以謂瘟豬出售妨礙衛生傳染疾病不堪設想爲此嚴重取締凡臨宰必須報警驗明方准上市吾紹人民衛生知識幼稺是非衛生行政之進行不可薛警佐此舉保全人民生命不少

夏令衛生之簡示

淞滬警察廳發出四言告示其文如下　時當暑夏　首重衛生　道路街巷　須要潔清　隨地便溺　聚集蚊蠅　菌毒騰布　疫癘斯萌　故意汚穢　罰則非輕　各區長警　一體留神　如敢故違　拘拿送懲　特此通諭　其各凜遵

專件

上海時新醫葯廣告社啟事

（第一期現已出版每冊定價五角全年二冊八角）

第二期徵求登表概不收費預告

（每年出版兩次）

本社爲醫界力謀使利交通起見自倡辦以來數月於茲煞費苦心深荷各省同志協力贊助經營第一期遂幸告成然我國地廣人衆醫界同志大都小邑不乏皆有而本表所記者數僅不多遺漏亦尚不少難稱普及同人自愧舉辦倉卒所擬章程未見完備致諸君常持觀望恒以爲憾因特於第二期起爲擴充計凡我醫界同志無論前表未列者初次懸壺者住址遷移更正者如願共列斯表者登錄費分毫不收尚乞各省熱心同志就近聯絡介紹登表以期普及而利交通且廣見聞獲益良多同志諸君幸勿高倨而有缺席之憾也並將定章摘錄如左

一詳列姓名專科兼治科及分別中西醫之門類

一姓名僅以醫號爲限不得加入別號與台甫及其他等之名稱籍貫則僅以隸省名與縣名爲限

一兼欲登載履歷台銜及設期分診等應行另收登錄費三角或六角不定惟無台銜履歷者不在此律

一兼欲登載各種通告啟事及藥品告白者則應照告白定價加納告白費定價極廉外埠函商

一登表者如有遷移及臨時外出舉動等情均得隨時報知本社俾能登入臨時增刊表內勿致有憾

一登表者兼欲購表者須請於定單內注明定購若干份爲要外埠價須先惠郵票以十當九前清及二角以外郵票一概不收預定全年者照價減收八折

一付款與本社者本埠外埠均與本社直接收到時發給收條爲憑幸祈注意

一出版在即各省同志先將姓名及通信處務乞於一月內擲下爲要

通信處東有恒路華輔里八百四十九號

△神州醫藥總會會章

第一章　總綱

第一節　定名

第一條　本會合全國醫藥界組織而成定名曰神州醫藥總會

第二節　宗旨

第二條　本會以聯合全國醫藥兩界研究醫藥精理發達神州天產講求公衆衛生爲宗旨

第三節　責任

第三條　責任分十欵如左

一籌辦醫藥專門學校

二發行各種醫藥學報

三籌辦醫院

四搜羅古今醫書建設藏書樓

五徵集醫藥界通才編輯各種教科講義呈請教育部審定頒行

六籌辦醫學各科補修科

七徵集全國醫藥出品創設博覽會

八籌辦藥品陳列所

九力圖醫藥實行統一改良修合丸散膏丹及飲片泡製並化驗等法

十凡關於醫藥應興應革事宜隨時條陳政府以備采擇施行

第二章　會員及名譽贊成員名譽會員

第一節　資格

第四條　凡屬於醫藥界贊同本會宗旨幷有公民資格者皆得爲本會會員於入會日塡具志願書本會給予證書爲證

第二節　義務

第五條　會員有介紹同志入會之義務

第六條　會員有遵守本會會章之義務

第七條　會員有擔任本會應盡之義務

第八條　會員入會日有應繳入會費一元證書費二角及每年常年費一元之義務

第三節　權利

第九條　會員有選舉被選舉及承委爲本會各職

員之權

第十條　會員有各據所見提出建議本會之權

第十一條　會員有質問各職員之權

第十二條　會員於醫藥上有被評情事經本會査明確實當代為伸理竭力保護之權

第十三條　會員有醫藥出品最優者得由本會分布各同志承認銷售之權

第十四條　會員有享受本會各同志交換智識之權

第四節　名譽贊成員

第十五條　非醫藥界而贊成本會宗旨捐助經費者本會推為名譽贊成員

第五節　名譽會員

第十六條　本會會員有學術優長或特別為本會出力或特捐在百元以上者本會推為名譽會員

第三章　職員

第一節　名數及分配

第十七條　本會職員名數列左

一正會長一人（醫藥界均得當選）

二副會長四人（醫藥界各二人）

三評議員會內常駐四十人（醫藥界各半）不常駐無定額每分會在三十人以上至五十人者選舉二人（五十人以上至百人者選舉四人）餘外每五十人當選二人以此類推（醫藥界各半）

四文牘員四人

五經濟員四人

六幹事員四人

七交際員八人（常駐）各分會無定額

八調査員本部分部俱無　額

九書記員二人

十會計員一人

十一庶務員一人

十二專委職員（由公推舉）

第二節　資格及職務

第十八條　正會長資格須品學兼優素爲社會所信仰者方爲合格所應執行會中職務如左

一正會長可代表本部及分支部全體會員凡關於本會一切事務無論對內對外皆以正會長名義執行之

二評議部評定議案皆有正會長支配各職員執行之

三執行經常事件或臨時發生事件不及交議者須得副會長醫藥界各一人同意方生效力

四重要特別事件須交評議部議決方可執行之

五正會長有故或告假時由副會長推舉一人代理

六副會長不得兼職

七會中經濟之支配皆由正會長執行之

八正會長有執行進退會中選舉及委任各職員之權但必要求評議部之同意

第十九條　副會長資格在醫界者須與正會長同在藥界者須爲藥界團體之信用方爲合格其職務有襄助正會長一切事務

第二十條　評議員資格須品學兼優長於辯論者應執行一切職務如左

一評議員有代表衆會員評議會內一切經常特別事件之職務

二評議員有三人同意對於各職員有不信任時得提出評議進退之

三評議員凡關於本會之進行及醫藥上之研究者得自由集合開評議會

第二十一條　經濟員資格須品行端正誠實可靠者執掌會內收支財政及預算之職務

第二十二條　文牘員資格須文學優長精通醫學者執掌會內文牘及起草之差務

第二十三條　幹事員資格須勤慎耐勞者執行一切應辦之職務

第二十四條　交際員資格以熱忱社會人情善於

神州醫藥總會會章

應對者執行一切交際之職務

第二十五條　調查員資格須熟悉各處社會醫藥習慣及天時情形者執行調查報告本會之職務

第二十六條　以上經濟文牘幹事交際調查各職員應受正副會長之支配

第二十七條　書記員資格須文理通順書法端楷者隸於文牘員駐會辦理繕寫印刷等事

第二十八條　會計員資格須品行端正誠實可靠者隸於經濟員駐會辦理收支等事

第二十九條　庶務員資格須作事勤懇者隸於幹事員駐會辦理一切庶務等事

第三十條　各職員辦事規則另訂專章遵守

第三節　選舉及任期

第三十一條　本會選舉職員先由衆會員投票選舉評議員次由評議員投票選舉正副會長次由會長評議推舉各職員

第三十二條　本會選舉評議員用有記名連記名法選舉正副會長用無記名單記名法

第三十三條　當選決選以得票最多數爲準按得票多寡以次遞推至額滿爲止餘作備選票同者抽籤定之

第三十四條　選舉評議員於即日須將當選正副會長證書鈐記發送正副會長收受該職員證書由正副會長三日內繕發

第三十五條　選舉後三日內由正副會長評議員開推舉職員會推舉各職員證書由會長推舉後二日內繕發

第三十六條　每屆選舉大會後七日內齊集本部分支部各職員討論組織進行辦法

第三十七條　選舉時如有代表名義到會投票者無論代表一人及多人必須有投票本人之正式委任函件方爲有效

第三十八條　選舉代表有正式證據者得依其證據人數之投票權

第三十九條　函件投票選舉作爲無效

古籍選刊

周氏醫社

本社特別啟事一

疊奉各處閱者諸君來函多數詢明醫醫病書一種須數期可以登載完畢並要求每期多載此門蓋閱者諸君對於古籍名著以期先覩爲快此實人人具有同心本社無奈限於篇幅未獲饜閱者之望歉仄何如茲以再四籌思維有本月出版之報合刊兩期俾多出之地位僅數登載醫醫病書一則以贖前次停刊年餘之愆一則以狥此次來函諸君之請其他閱者諸君倘亦見而許可乎

本社特別啟事二

江蘇馬倍之先生醫聲震大江南北尤長於外科其一生著作維見所批王氏全生集又其未刊者爲馬氏醫論全書不過二萬言而外科各症巳賅其病原證候治療處置矣簡而且明洵爲實驗之書足以對抗西法本社從社員高德倫君處覓得抄稿而高君又倩其戚專門外科馬君叔循詳細評閱擬按期登入古籍選刊門中表揚先賢遺著傳佈經驗專書閱者諸君當表同情而示歡迎也

醫醫病書

淮陰吳鞠通先生著
越醫何廉臣校勘

學醫通論

醫字論

古云。醫者、意也。不通之至。醫豈可以意而爲之哉。凡有巧思者。藝也。非意也。按周禮醫爲醫。屬取其由蒸變而成之物。而又能蒸變人之脾胃也。醫士之名。醫取其蒸變而成學術。自能蒸變人之疾病。由痛苦而平和。余益之以一言曰。醫者易也。有不易之定理。有交易之通變。有變易之化工。

廉校、此卽吾鄉章虛谷先生醫本於易之義。蓋醫必守不易之經、達變易之權、又能不失人情、然後可與病家交易。當今中外交通之世、人既因交際而熟病、亦因交易而來、故爲中醫者、不可不通西法、而習西醫者、亦不可不明中學也、

醫非上智不能論

醫醫病書　二

余年三十歲時。汪瑟菴先生謂余曰。醫非神聖不能。余始聆之而驚曰疑也。以為醫何如是之難哉。醫道何如是之深哉。茲經歷四十年矣。時時體驗。時時追思。愈知醫之難且深也。蓋醫雖小道。非眞能格致誠正者不能。上而天時五運六氣之錯綜。三元更遞之變幻。中而人事得失好惡之難齊。下而萬物百穀草木金石鳥獸水火之異宜。非眞用格致之功者。能知其性味之眞耶。及其讀書之時。得少便足。偏好偏惡。謬於一家之言。入者主之。出者奴之。愛讀簡便便書。畏歷艱辛之境。至於臨症之際。自是而猛浪者害事。自餒而畏葸者亦僨事。有所偏則不得其正。非眞能用誠正之功。能端好惡以備四時之氣哉。

廉校、昔大醫葉天士先生臨沒。誡其子曰。醫可為而不可為。必天資敏悟。又讀萬卷書而後可借術濟世。不然。鮮有不殺人者。是以藥餌為刀刃也。吾死。子孫慎無輕言醫。嗚呼。可謂達且仁矣。觀吳氏此論。與葉氏先後一揆、均可作吾輩坐右銘。

醫必果達藝兼全論

當日孔子稱仲子之果。端木子之達。冉子之藝。蓋各舉其所長而稱之。要知果者不可不達不藝。達者不可不果不藝。藝者不可不果不達。設使果者不達不藝。豈非一鹵莽之夫。何事不壞。豈能從政。設使達者不藝。雖知其事而無以處其事。亦未見其能了事也。達者不果。徒達而已矣。藝者不果。亦猶達之不果也。藝者不達。藝於何加。余故謂非果達藝三者兼全。不可以從政。醫者亦然。

醫必明理懷德論

醫之爲學。明道之一端。爲冢宰屬官。所以佐相業之調和鼎鼐。變理陰陽者也。奈後世高者爲藝術。低者爲糊口計。日趨日下。按內經以明理爲要。方止有七。越人難經亦以明理爲要。並無方藥。自唐以後。競尚方術。遂有千金方、肘後方、各家本草方書。汗牛充棟。而醫道大壞。不明理者用毒藥。如未能操刀而使割。以致殺人無算。有宋起而救之。不以明理爲要。乃有和劑局方之設。醫道至此壞而愈壞矣。蓋以方救方。如以火救火。不至於燎原不止也。局方之設。將以前所有毒藥之方一概禁止。名之曰禁方。不准世用而單行禁方。不知周禮醫師掌醫之政令。聚毒藥以供醫事。若一以相劑爲主。如甘草至和之藥。癥脹得之卽死。五穀爲日用之需。善而又善者也。熱病熱未退時早食卽死。能將藥之甘草並五穀悉禁之哉。此方書不足恃之明效大驗也。不明理者。雖飲食亦不能調。飲食亦能殺人。余生十五子。死者九人。爲不明理之婦人以飲食殺之者七人。明理者雖毒藥亦應手而效。故醫必以明理爲要。中庸謂明善而後可以誠身。擇善而後可以固執也。雖然。天下萬事莫不成於才。莫不統於德。無才固不足以成德。無德以統才。則才爲跋扈之才。實足以敗斷無可成。有德者必有不忍人之心。不忍人之心。油然而生。必力學誠求其所謂才者。醫也。儒也。德爲尙矣。

醫必不恤人言論

下愚之人。不恤人言。使下愚而恤人言。其奸盜不可行矣。上智不恤人言。使上智而恤人言。其天德王道亦不可行矣。未曾學問思辨而驟欲篤行者。猛浪人也。既能學學問思辨而恤人言不能篤行者乃見義不爲無勇也。龐勘人言可畏、古今同慨、雖然人言不本於人情、醫能達病人之情、旁人之情、同人之情、參透世人之心理、因地制宜、而又出之以誠正謙和、雖當時以成敗論、而公是公非、日久自能表白於人間、若執手不惜人言之旨、豈意孤行、雖見理眞切、而病情叵測、深恐動輒遭謗矣、吾輩當愼之又愼、

醫必要隨時變化論

三元氣候不同、亦就四時之候不同也、上元之明醫、其用藥必能合上元之氣、中元之明醫、其用醫必能調中元之偏、下元之明醫、其用藥必能矯下元之弊、三元一百八十年、人多號是長壽、不能遍歷三元、四時則每年一週、醫可借四時以測三元矣、如初春去寒未遠、換大毛之衣、爲小毛之服、仲春則著棉衣、季春則換單夾、夏則紗葛、秋則有葛而單夾而棉而皮、冬則復用大毛、如仲景明醫也、其作傷寒論、原爲建安紀年下元甲子、傷寒頗多、不忍宗族之死、君親之病而作也、後世不問何氣爲病、

醫醫病書

六

而一以傷寒之法治四時之病。亦自覺不合。遂人各注一傷寒書。而悉以傷寒之名者。試問冒風火暑濕燥五氣於何地。余生於中元戊寅癸丑年。溫疫大行。余著溫病條辨。以正用傷寒法治溫病之失。及至下元甲子以後辛巳年。燥疫大行。死者無算。余作霹靂散以救之。又補燥金勝氣論一卷。時溫病條辨後。近日每年多有燥金症。是余一人之身。歷中元則多火症則下元則多寒症燥症。豈可執一家之書以醫病哉。

廉按、隨時變化、知時論症、因時立法、名爲時醫、是爲時醫必識時令、因時令而治時病、治時病而用時方、且防其何時而變、決其何時而解、隨時斟酌、乃有以時運稱時醫、謂時運通時、當變和平派爲峻銳派、時運退敗時、當變峻銳派爲和平派、庶幾以約失之者鮮矣、似此變化、則是時至而藥石收功、時去而方術罔驗、病者之生命寄乎醫者之時運、將不得乎時者、卽不得爲醫而欲求醫者、必先觀其時運、有是理乎、今觀吳氏此論、可謂投時利器、深合時宜、足爲時醫之藥石者矣、

醫必識四時六氣論

醫不備四時六氣之學。萬不能醫四時六氣之病。唐以後之醫。多爲門戶起見。蓋欲天下之病人就其學術。並非以我之學術救天下之病。雖天亦不能不備四時六氣之全。以爲生長化收藏而成長養萬物之功。豈人力大於天力。但執一氣卽能概六氣之全乎。唐以後名醫之法。可採而不可宗者也。蓋皆各有所偏。不能殫述。如李東垣偏於溫和。有似乎春。竇眞定（名材宋紹興中開州巡檢又爲太醫）偏於火功。有似乎夏。劉河間偏於寒涼。有似乎秋。朱丹溪偏於補水。有似乎冬。雖不甚確。然皆有所近。學者能熏數子之所長。而以內經難經仲景書爲主。參攷百家。再渾之以太和之氣。庶乎不背於道矣。

醫必識氣運論

五運六氣之理。天地運行自然之道。宋人疑爲僞書者。蓋未體驗也。內經論氣運諸篇。當與大易月令參看。與大易相爲表裡者也。統言之。天地陰陽一氣之流行也。分言之。則有兩儀、四時、五行、六氣、七政、八風、相爲流行對待制化以化生萬物者也。在天原未傷。人在人之氣體有偏觸其相尅之氣而病。如陽虛者易傷濕燥寒。陰虛者易傷風火暑也。精通氣運之理。有先知之妙。時時體驗。其氣之已至、未至、太過、不及。何者爲勝氣。何者爲中氣、何者爲復氣。何者爲化氣。再用有者求之、無者求之、微者責之、盛者責之之功。臨症自有準的。今人概不之講。夢夢處方。張冠李戴。民命何堪。

醫多不明六氣論

風寒暑濕燥火六經之病。唐宋以後皆未分析清楚。如以傷寒法治溫病。而又以溫病法治燥症。且自唐以後皆未識燥症。不講燥症。祇有沈目南先生論燥之、勝氣。引經爲證。與喻氏葉氏之論燥。但指化氣而言者。大不相同。(余已詳載溫病條辨中)其餘概不之講。又有云燥不爲病。謬之至。愚之甚也。風爲長養萬物之用。在天爲元。且爲百病之長。豈燥屬金。爲殺厲之氣。有反不爲病之理。蓋以陰陽應象大論中。但言冬傷於寒。春傷於風。夏傷於暑。秋傷於濕。脫簡燥症一條。故云爾也。豈未見天元

紀六元正紀諸篇詳言燥症之病乎此讀書而不能周密之故也

醫多不讀古書論

今人不讀古書安於小就得少便足囿於見聞愛簡便畏繁重喜淺近懼深奧大病也神農本經黃帝內經扁鵲難經仲景傷寒論金匱要略易經詩經周禮禮記皆不可不讀者也近人所讀者陶氏六書龔氏壽世保元李士材三書汪認菴本艸備要醫方集解吳又可溫疫論甚至祇讀藥性賦湯頭歌便欲行醫近代葉氏醫案精詳者多粗疏者少遠勝陶氏龔李氏等書近日南方人多喜讀之然不讀古書不能得其要領但襲皮毛以謂葉派葉氏之書本不易讀蓋其書用古最多讀者不知其來路不能領會其用意而其書多集於門人之手往往有前無後散金碎玉不能全備非真有天分工夫者不能讀也

醫多不務精實論

滿眼書集各家議論萬有不齊胸中毫無要領務博而情不專學人大病以之吟風

弄月則有餘。以之立天下之大本。了天下之大事。則不可。吾見六朝以後之才子。詩多鬬靡。下筆千言。攷其行。反不如不識字之農夫女子。能盡其子臣弟友之道。天地間何樂生此聰明才辨人哉。唐以後之醫家。亦多染此習。儒家之書。汗牛充棟。雖孔顏不能讀盡今日之書。孔顏亦無邪大工夫。讀盡今日之書。蓋孔顏斷不務虛名而拋荒實德也。儒家之書雖多。而要緊祗有經書。經書之中。要緊而又要緊者。莫過於易經四書。人能身體力行易經四書之道。他書雖不讀可也。醫家之書亦不少。而要緊之書。亦祗有內經、難經、玉函經、(內三種傷寒論存金匱要略存猝病論亡)臨証指南。葉氏博而能精。其不精者。十之一二。如不識燥症。誤用桑白皮之類。張隱菴本草崇原。能識其所以然之故者也。拙著溫病條辨。補古來一切外感之不足者也。他如東垣十書。丹溪心法。河間之書。可閱而不可讀。以皆有倚於一偏之弊。為至陶氏六書。則壞道之尤。直不必閱。其他不及枚舉。要皆不識六氣之全。可參攷而不必讀者也。

名醫時醫俗醫病論

名醫之病、首重門戶之學。其次則以道自任之心太過。未免奴視庸俗。立言過於剛直。爲衆所不容。或臨症之際。設有以不對症之方妄生議論者。則怒發冲冠。險有不顧而唾之勢。設有性情柔巽之品。不肯力爭。宛轉隱忍。又誤大事。做成庸醫殺人。嗚呼。安得許多聖賢來學醫哉。昔孔子謂如有周公之才之美。使驕且吝。其餘不足觀也已。時醫又驕且吝。妄抬身分。重索謝資。竟有非三百金不至者。（此等風氣、蘇州更甚、）如果能起死回生。亦覺太過。細按其學。甚屬平平。用藥一以三五分七八分一錢爲率。俟其眞氣復而病自退。攘以爲己功。稍重之症。即不能了。爲自己打算則利。其如人命何。俗醫之病百出。余不忍言。即以一端而論。京師爲之做賣買。紹興謂之開醫店。可恥之極。遑問其他。

廉校、吳氏所謂名醫者、祗求道之明不明、不計道之行不行、有眞實學問、不屑與時醫俗醫爭名利者、則稱名醫可也、明醫而名盛一時、其道大行、如葉香巖先生者、則稱大醫可也今觀如吳氏所云則意氣尙驕、意見甚深、亦非博古通今之醫、或亦食古不化者流耳、朱晦翁曰、事理通達則心氣和平語錄云學問深時意氣平、余深有味乎斯言、

醫書略論

雷公炮製論

雷公炮製。此雷公、係五代時之雷斆。其學術未見精也。今人誤認爲黃帝岐伯時論道之雷公。謹遵之而不敢議。蓋世運至五季之衰。無道不壞。古方多用生藥毒藥。藥之偏。所以矯病之偏也。五季之時。醫失其學。殺人者多。故雷公起而救之。不能使天下之人皆有學問。遂將稍有性氣之藥。不分有毒無毒。一概炮製。如茯苓平淡之上品。用乳製、恐其滲也。若畏其滲。何如不用。用之者、用其滲也。去其滲而用之。何所用哉。人參用秋石製。欲其入腎也。大隊補腎藥。或補八味而用人參。自有功用。何必製之。即製之、未必入腎也。阿膠炒成珠。畏其膩也。既畏其膩。改用他藥可也。且阿膠取

濟水之極深沉降。水曰潤下。茲以火炒之。是炎上也。麥冬之去心。半夏不用薑製而用礬製。其他錯謬之處。不難殫述。學者隨時考察。通者從之。不通者正之。一視天理之公。不可稍存好惡。

宋竇材扁鵲心書論

竇氏述扁鵲法。其頭等方。以艾火燒之。多至五百壯。如命關氣關各五百壯。則一千五百壯矣。二等法則用大丹。三等法則純用辛熱。以為能治死症大症。小仲景之書。以為但能治小病而已。不足學也。對天立誓。懇至肫誠。夫竇氏之眼孔、亦祇見一時。未能上觀千古下觀千古也。在竇氏當日必有奇效。屢治屢驗。遂自信不疑。故敢對天立誓也。不知燥金行役之時。原宜火攻。竇氏適逢其會耳。按扁鵲自云。吾未能生死人者也。竇氏述扁鵲之法。而反能生死人哉。學者、於竇氏法。不可不信。人非陽氣不生活。如四時之有夏也。但取其能克金而已。不必全信。以為能治一切諸症。則非矣。自仍當以仲景之法為得中。參之諸家。以攻其不備可也。

醫方集解不通世咸宗之論

子輿氏爲楊墨之道不熄。孔子之道不著。唐以後醫道之壞極矣。先是唐宋五代之際。醫者率用毒藥。不能對準病情。傷人實多。以致雷氏炮製和濟局方之設。將毒藥之方俱收入禁方。此醫道之一壞也。繼則別有名醫如河間東垣丹溪輩。各以一偏之見。各立門戶。以成一家之名。又一壞也。下而明季陶氏六書之作。混六氣俱曰傷寒。籠統立方。籠統治病。世咸宗之。樂其簡便。又一大壞也。至汪認菴醫方集解一出。家弦戶誦。樂其簡易。若以之治病。鮮有不殺人者。其補劑首選一方曰六味地黃丸。補陰者也。反將小建中、黃耆建中、當歸建中。附於桂枝湯表劑之下。陰陽倒置。莫此爲甚。其讚六味丸也。妙不可言。其於建中湯也。無一言發明。是使天下重地而輕天。有母而無父。有秋冬而無春夏。烏乎可哉。不知六味丸本錢仲陽幼科門中存陰退熱法也。自丹溪專主補陰。唱之於前。薛立齋、趙養葵、汪認菴等和之於後。而生民之禍亟矣。認菴於三黃石羔湯下云。治傷寒溫毒。表裏俱熱。夫以表裡俱熱之溫毒。而可以麻黃豆豉合生薑大棗辛甘化陽。大助其表裡之熱哉。又五黃散下云。治傷寒表症。又治婦人經水不調。其總論曰。此陰陽表裡通用之劑也。夫表裡、陰陽、正相反者也。有一方而可以統治之理乎。雖以仲景之賢。其曰表急急當救表。裡急急當救裡。其於表裡陰陽分之最悉。若一方可以統治。醫道不難矣。仲景當日何必至再至三分析表裡乎。其於九味羌活湯下。既治傷寒。又治傷風。仲景謂風家表虛寒家表實。細立桂枝麻黃二法。而可俱以一方治之乎。既治風與寒矣。又治溫病熱病。夫傷寒陰邪也。溫與熱陽邪。而可均以羌活發太陽之陽統治之乎。他如此類甚多。不及殫述。其不通彼不自知也。若自知不筆之書矣。後人宗之。轉相倣傚。生民之禍。何時已哉。不通之書。不止此一種。惟此種最行於世。余目擊神傷。不得不起而辨之。

病理各論

中風論

中風一症。古人有眞中類中之分。類中者。靈樞謂之痱中。本實先撥之症。外形必緩、縱。虛在下焦血分者。多現於左。虛在中焦氣分者。多現於右。亦有不盡然者。合之色脈飲食起居。自無難辨。土虛所侮。亦有內風掀動之象。蓋土之與木也。一勝則一負。有實土制風法。建金制木法。若眞中風之症。外形必拘攣。六淫之邪。無不可中。古以中風名者。六淫之邪。非風無由得入。蓋風爲百病之長也。講求六氣不透徹淸楚。斷不能識中風也。仲景於中風內中。加有痺症三字。何也。痺症本與中風一類。最似中風。先師恐學者誤以痺症爲中風。故特提出曰有痺症也。蓋痺症卽中風而未傷及臟腑也。但以治痺之法治之卽愈。不必誅伐無過之臟腑也。今人概用攻風刼痰。何哉。

痿痺論

近醫之病。見痿痺皆云血虛。悉從丹溪之說。用六味等陰柔恣意補陰。古人謂痿痺爲軀殼病。有終身之累。無性命之憂。可見痿痺不死病也。若久用陰柔與寒濕相搏。固結而不可解。其胃氣必傷。土惡濕也。必溏泄而至於死。若用湯藥補氣。固住濕熱。

必成溫痰流注而死。金匱水氣門中久不愈。必致癰膿。即此義也。吾見屢矣。悲夫。

虛勞論

虛勞一證。今人概用補陰。惑於陽常有餘陰常不足之論。自丹溪作俑。牢不可破。殺人無算。可勝嘆哉。蓋陽剛一錯。立刻見禍。陰柔雖錯。可至月餘。甚至二三月之久。仍然拖延歲月。用陰柔易於藏拙。不知陽藥之錯。即時見症。立可補救。陰柔錯之既久。則不可爲矣。按虛勞一症。陽虛者多。陰虛者少。一則人生附地而生。二則人爲倮虫。屬土。賴火而生。至於一生動作行爲。皆傷中陽與衛陽也。惟熱病之後。婦人產後傷陰者十居八九。房勞則有傷陰。有傷陽。有傷八脉。八脉受傷。補之亦以督脈之陽爲主。蓋陽能統陰。陰不能統陽。其他則傷陽居多。今人恣用補陰。要用寒涼傷陽益甚矣。古人云。陽不盡不死。又云。人非陽氣不生活。試觀醉中而死之人。死後肌肉一毫不減。陰雖充滿。無補於生。即應當補陰之症。仍所以爲燃陽計也。柝薪爲生火也。添油爲明燈也。娶婦爲生子也。從來最善補虛者。莫若仲景。仲景謂大則爲虛。弦則爲減。虛弦相搏。其名曰革。男子失精亡血。女子半產漏下。諸虛不足。小建中湯主之。夫亡失精血。半產漏下。非傷陰也哉。仲景何以不用冬地丹萸。而用建中乎。蓋建中以調和營衛爲扼要。以補土爲主。藥止六味。而甘藥居其四。俾病者開胃健食。欲其土旺生金。金復生水。以生木。木生火。而火又生土。循環無已。其意蓋不欲以藥補虛。而使之以飲食補虛。此君子以人治人之道也。至東垣各立門戶。舍建中不用。而易之以補中益氣。雖補中益氣用處不少。原從建中脫胎。究不若建中之沖和恬淡。補中益氣。未免矜才使氣。中虛而下焦實者。猶不害事。若下焦亦虛。禍正不小。前人畏其有盜腎氣之慮。建中妙在雖然補氣。營藥實多。桂枝雖然衞藥。營中之衞藥也。不似補中益氣之升柴。純是走衞矣。建中得陽卦多陰。陰卦多陽之妙。補中益氣何足以語此。故建中可以久服。補中益氣斷不可多服也。婦人虛勞門中之新絳旋覆花湯。血藥居其一。氣藥居其二。仍以通陽爲主。薯蕷丸陰陽平補。陽藥居多。傷寒脈代結虛之極矣。復脈湯中用參桂薑棗甘草。大概可知矣。

廉勘金匱所謂虛勞、大半是勞倦傷脾、今之所謂虛勞、即東西醫所稱肺勞是也、陰虛火旺者十有八九、陽衰陰寒者十無一二、明哲如洄溪老人、書云小建中湯、治陰寒陽衰之虛勞、正與陰虛火旺之病相反、庸醫誤用、害人甚多、善夫楊素園有言曰、癆損多由陰虛、治法固以清滋爲主、然必擇活而不滯、清而不寒、且時時兼顧脾胃、方不犯手、但得脈象日和、飲食漸增、即是生機、至陰氣已充、可以用參芪時、而其病已愈矣、從古醫書專重扶陽、每云不服參耆者不治、脈細弦數者不治、不知能服參耆之症、愈之甚易、固不勞諸公之暢談高論也、王秉衡公招出陰液難充四字、令人恍然悟其治法、今觀吳氏所論、未免食古不化、雖脈大爲煩勞傷陽、可用參耆朮草甘溫以除大熱、脈遲爲冷勞、可用薑桂雄附辛溫以振殘陽、畢竟陽傷冷勞、不概見而易治、陰傷火勞、則甚多而難治、此王孟英曾祖學權老醫之言也、可謂閱歷有得矣、廉臨此症甚多、大抵初期多可治愈、中期有可治、有不治、末期則百無一治、屢驗皆然、

午後發熱論

午後身熱。今人僉以爲陰虛。大劑補陰。愈補愈劇。至死不悟。蓋陰虛身熱。原在午後。每知陰邪自旺於陰分。亦午後身熱也。如伏暑、燥症、溫瘧、溼中生熱、瘀血作燒、幼孩食積夜熱之類。皆陰邪自旺於陰分。皆最忌陰柔滋膩。大抵陰邪之午後暮夜發熱。五更必有微汗而解（此汗今人皆指爲盜汗）虛勞午後暮夜發熱。必無汗而自解。再合之色脉、他症、舌苔、飲食嗜好。自無難辨者矣。

頭痛論

頭痛一症。今人概用羌活藁本蔓荆之通太陽者治之。此外絕無他法。不知有太陽頭痛。有陽明頭痛。少陽頭痛。（此係外感）怒鬱少陽偏頭痛。（此係內傷）厥陰頭痛。陽虛頭痛。陰虛頭痛。膽傷熱於腦而成鼻淵頭亦暈痛。怒鬱上衝滿頭痛。凡襲太陽之絡久頭痛。各宜分別治之。稍不清楚。則不見效。若眞頭痛。一痛即死。無可治也。

自汗論

自汗不止。今人悉用黃耆浮麥。其他法概不知之。按傷、寒、漏、汗。治以桂枝加附之湯。中、風、自、汗。治以桂枝湯。風、溫、自、汗。治以辛涼。佐以苦甘。如桑葉連翹之類。中暑自汗。治以白虎。狂、汗、不、止。脈芤者加人參。亦有用生脈散處。陽、虛、自、汗。輕則用人參黃耆。重則用桂附朮甘。肺、虛、自、汗。用沙參麥冬五味子桑葉之類。心、虛、自、汗。用秋小麥人參橘子紅龜板之類。重者用龍骨牡蠣救逆湯。若秋小麥、備四時之氣。種於秋而成於夏。成於夏、故走心。種於秋、故得秋金收斂之氣。初生皮。故皮純得秋氣。用法以秋小麥洗淨。藥煎一半後。人則皮之味恒多。雖重在用皮收斂。亦取其成於夏而後入心也。考古用法如此。今人僉用浮小麥。乃大不可者也。按浮麥有二種。一者其時未曾結實。自己得氣不足。焉能治人者。一者入倉以後受溼生虫。自病之物。又烏能治人。陰、虛、不、受、陽、納。自汗（俗謂之盜汗、）治以介屬潛陽。大固腎氣。濕、家、燥、家、自、汗。均以護陽爲主。痰、飲、咳、嗽、自、汗。即用發汗之麻黃。單用其根。以收太陽歸縮之氣。

吐血論

醫醫病書

紹興醫藥學報 第四十七、四十八期

吐血一症。有內傷。有外感。有熱症。有寒症。有氣病。有血病。今人見血投凉。見血補陰。相習成風。南北一轍。經謂陽絡傷則血上溢。其傷絡者豈盡陽邪哉。如君相兩火司令。與風溫濕熱三陽實火吐血。固係陽邪。若怒鬱脇痛欬血。則屬陰邪。非溫絡不可。痰飲震動肺絡欬血、脈洪大者。用石羔茯苓皮。脈弦細者。則用乾薑炭廣皮炭矣。若氣不攝血。脈芤者。急急峻補陽氣。如獨參湯之類。猶恐不及。尚可用寒凉與補陰哉。吐血之症。有吐血、有欬血。有嘔血、有肺血、有胃血。有肝血。有腎血。有衝脈上沖之血。心血見則必死。須分別治之。何者當溫經、當補陽、當通絡、當補絡、當補陰、當瀉火、當清、金各有條理。豈一犀角地黃湯可以了事哉。

尿血論

溺血一症。今人概用導赤。不知此症肝鬱最多。當活肝絡。其所以當活肝絡之故。蓋由飲食入胃。取汁變化而赤。是謂血。心主之。脾統之。肝藏之。由肝下注衝脈。肝鬱則血瘀滯。血瘀滯則失其常行之路。非吐血咳血。則溺血矣。不吐不溺。其肝必痛甚。苦以活肝絡爲要。全在診病時。問其曾有怒鬱否。或肝經所行之道有痛楚否。其脈必弦。甚或微數。或竟不數。

便血論

便血一症。今人舍槐花、地榆、生地、丹皮、無二法。焉金匱明分遠血近血。先血後糞曰近血。乃大腸熱淫。治以當歸散。先糞後血曰遠血。乃小腸寒淫。治以黃土湯。黄土湯中用附子峻溫之。豈可一概寒涼哉。

溢飲湯

溢飲、與水腫、蠱脹。三者相似。而實大有區別。今人悉以五皮五苓八味從事。而用八味者最多。不知八味攝少陰。柔多剛少。專爲婦人轉胞而設。並非腫脹門中本方也。考古止有內飲。用之金匱治溢飲。主以大小青龍。蓋有脈弦緊爲寒。主以小青龍之薑桂。脈洪大兼熱。則非大青龍之石羔杏仁不可。若水腫蠱脹。內經峙立三法。一曰開鬼門。二曰潔淨腑。三曰去陳莝。金匱有風水、皮水、石水、黄汗之分。今人概不之講。

紹興醫藥學報 第四十七、四十八期

而一以八味了事。人命其何堪哉。大抵溢飲、必兼咳、水腫、色白。腹無青筋。蠱脹色赤。腹有青筋。如蟲紋形。似水蛭。水腫、內經所謂太陰所至發爲嗔脹。蠱脹、內經所謂厥陰所至發爲嗔脹也。單、單嗔脹亦厥陰病。但與開鬱。不必利水。余此論不過指出今醫之病。略舉其大綱。本非全書。學者當於古訓求之。意外悟之。

渴論

時人治渴。舍涼藥無二法。仲景謂渴者與猪苓湯。蓋腎主消渴。此渴即司馬相如病消渴之渴也。病在臟。瀉其腑。故以豬苓瀉。瀉滑石瀉膀胱。使火從水中去。而單以一昧阿膠補本臟之液。此渴必飲、多、溺少。他如痰飲之反渴。用辛、能潤、法蓋飲居心下。格拒心火。不得下通於腎。反來上爍咽喉。故嗌乾。又格拒腎中眞水。不得上潮於喉。故引外水以救之。水之不得行者。陽氣鬱也。若以涼藥潤藥治之。無不死者。今人則皆然。哀哉。

噎食論

噎食之爲病。陰衰於下。陽結於上。有陰衰而累及陽結者。治在陰衰有陽結而累及
陰衰者。治在陽結其得病之由多由怒鬱日久。致令肝氣橫逆。或酒客中虛。土衰木
旺。木乘脾則下泄。或噯氣下泄久則陰衰噯氣久則陽結噯氣不除久成噎食木克
胃則氣上阻胸食不得下以降逆鎮肝爲要其夾痰飲爲陽結則善嘔反胃一以通
陽結補胃體爲要亦有肝鬱致瘀血亦有髮瘕致瘀血亦有誤食銅物而致瘀血者
雖皆以化瘀爲要然肝鬱則以條暢木氣兼之活絡肝逆則降氣鎮肝髮瘕須用敗
梳銅物須用荸薺病在上脘絲毫食物不下者非吐不可、亦有食膈。因食時受大
驚大怒。在上脘者吐之。在中下脘者下之。雲岐子九法。一以刼法下法爲主。未免純
用覇氣。喻氏斥之誠是然亦間有應用其法者未可一概抹殺再如單方中之韭
菜滷之治瘀血牛乳之治胃燥五汁飲之降胃陰牛轉草之治胃槁虎肚丸之治胃
體弱獅子油之開錮結活鵝血之治老僧打坐精氣不得上朝泥丸宮而成舍利反
化爲頑白骨而結於胃脘蒸鵝血純陰能化純陽之頑結也。狗屎粟、狗寶以濁攻濁

而又能補土不可勝紀何今人非用枳樸傷殘則用六味之呆膩哉

大便不通論

大便不通一症今人概以大黃下之按肺與大腸相表裡開肺痺即所以開大腸之痺有因感受燥金之氣而寒閉者非巴霜下之不可疝瘕大便閉亦同上溫下法蓋疝瘕卽燥金之氣所結而成者也有燥氣化火或臟氣本乾燥者則當用甘潤法有幽門血分不通者則當用東垣通幽法有痰飲津液不行大腸而便閉者則當用杏仁枳實合橘皮半夏以通幽門氣分使津液下行怒鬱則用蘆薈胡連龍膽之極苦通小腸陽明腑實方用承氣

小便不通兼淋論

小便不通或淋今人概用五苓八正不知有病在溺管者有病在精管者病在精管豈通膀胱之腑所能效哉當通陰絡怒鬱溺不通者亦當通陰絡按小便之不通有肺病蓋物之無肺者不溺當開肺痺有小腸結者當極苦以通火腑有極怒而大小

便俱閉者。亦當極苦以通小腸。此膀病也。膀無出路。借小腸以爲出路。小腸火腑。非苦不通。

廉勘淋症多由淋菌、往往從交媾不潔之婦人而起、婦女淋帶症、亦多有之、臨症時必須細問確實、藥始有效、

癥瘕論

今人治癥瘕。概以三稜莪朮歸尾紅花攻瘀之湯藥治之。斷不能見效。不但不效。攻之過急。且有瘕散爲蠱之患。按癥瘕屬金。堅剛牢固。深藏在下。非緩通絡脈之丸藥。朝夕漸摩不可。蓋湯者蕩也。其力甚猛。宜新病不宜久病。宜上中焦不宜下焦。延醫者見其十數日無功。則以爲醫不能治。而更醫矣。功安在哉。丸者緩也。既不傷正。漸摩錮疾。假以時日。三月不化。至五月。五月不化。至年餘。余治癥瘕有三五月卽化者。有三年而後化者。若用湯藥。何能俟至三年哉。

女科經閉論　醫醫病書

經閉一症。俗名乾血癆。今人概用四物八珍當歸養營之類。不然則用三稜莪朮大黃桃仁。大攻大伐。以致不起者。不可勝數。經謂二陽之病發心脾。男子不得隱曲。女子不月。男子不得隱曲者。蓋陽明主約束筋骨而利機關。陽明虛則筋骨無以約束而機關不利矣。故經謂諸痿獨取陽明。女子不月者。中焦受氣。飲食入胃取汁變化而赤。是謂血。心主之。脾統之。肝藏之。由肝下注衝脈。衝脈滿則月事以時下矣。茲陽明虛。飲食少。血無以主月事。從何而來。故調經先以胃氣爲本。次以條暢肝氣爲主。蓋女子以肝爲先天也。如肝胃無病。方責下焦。或通或補。視其病之虛實。

幼科驚疳論

兒科三大症。急驚、慢驚、疳疾是也。俗爲急驚者。內經所謂少陽所至爲瘛瘲也。多得之風火暑三種陽邪。與汗出過多。本臟自病。法宜辛涼與補陰。俗謂慢驚者。內經所謂太陽所至爲痓是也。多得之溼燥寒三種陰邪、又有嘔吐泄瀉。飲食內傷。法宜溫脾陽。疳疾多由於飲食傷脾。亦有思乳思母。肝鬱而成者。法宜溫宣中焦。兼之芳香開鬱。亦有殺虫者。瘟症從內發。癮係溫邪。最忌發表。今人必與表藥。瘟症必備四時之氣。今人偏於寒涼攻下。急驚亦與發表。慢驚仍用涼藥。痼疾則用苦寒。民豈堪命哉。餘詳溫病條辨解兒難中。

診斷略論

看病須察兼症論

余前著溫病條辨中言外感交互有一千一百九十六條之多。見者必以爲怪。惟深明大易之道者知之。要知一千一百九十六條。但指外感之自爲交互而然。尚未及內傷也。若兼內傷。則離可紀極矣。如傷寒論中酒客。不可與桂枝湯。凡大便先鞕後必溏者。不可與梔子豉湯。瘡家禁汗。亡血家禁汗。腹中有動氣不可下之類。皆設兼症之禁也。何今人治病。一氣且辨之不清。何況兼症。有外感兼外感者。如燥金氣運。雖在夏月。亦多腹脇疼痛。嘔惡。氣上阻胸。脈弦緊短濇。或泄瀉不止。或竟大便十日不通。煩燥不寧。反口渴思涼。得涼則腹愈痛。必以溫熱藥解之。蓋金克木之症必用火克金也。解尚未清。忽又加暑症。葉氏又有秋後伏暑、內發、新涼外加之明文。按暑症已三氣。蘊熱一氣。濕一氣。濕熱交而成暑又一氣。再加新涼燥氣。是四氣矣。焉一病者本有肝鬱痼瘕動氣便血等症。不知多少氣矣。醫者可不條分縷析而細察之哉。刑名家定案。只舉其罪名之至重者而定之。故曰除輕罪不議。外醫者則不能有一遺漏。必有後患。如時文家做理搭題。不敢空中駕御。必須層層還到方可。

診病以現症爲主不執古方論

診病者。全在確識病情之寒熱虛實燥濕。再能精察藥性。有是病卽有是藥。無是病則無是藥。有是病。雖險絕之藥亦敢用。無是病。雖平淡之品亦不敢妄加。再無不效之理。有現症雖同。而所以致病之由不同者。斷不可執定古方。如是用後學敢移易哉。如陰吹一症。金匱用猪膏髮煎。取其氣血俱潤也。註腸胃俱槁。故用純潤。余凡治陰吹者三。皆與原方相反。無不神效。其一、面青、唇白、舌白滑、不食、不便、脈兩至。腸雖槁而胃不槁。因重用姜半夏桂枝廣皮枳實。便胃中之積飲下行大腸而愈。其一、泄瀉腹痛。知腸亦不槁矣。蓋寒溫爲病。大用分利溫腑藥而愈。其一、少腹、久痛、而致陰吹。脈弦緊。竊思如男子小腸氣者然。因大用溫通下焦而愈。皆非豬膏髮煎之症。設使不能變通。三症皆不愈矣。

廉校勘病必察其所由。知致病之由。則用藥自臻神化。而無執死藥以療治病之弊。故醫必博覽諸書。而知所取舍。不爲古人所囿。庶能隨症用藥而不誤世也。西醫所發明之特效藥。有時用之竟罔效。非但罔效。而且流弊叢生者。職是之故。今觀吳氏所論。語語明通。字字精實。醫能如斯進化。庶能達到神化之地位。可謂証治要訣矣。敬服敬服。

答病家怕不怕論

凡診病之家。多有以怕不怕問醫家者。答之不易。非可以逆情答之也。蓋膽大者答以不怕。則小病必大。大病必危。雖不怕亦必答以怕也。再三警戒以收其放恣之念而後可成功。膽小者答以怕甚。則病家毫無主見。甚至一日延數十醫。師巫雜進。必不可救矣必醫者有識見有擔當答以有可救之理但不可亂而後可成功時下一概答以不怕盖以都下風氣答以怕甚則另延醫矣只爲自巳打算不爲病人打算惡哉其爲醫也

治法汎論

治必先明陽大陰小論

泰卦謂小往大來否卦曰曰大往小來可見陽大陰小不待辨而自明矣而人猶不之知再觀地球陰也地球之外皆陽也地球較日輪猶小試觀日輪之在天下也不及天萬分之一則天之大爲何如哉天不如是之大何以能包羅萬象化生萬物哉人亦天地之分也內景五臟爲地外則天也外形腹爲陰餘皆陽也陽不大斷不能生此身也亦如天不極大不能化生萬物也是陽氣本該大也陰質本該小也何云陽常有餘陰常不足見勞病必與補陰必使陽小陰大而後快於心哉經謂勞者溫之蓋溫者長養和煦之氣故能復其勞也余竊思之陰苦有餘陽苦不足何則如一

年三百六十日除去夜分日光不照之陰一百八十日盡分日光應照之陽實不足一百八十日也蓋風雲雨雪之蔽非陽數較缺乎一也再入附地而生去天遠去地近濕係陰邪二也君子恒少小人恒多三也故三數聖人未有不貴陽賤陰者未有不扶陽抑陰者陽畏其亢藏首則吉坤之初六日履霜堅冰至聖人示戒之早槪可知矣

臟腑體用治法論

今人槪言補虛不知五臟六腑各有補法即一臟一腑之中又有體用相反之殊臟屬陰其數五者陰反用奇也腑屬陽其數六者陽反用偶也陽用偶而陰用奇互也故五臟六腑體陰者用必陽體陽者用必陰心爲少手陰心之體主靜本陰也其用主動則陽也補陰者補其體也如龜版柏子仁丹砂丹參之類補陽者補其用也如桂枝人參茯神之類肝爲足厥陰肝之體主入本陰也其用主出（肝主疏洩又寅賓出日也）則陽也補陰者補其體也如阿膠萸肉鼈甲龜版之類補陽者補其用

醫醫病書

也。如當歸鬱金降香之類。肺為手太陰。主降本陰也。其用主氣則陽也。補陰者補其體也。如沙參麥冬五味子百合之類。補陽者補其用也。如人參茯苓白朮白蔻之類。脾為足太陰。主安貞體本陰也。其運主運行則陽也。補陰者補其體也。如桂圓大棗甘草山藥之類。補陽者補其用也。如廣皮益智仁白豆蔻神麯之類。腎為足少陰。主潤下主封藏體本陰也。其用主佈液主衛氣則陽也。補陰者補其體也。如鮑魚海參地黃元參之類。補陽者補其用也。如肉桂附子硫黃菟絲子之類。六腑為陽。其用皆陰。膽為足少陽。主開陽氣之先。輸轉一身之陽氣。體本陽也。其用主決斷主義十一臟皆取決於膽。則陰也。補陽者補其體也。如川椒吳茱萸當歸之類。補陰者補其用也。如青黛龍膽草胡黃連蘆薈之類。胃為足陽明。主諸陽之會。經謂陽明如市。體本陽也。其用主納主下降。則陰也。補陽者補其體也。如人參茯苓半夏薏仁之類。補陰者補其用也。如生地玉竹梨汁藕汁之類。大腸為手陽明。主傳化變化。體本陽也。其用主納小腸之糟粕而降濁。則陰也。補陽者補其體也。如薤白杏仁木香訶子之類。

紹興醫藥學報 第四十七、四十八期

補陰者補其用也。如芒硝旋覆花知母豬膚之類。小、腸、爲、手、太、陽。主受盛化物體本陽也其用主納胃之水穀分其水而傳糟粕於大腸則陰也補陽者補其體也。如附子灶中黃土丁香蓽撥之類、補陰者補其用也。如蘆薈黃連黃芩龍膽草之類。三、焦、爲、手、少、陽。體本陽也補陽者補其體也。如川椒吳茱萸丁香肉桂之類。補陰者補其用也。如木通滑石燈芯寒水石之類。膀、胱、爲、足、太、陽。體本陽也。補陽者補其體也。如肉桂附子豬苓茯苓之類。補陰者補其用也。如黃柏川楝子晚蠶沙滑石之類。凡補五臟之體者皆守藥補六腑之體者皆通藥蓋臟者藏也腑則過而不留者也。

無論三因皆以胃氣爲要論

人之十二經。皆取決於膽。皆聽命於心皆受養於胃內經謂胃十二經之海又謂十二經皆稟氣於胃秦越人著內經。一則曰以胃氣爲主再則曰以胃氣爲主蓋有胃氣者生無胃氣者死余之所以惡人之一以六味補虛惡丹溪陽常有餘陰常不足之論。立數地黃丸。如麥味地黃丸。知柏地黃丸之類者。按黃柏滲濕而瀉相火知母瀉陽明獨勝之熱使陽明卽有獨勝之熱可暫瀉而不可久服久服胃氣必傷必致不食試問人不得食可活乎經謂凡甘皆補凡苦皆瀉名曰補之實則瀉之視仲景先師之建中純甘以補者豈非賊盜之與仁人乎且相火輔君火用事人之相火一刻所不能無者而可盡瀉之乎卽有眞陰不足相火過盛之症何不補之以淡菜海參鮑魚龜版烏雞等多鹹少甘血肉有情之品又能收納相火者而必以極苦瀉之乎麥味地黃酸甘化陰肺胃乾燥之症猶有用處而美其名曰八仙長壽丹使補陰而可長壽古謂人非陽氣不生活竟須改人非陰液不生活矣古謂陽不盡不死陰不盡不仙竟須改陰不盡不死陽不盡不仙矣豈非笑話胃爲陽明經爲陽明如市諸陽之會也能生諸陽者也補虛眞瀉者爲護胃氣而然也卽一切攻外感之邪與不內外因之飲食傷必須一眼注定胃氣多方以調護之方爲正法

治必論病不論藥論

天下無不偏之藥亦無不偏之病醫者原以藥之偏矯病之偏如對症毒藥亦仙丹

不對症穀食皆毒藥無論病家醫士。只當講求病係何病法當用何法方當用何方藥當用何藥對準病情寒熱溫涼皆在所用無好無惡妙手空空無不見效茲不論病之是非而議藥之可否寒者畏其泄熱者畏其燥吾不知其可也

治內傷必須祝由論

按祝由二字出自素問祝告也。由病之所從出也。近時以巫家爲祝由科。並列於十三科之中。內經謂信巫不信醫不治巫豈可列之醫科中哉吾謂凡治內傷者必先祝由詳告以病之所由來使病人知之而不敢再犯又必細體變風變雅曲察勞人思婦之隱情婉言以開導之莊言以振驚之危言以悚懼之必使之心悅誠服而後可以奏效如神余一生得力於此有必不可活之病如單腹脹木乘土乾血勞噎食反胃癲狂之類。不可枚舉葉氏案中。謂無情之草木不能治有情之病亦此義也俗語云有四等難治之人。老僧寡婦室女童男是也有四等難治之病酒色財氣是也。難治之人。難治之病。須憑三寸不爛之舌以治之救人之苦心敢以告來者

治內傷須辨陰陽三焦論。

今人治內傷用六味八味者遍天下皆誤聽丹溪陽常有餘陰常不足之謬。用補中益氣湯者十之二三。誤用東垣重方輕用之意。而又不察傷陰傷陽。惟自己好尚傳派是從。如外感溼燥寒三者陰邪。皆傷人之陽氣者也。然間亦有應補陰者。產後老人大抵多陰不足。然間亦有陽不足者。又必究上中下三焦所損何處。補上焦以清華空靈為要。補中焦以脾胃之體用各適其性。使陰陽兩不相干為要。補下焦之陰以收藏納縮為要。補下焦之陽以流動充滿為要。余補下焦。峙立三法。專翕膏補下焦之陰者也。奇經丸補下焦之陽者也。天根月窟膏陰陽兩補使陰陽交紐者也。補上焦如鑒之空。補中焦如衡之平。補下焦如水之注。

補虛先去實論

虛損有應補者。先查有無實症礙手與否。如有實症礙手。必當先除其實。不然虛未能補而實症滋長矣。古謂病有三虛一實者。先治其實。後治其虛。葢謂虛多實少猶

紹興醫藥學報 第四十七、四十八期

當先治實症也。如房破當脩。損症也。必先除去碎磚破瓦積土成灰。而後可以安綫。此理甚明。舉世不知。何昧之耶。

俗傳虛不受補論

俗傳虛不受補。便束手無策。以爲可告無槐。蓋曰非我之不會補。彼不受也。不知虛不受補之症有三。一者濕熱、蟠踞中焦。二者肝木橫穿土位。三者前醫悞用呆膩閉塞胃氣而然。濕熱者宣其濕而即受補。肝木橫者宣肝絡使不克土。卽受補。誤傷胃、氣者。先和胃氣。和胃有陰陽之別。寒熱之分。胃陽受傷和以橘半之類。胃陰受傷和以鮮果汁甘涼藥品之類。

世醫不知通補守補論

時人悉以黃耆地黃等呆笨者爲補。少涉流動之品便謂之消導。不知補五臟補以守。補六腑補以通。補經絡筋經。亦補以通也。補九竅亦補以通。周禮謂滑以養竅。是也。補肌肉則有守有通。守補處所用者少。五臟爲地氣。其形小也。通補處所用者多。

六腑與外廓爲天氣其形大也

用藥譬論

醫者選藥每有好用之藥畏用之藥論

醫者之於藥也不可有絲毫成見不可有好用之藥有好用之藥必有不當用而用者病人死於是矣不可有畏用之藥有畏用之藥必有當用而不用者病人又死於是矣脩齊治平以端好惡爲主孰謂醫家不當如是耶嗚呼可懼哉

誤用苦寒反似火症論

誤用苦寒久而唇、舌、齒、牙、焦黑、脈反洪、數、純似火症醫者見是曰若是猶非火症之明徵乎至死不悟經云苦先入心其化以燥未知體驗耳苦寒在溼熱門中用之最多欲其化燥也風火門中用處反少要以甘寒當權斷不可令苦寒當權而使之化燥也爲佐藥可也燥症門中反佐更須少用

眼科忌用苦寒論

五臟六腑之精華。皆上係於目。人之有目。如天之有日。水火之精相搏而成。皆清空之氣。浮而上升者也。用藥豈容稍有鹵莽。實有外感何氣。方可用外感何氣之藥。實係實火。方可少加苦寒。亦必有甘寒監之。蓋其苦先入心。其化以燥也。今人不問外感內傷。一概先用發表。繼以苦寒。不睹何待。如偏、頭痛、有害一目之弊。係本臟自病少陽胆經之熱。乃大用辛溫發三陽之表。繼以苦寒。無怪乎損目之多。余謂世無眼科。則醫者必少。

外科忌用苦寒論

內科臟病爲重。腑病爲輕。外科則不然。蓋臟病傳腑。出腑則輕矣。腑病傳臟。入臟則重矣。外科不可輕用苦寒。畏其傷腑陽而入臟也。蓋癰者、壅也。疽者、阻也。營衛不和。氣血不得周流。無間而後成癰疽。再用苦寒以泄之。使毒氣壅滯。愈不得調。潰爛無已。傷裡膜則毒侵入臟而死矣。大抵以調和營衛爲第一要著。如病勢沉重。非大補腎中眞陽不可。蓋營出中焦。衛出下焦。兩腎中間之陽氣。乃衛氣之根本也。再善治外症者。原不必令其潰膿出頭。不動聲色。使其自化最妙。今之外科。以爲不潰膿不出頭則無功可見。只爲自己取錢起見。不顧人之性命。可恨之極。使之出頭甚易。既使之出。又不能收。日久氣血耗散。雖有善收口者。亦無如何矣。再有不善脫腐腐未盡而驟收之。收後必再發。屢發屢收。成壞瘡矣。哀哉

痘科恣用苦寒論

大學註云。是則偏之爲害。而家之所以不齊也。豈但齊家爲然哉。天下萬事。莫不因偏而壞。余前云醫必備四時之氣。而後可。近代著痘科書者。多主寒涼。至歸宗一法。其源出於胡氏。繼有費建中救偏瑣言。歸宗特寒涼攻伐梟毒之一法而已。費氏之書。名曰救偏。蓋救淺學者單主陳文仲溫補一法。有春夏而無秋冬之偏。寒涼則有秋冬而無春夏。又烏足以成歲哉。余溫病條辨解兒難。辨之最詳。茲不贅

產後恣用歸芎論

產後血病。大概有三。有瘀滯而痛者。有絡虛而痛者。有不寒不熱不虛不實不必用

藥、者。此中惟瘀血作痛兒枕痛者、可用歸芎。有瘀血上攻。歸芎且不足用。必用回生丹。取其內有食血之蟲。飛走有情。加醋煑大黃。急破其瘀。緩則有性命之憂。若血絡虛而痛者。不但不可攻。且要兼補絡脈。如桂圓人參之類。尚可攻哉。至於無病而用歸芎。竄其血中之陽氣。不至於鬱冒不止也。豈非天下本無事庸人自擾之乎。何今人一概用生化湯。成產後印板方法。是何理解。民命其何堪哉。胎前保胎亦不可純任歸芎。近日藥肆中有保胎無憂散。一以歸芎爲主。血寒者不成胎。微寒而氣滯血凝者固屬相宜。若血熱而氣滑利者。易成易墮。以翕攝陰氣。補任脈爲要。豈非見歸芎如讐寇乎。今人不問虛實寒熱。一概施之。不識何故。即有可用歸芎。而又畏其竄陽。不如香附砂仁之爲妙。蓋歸芎止能活血通滯。不能保胎。香砂芳香。既能通下焦之滯。又能開胃健食。以養胎元。其辛竄之氣。較柔於歸芎遠矣。香附一節一膜。深藏根底。縮砂密一房一膜。深藏葉底。二者均有胎包深藏之象。故大能保胎也。餘詳溫病條辨後解產難中。

紹興醫藥學報 第四十七、四十八期

醫醫病書

外感身熱咳逆用瀉白散論

瀉白散。錢仲陽治小兒實熱已退。虛熱不除者。納氣歸元。法痊後無外感。氣不歸元者。用之誠善。今人外感僉用之。致令風寒深入肾竅。終身不拔。爲害甚鉅。夫以葉氏之明。猶不知此。緣載在金匱要略金瘡門中王不留行散下。特未之讀耳。余解兒難中已詳之矣。茲不多贅。

肝鬱忌用逍遙散論

今人見肝鬱。僉用逍遙散。效者半。不效者半。蓋不知有仲景新絳旋覆花湯、繆仲淳蘇子降香湯之妙也。蓋經主氣。直行。屬陽。逍遙散中之柴胡直行爲縱。絡主血。橫行。屬陰。新絳等湯專走絡。橫行爲橫。治肝宜橫而不宜縱。蓋肝之怒氣直衝上行。豈可再以柴胡直性而上行者助其勢乎。其間有見功者。肝喜條達故也。肝主血。絡亦主血。同類相從。順其勢而利導之。莫如宣絡。再肝鬱久則血瘀。瘀者必通絡。豈逍遙散藥所能治乎。

痰飲忌用二冬二母六味論

黃帝問曰。肺之令人欬。何也。岐伯對曰。形寒飲冷則傷肺也。雖五臟六腑俱令人欬。外有風溫溫熱之欬。不在痰飲之中者。究係痰飲居多。仲景謂病痰飲者。當以溫藥和之。所以必用溫藥者。補脾陽與三焦之火也。坎中滿水。非陽氣不行也。其金匱飲門與欬嗽門中。僉用溫藥。何近世一概以二冬二母之苦寒。不然則以六味之酸甘化陰。如果肺胃熱燥。用之誠善。風溫溫熱之欬。只用辛涼甘潤。亦不用苦寒。若遇痰飲陰邪。或聚飆寒。及燥金本氣。豈非見苦寒如讐仇乎。古人有因咳致痰。因痰致咳之辨。學者不可不知。蓋因痰致咳者。半日無痰。絕不咳嗽。且痰飲夜咳。必甚亥子丑水旺時也。其聲重濁。屬土飲本兩太陰病也。若因咳致痰者。必無甚多痰。或稍有痰。或竟無痰。唇口舌面多赤色。脈多數。或舌有黃苔。或寅卯時咳甚。脇痛。此爲木扣金鳴之咳。至色不改。舌多白。脈必弦。或單或雙。病至極。亦有洪大滑數者。反象也。陰陽現症。不可不辨。再痰飲之所以不可用苦寒涼藥者。經謂飲食入胃。脾氣散精。上輸

醫醫病書　四五

於肺歷絡三焦通調水道下達膀胱三焦之火不足脾虛不能代胃行津液遂成支飲射肺之咳脾屬太陰飲爲陰邪弦爲陰脈（脾病而現肝之脈也）再投凉藥或柔潤豈非爲盜立幟乎吾又見有肝鬱者多兼痰飲蓋木病必克土克胃土則不食或嘔克脾土不泄則咳脾受克則失其散津之職也今人見肝鬱多用黃芩冬地大於痰飲不合且無飲者服久必致成飲矣見飲之咳又謂勞病恣用補陰不可謂矣

升陽散火論

升陽散火四字一聯而下絕解不通蓋陽升則火愈熾火性炎上是其理若眞正火症如何可以升陽治之哉唐以前無是法宋元以後此法盛行瑭思維多年不解其故以爲縱無是理必有其事古人未必安心害人必其用之得效而後立法相傳近年以來下元甲子兌七宮用事燥金之症頗多燥金本寒標燥頗似火症煩燥不寧身熱如火若燥金之脈木弦短而濇格陽者反洪大數實純似火症之脈感燥表裡兼受邪太重者必格陽格陽者純以火症非用湯藥不可蓋前人誤認燥爲火也

柴胡治癆病論

柴胡、非醫勞損藥也。宋元以來。多有以柴胡退勞損之午後身熱。本經稱其主心腹脹胃中結氣。飲食積聚。寒熱邪氣。並無治虛損之明文。汪認菴本草備要中。則稱其治虛勞肌熱。並引李時珍之言曰。勞有五。若勞在肝膽心心包有熱。則柴胡乃手足厥陰少陽必用之藥。勞在脾胃有熱。或陽氣下陷。則柴胡爲升清退熱必用之藥。惟勞在肺腎者不可用耳。寇氏一概擯斥。殊非通論。按李時珍一生學問博而不精。汪氏爲其所惑。反怪寇氏之不通。嗚呼冤哉。蓋汪氏只於紙篇上用工夫。並未將自己之心識。對着病人之病機上用工夫。按柴胡之妙。其芳香之氣。從土中上透雲霄。凡外感陷症。非此不可。溼、燥、寒、三者陰邪。用處最多。風、火、暑、三者陽邪。卽斷不可用。惟伏暑係陷伏之症。借以升提俾邪從中土之下。上升外出。若勞損斷不可用者也。按經謂陽虛生外寒。陰虛生內熱。其熱也由於陰虛。倘可再用升提。使下竭上厥哉。或曰古人以柴胡治勞熱。倘不見效。必不敢筆之於書。子何以不敢從其說哉。曰是有若大分別。從古糊塗至今而莫之辨也。中庸曰。明辨之而後可以篤行之。蓋陰虛者、午、後身熱至子丑而自退人所共知。陰邪與陷下之邪亦午後身熱至子丑而解。余溫病條辨中。謂陰邪自旺於陰分則人皆不知也。其微微之辨在退燒之際。勞病多無汗而自退。陰邪陷症退熱時必微微汗出也。前人所治之勞熱非勞也。陰邪與陷症也。以其外形午後發熱相似。混而同之。眞以爲柴胡退勞損熱矣

用古方必求其立方之故論

按古方用意微奧。非若宋元以後之方。無大深意而流弊無窮。如八味丸專爲攝少陰而設。然專治婦人腎虛轉脬。故名曰腎氣丸。非爲泛濫水腫癥脹而設。何今人不問症之偏寒偏熱偏虛偏實。一概以八味丸作湯以治水腫癥脹。即痰飲門中有微飲。苓桂朮甘湯主之。腎氣丸亦主之。按苓桂朮甘湯所治之飲。外飲治脾也。腎氣丸所治之飲。內飲治腎也。按腎虛水泛爲痰。但嗽不咳。若外飲脾虛不能代胃行津液。一以彊卑臨之土爲要。土最惡濕。八味中之地萸酸甘化陰。愈化愈溼。豈非背

道而馳爲賊立幟乎如麻黃湯治太陽傷寒葛根湯治陽明傷寒小柴胡湯治少陽傷寒今人不問何經一日便將羌防柴葛三陽表藥一齊俱用悖謬極矣甚至暑溫溫熱秋燥無不以三陽表藥治之者是何理解辨之不勝其辨學者由此類推可也再古方不可不信不可信之太過亦不能全信須對症細參斟酌盡善

用藥分量論

用藥分量有宜多者少卽不效如溫暑痺症痰飲脈洪者用石羔每至數斤數十斤之多是其常也余在紹興治趙大兄伏暑痰飲大喘每劑必以半斤一斤之多而後喘得稍減連用七八劑或十數劑而後喘定遲數日又發脈必洪大期年之間用至一百七八十斤之多而後大愈是其變也有宜少者萬不可多用如寒燥門之用蟾酥痧血門中之用皂礬蟾酥猶可入丸藥皂礬止入丹藥丸藥中亦不能用湯劑中用新絳紗用染匠之巧法皂礬在幾微之間稍多則染成元青矣奈紀曉嵐先生閱微草堂筆記中云乾隆癸丑春夏間京中多疫以張景岳法治之十死八九以吳又

可法治之。亦不甚驗。有桐城一醫。以重劑石羔治馮瀾臚星實之姬。人見者駭異。然呼吸將絕。應手輒痊。踵其法者活人無算。有一劑用至八兩。一人服至四斤者。雖劉守眞之原病式。張子和之儒門事親。專用寒涼。亦未敢至是。實自古所未聞矣。放膽用石羔。莫過於明繆仲淳(名希雍天崇間人與張景岳同時而所傳各別)。本非中道。故王懋竑白田集。有石羔論一篇。力辯其非。不知何以取效如此。此亦五運六氣適値是年。未可執爲定例也。按先生深惡講學家之拘執。先生何常不是講學家習氣。皆識不卓之故耳。前云桐城醫重用石羔治馮姬之病。見者駭然。呼吸將絕。應手輒痊等論。是何足奇。余治西人李姓布賈熱病。大熱大渴。周身純赤。一夜飲新汲涼水至二三擔之多。汗如雨下。譫語、癲狂。勢如燎原。余用石羔每劑先用八兩。後加至十二兩。後加至一斤。後早晚各服一劑。每劑煮成六碗。一時服一碗。間服紫雪丹。牛黄丸。紫雪丹共用至二三兩之多。牛黄丸共用至二十餘丸之多。鏖戰十數日之久。邪之大勢方解。繼淸餘邪。石羔每帖仍用四兩。六七帖之後。方能脈靜身涼。他多類是不能盡述。半載余醫案中。蓋藥之多寡。視病之輕重也。又云、劉守眞、張子和、專用寒涼。亦未敢至是。實自古所未聞矣。斯未讀古書之故也。按張仲景傷寒論中、白虎湯。石羔係半斤。別本有一斤者。卽汪訒菴醫方集解中。白虎湯用石羔亦係半斤。金匱要略木防己湯中。石羔用鷄子大十二枚。或云漢朝戥量本小。照今時不過二六扣耳。按漢時戥量本小。漢時鷄子亦小於今乎。又云、考古喜用石羔者。莫過於繆仲淳。本非中道。是未聞道之言也。試問中道何以定哉。蓋中無定體。病輕藥重。爲不中。病重藥輕。亦爲不中。病淺藥深。爲不中。病深藥淺。亦爲不中。味厚氣盛之藥。多用不中。味淡氣薄之藥。少用亦爲不中。按石羔、氣薄味淡者也。古皆重用。何繆仲淳爲本非中道也哉。自王懋竑白田集石羔論。力辨其非。亦係未聞道之下士。固不足論。何足爲據。桐城醫以秉辛涼金氣、金水相生之石羔。以復太陰之金體陽明之金。用制木火有餘、火來克金之溫病。救化源之絕。此所以取效如神。實係天經地義之定例。何云未可執爲定例也。近蘇州醫、用甘草必三五分。餘藥皆五七分至一錢。卽爲重用。何病可治。此故用少之過也。本京有某砂鍋之名。用大剛大燥。皆係八兩十兩。一劑有用至數十兩者。幼科用歸宗法者。十日以外。咬牙寒戰。灰白塌陷者。用大黃石羔至一二斤之多。人命其何堪哉。此誤用多之過也。

藥不能治病論

藥之不能治病者。止有制方。如吸毒石之吸毒。雞嘴之治蜈蚣毒之類。所謂禽之制在氣也。時下所用之湯丸等方。皆和方也。藥物不能直行治病。或曰藥既不能治病。汝醫病能不用藥乎。曰藥之走臟腑經絡。撥動其氣血。如官行文書。行該管衙門。使該管官吏照牌行事。臟腑以氣爲官者。則以血爲吏。以血爲官者。則以氣爲吏。藥入某腑某臟。使其氣血調和。令本臟之氣血自行去本臟之病。亦有二三臟並治者。如會稿然。以一臟爲主者。如主稿然。若臟腑氣血稍離。雖有妙藥。該官吏不爲奉行。不爲核轉。藥其如之何哉。今人以爲藥能治病。尚隔一層。

方藥略論

四君子湯論

舉世用四君子湯。不知其所以然之故。余借此一方。以開後學測古方之妙義。又開加減去取之法。是古方皆當如是體驗也。四君爲補氣而設。按肺主氣。補氣必補肺矣。然不從肺作想而從脾胃作想者何也。虛則補其母也。補土生金所以補氣也。白朮炙甘草脾經守藥也。甘艸純甘。不兼他味。守中之守藥。白朮兼苦而能滲濕而能達下。通中之通藥也。知此。欲單用通則去草。單用守則去朮。單用通中通則單用參。單用守中守則單用甘草。當兼用通守者。則兼用之。能合能分。能加能減。能輕能重。能暫能久。用藥之能事畢矣。補土必兼滲溼者。土最受溼而反惡溼也。色白黃之藥。多兼走肺胃也。蓋肺之臟象屬金。化氣屬土。胃之臟象屬土。化氣屬金也。

腎氣丸論

腎者坎也。坎以中陽爲體。以外陰爲用。在六氣中、曰少陰君火。不曰太陽寒水。故以附子得日之魂者。以補中陽氣分之陽。以肉桂得日之魄者。補中陽血分之陽。以色黑入腎之地黃。合萸肉酸甘化陰者。以補外用之陰。水喜流通下入於地。故以茯苓松根生者滲之。水喜升化上交於天。故以澤瀉升之。水惡泛濫。故以山藥補土堤防之。虛則補母。故以丹皮金水相生者補母生之。山藥茯苓色白入肺。亦能補其母也。其所以治婦人轉脬者奈何。轉脬原腎氣之虛。然徒補腎。未見其卽治也。此方地黃壯水之源。前後二陰、皆肝經所過之地。肝主疏洩。萸肉合丹皮。酸洩辛通。使肝復其疏洩之職。茯苓合陰藥下降。澤瀉合陽藥上升。山藥補土。從中以制之。有升有降有制。而脬系之轉者直矣。系直則溺出。溺出則由漸而暢。轉脬治矣。再補一臟者。必乘三臟。克水之土。有山藥茯苓以治之。水克之火。有桂附以實之。

藥物體用論

體用互根之理。醫者不可不知。如肝、與脾、陰臟也。而用則陽。胃、與膀胱、陽腑也。而用則陰。如白芍烏梅。生於陽而用則陰。烏梅得初春之氣。三陽開泰而開花。白芍生芽於亥月。歷六陽之月。春盡而後開花。其性皆能以收斂爲用。半夏生於夏半。當歸秋分開花。皆得陰氣而生者也。半夏逐痰飲而最補胃陽。當歸行血中之陽氣。推而廣之。無不皆然。特舉一二條以類其餘。學者隨處體察。其用無窮。皆實學也。學醫可也。學儒亦可也。泰極必否。否極必泰。損者多益。益者多損。莫不皆然。道在是矣。

引經論

藥之有引經。如人之不識路徑者用嚮導。若本人至本家。何用嚮導爲哉。如麻黃湯之麻黃。直走太陽氣分。桂枝湯之桂枝。直走太陽營分。雖其中有生薑大棗、生薑爲氣分之佐。大棗爲營分之佐。非引經也。何今人凡藥舖中不寶。須本家自備者。皆曰引子。甚至所加之引。如痘科中既用蘆根。又用香菜。火熱赤疹。必用三春柳。每方必曰引加何物。不通已極。俗惡難醫。

僞藥論

古人醫者自採藥。詳辨其形色氣味。屢試確當者。方敢爲人醫病。近日藥肆買之藥行。藥行買之客人。客人買之大馬頭坐客。坐客買之各省山農。其中作僞。不可悉數。

即如黃河以南所用之黨參。係青州軟苗防風。本京所用之黨參。係北口蓉芘。間有山西潞州之防風蓉芘。美稱之曰潞黨西黨。按上黨所產之參與遼產無二形其價亦相若。現在王氣在東。上黨所產甚少不能發賣。豈有數百文買參一斤之理。豈天下之大四海之廣藥舖之多大者積數百斤中者數十斤上黨一山豈竟能產如許之參以待天下之用不待智者而知其僞也且黨參可用何必重價買人參哉何世醫僉不知之而必以黨參代人參之用豈眞不知哉以爲便於行也。不知醫便於行。而用假藥是欺病人也病人賴醫者救命可設一騙局以欺之哉他如石蓮子係蓮子之老而堅者。落水入污泥中。經年不壞。其功能濇下焦滑脫蓮子甘多鹹少石蓮則鹹多甘少矣近日藥肆中所賣之石蓮。係野樹之子。黑殼黃肉無心其味極苦最能瀉人李時珍著本草時已謂其斷莊二百餘年。滑脫之病反用極苦瀉之不死不止赤小豆即五穀中之小豆皮肉俱赤近日肆中用廣中野豆色可愛而性大非斷不堪用如四君子湯。人參既是假茯苓係安苓白朮係種朮只有甘草一味又不敢

重用挾何術以取效乎其他僞藥不可盡述有心救世者當自考之

甘草論

甘草純甘不兼他味故獨擅甘草之名其性守而不走甘屬土土主信也爲其守也故中滿腹脹者忌之宜通絡脈者避之今人則一槪用之不問何方必加甘草以爲能和百藥此必用甘草之病也至於當用甘草之方如炙甘草湯之類湯名甘草以之爲君也治傷寒脈結代防其脫也全賴其坐鎭不移之力而用一錢或八分五分不盡其力烏得有功此不敢用甘草之病也

大棗論

大棗木之至堅而棗肉、則果肉中之至密者也色赤黑味甘微酸取其以補脾經血分之陰、去核、使不走下焦配以生薑補胃中氣分之陽一陰一陽之謂道爲中焦調和營衛之要品而今人多用紅棗本草綱目中、謂紅棗理疏不入藥豈未之見耶

白芍論

本經稱白芍、氣味苦平無毒。主治邪氣腹痛。除血痺。破堅積。寒熱疝瘕。止痛。利小便。益氣。並無酸味之明文。張隱菴謂後人妄改聖經曰微酸。元明諸家相沿爲酸寒之品。試將芍藥咀嚼。酸味何在。春生紅芽。禀厥陰木氣而治肝。花開三四月間。禀少陰君火而治心。瑭按芍藥亥月生芽。藏於根中。自仲春紅芽出於地上。春盡而後開花。何丹溪爲產後忌服伐生生之氣。按陽生於子。中實根荄於亥。故古人諦察始祖所自出。必用亥月。以亥爲始祖所自出也。芍藥亥月生芽。遍歷子丑寅卯辰巳六陽之全而後開花。豈伐生生之氣者哉。並未細心格物。無知妄作。莫此爲甚。

桂枝論

桂生於廣南。氣味辛溫無毒。枝有暢茂條達之義。行陽氣、利關節、補中益氣之要藥、用處最多。何東垣謂其橫行手背。禁人之用。試問槐枝桑枝不能橫行手背乎。何獨單禁桂枝。其說有二。或者當日以桂枝醫溫熱。必不合拍。以溫病最忌辛溫補中益氣也。或者東垣欲立補中益氣湯。獨創一門。必沒殺仲景之建中法。故力貶桂枝也。

若識見不到。學術不精。其錯猶輕。若爲門戶起見。上滅先師。下蒙後學。其心尙堪問哉。再按桂生廣南日出之地。色赤得日之魄者也。附子生於章明赤水日光對照之地。色白雜黑。得日之魂者也。故有走氣走血之分

細辛論

細辛、細而辛者也。一莖直上。端生一葉。其莖極細。其味極辛。本經稱其氣味辛溫無毒。主咳逆上氣頭痛腦動。百節拘攣。風濕痺痛。死肌。久服明目。利九竅。輕身長年。張隱菴謂細辛乃本經上品藥也。味辛臭香。無毒。主明目利竅。宋元祐陳承謂細辛單用末。不可過一錢。多則氣閉不通而死。近醫多以此語忌用。嗟乎。凡藥所以治病者也。有是病服是藥。豈辛香之藥而反閉氣乎。豈上品無毒而不可多服乎。方書之言。俱如此類。學者不善詳察。而遵信之。醫門終身不能入矣。汪認菴本草備要中將單用末三字删去。直謂之不可過一錢。多閼絕而死。雖死無傷可驗。且引開平獄嘗治此以實之。其不通有如此哉。

半夏論

半夏古法用生薑製蓋生薑能製半夏之小毒半夏生薑二者有相須之妙近日肆中概用礬製取其潔白好看不適於用斷不可從

枳實枳殼論

枳實堅實下沉專走幽門幽門者胃之下口小腸之上口也逐渣滓痰飲使由小腸而入大腸枳殼半虛輕虛上浮專走賁門賁門者胃之上口也方書謂誤用枳殼傷胸中至高之氣今人以本草中稱枳實有推墻倒壁之功避而不敢用反用枳殼誤傷無過之地而幽門之痰飲反不得除是何理解且藥肆中以枳實少而枳殼多竟以枳殼代枳實改做外貌醫者不察害人不淺矣

雨水論

坎離代天地用事人非水火不生活故醫者必究水火按草之火最柔而木火則剛矣然木之中亦萬有不齊性堅者火必剛萎脆者火必柔最剛者莫如石火亦萬有

不齊。石火之中。至剛者莫如京師之紅煤。凡試火之法。以大錢一枚。置水鍋內。紅煤之高者。水開時則錢浮水面。其次半浮半沉。火柔則錢離鍋底不過二三寸而已矣。剛火所排之鞋帽。至舊不改。柔火萬不能也。學者可借以助格致之理。食剛火者多熱病。食柔火者多濕病。至於水。泉水最淸則去垢有餘。淸頭目最勝。河爲陽水。通六腑最速。滴爲至陰之水。伏流黃泉之下。其性沉降。補五臟有專功。其生化最速。去陳莝如神者。莫如雨水。而雨水之中。化氣最速。又莫如伏雨。孟子所謂有如時雨化之。何李時珍本草綱目。於雨水條下。毫無發明。但曰。春分日雨水。夫婦各飲一杯。可以有孕。試問誰係飲春分之水而後有孕哉。

五穀論

五穀亦百草之結子者也。穀者善也。五者五行也。聖人取其性情形色氣味之可以養五臟者。教民樹藝以養生焉。五穀何以爲善。味甘淡也。人係倮蟲、屬土。土味甘。以甘補土。故取甘也。尤必以淡爲善者何也。蓋味之至重者必毒。稍重者必偏。性淡多甘少者得中和之氣。故曰穀也。且淡開五味之先。不在五味之中。而能統領五味者也。五味皆屬地氣。地食人以五味也。惟淡屬天氣。清華冲妙。最能滲泄土中之濁氣。而使之復其清明之體。故必以淡爲善也。五穀中最重黍稷者何也。黍稷體圓而色黃。味得甘淡之中。故先王首重黍稷焉。如黃豆在五穀中。甘味最重。則不可作飯。且不可多食。多食則脹滿。論語曰。食夫稻。衣夫錦。似稻又細於黍稷者何也。蓋黍稷生於剛土。而性剛。長於補脾。稻生於濕土而性柔。長於補胃。淡味獨勝。似其品高於黍稷。但色白形長。喜水。偏於濕竄。終就臣位。自仍當以黍稷之中正爲君也。周頌曰。貽我來牟。似大小二麥。亦不轉於黍稷也。蓋二麥補五穀之所不及者也。九穀除麥之外。皆以溼土令而下地。以溼土收令而上倉。麥則反是。以秋分後溼土收令而下地。以夏至前濕土行令而上倉。畢避濕土之氣。故其性燥而開胃。有濕病者最宜。土性溼而反惡溼也。且金水木火四時之氣。卽元亨利貞之天氣也。溼土則純然地氣矣。但補偏救弊者。皆臣道也。

紀事

一寒署

●投資本社諸君題名

楊質安君　五元

一本堂　五元

本期付印後投到者下期補錄

本社啓

◎誌謝

沅湘日報社惠贈沅湘日報三份松江聶氏醫室惠賜三合濟生丸觀音救苦膏方疫毒霍亂一夕談各一份拜領之餘合此鳴謝本社編輯部啓

啓者各地同志寄稿務望以三十二字爲一行以十二行爲一面凡惠專書須寄全稿或有已登於他報之稿勿再見寄至本社有時未能即期登載者篇幅爲限還求恕諒

紹城油車弄內紹興醫葯學報編輯部啓

啓者未付報資閱報諸君此次報到務祈從速照章惠資共相維持實爲感荷

紹城諸善弄口紹興醫葯學報發行部啓

杭州醫藥學會之提携

杭州醫藥學會爲李君雲年王君香巖等諸先生組織團體甚堅爲警廳飭中醫造報而西醫可兎先生等以醫會名義據理力爭日前惠函至紹聞紹會之成立頗荷賛許對於本報社特補寄祝詞一首諸多期望共相提携之情溢於言表特錄於此以誌不忘

茫茫禹跡生命萬千自有飲食疾疢生焉遠懷神聖欲解倒懸徧嘗百艸製爲膏煎復辨六脈診斷無愆生死肉骨自古云然追維所自四千餘年迄乎晚近外界深傳喜新厭故風會遞遷罔知振作漸失眞詮卓哉古越著鞭爭先痌瘝在抱端賴諸賢提倡醫學治理精研更有藥界捐臂相聯或抒智識或助金錢月刊一報有美畢宣自今越俗民氣健全相彼浙水縱橫蜿蜒爰祝貴會流澤長縣日新月異猛進無前　紹興醫藥學會進步　杭州醫藥學會公祝

評議部評議員之姓氏

本分會評議員推定後羅錦榮君孫濟生君從未到會照章以高德僧君陳越樵君遞補之全部姓氏錄下　何廉臣君評議長　陳心田君　駱保安君　徐仙槎君　錢少棠君　潘文藻君　周汝楫君　余康山君　張若霞君　胡東臯君　高愼生君　曹炳章君　高德僧君　蔣宗濂君　陳越樵君均評議員

執行部職員之姓氏

本分會選舉職員有規定正會長須醫藥兩界共相推崇者副會長二員以醫界藥界各舉一員其餘職員亦如之玆將各職員姓氏錄記之

胡瀛嶠君正會長　宋爾康君　裘吉生君均副會長　包越瑚君　沈企周君均交際員　周越銘君文牘員　孫康侯君會計員　史愼之君　鈕養安君均庶務員　嚴紹岐君　吳麗生君均書記員　錢柏初君　汪竹安君　許東山君　王景鎬君　孫彩鄰君　潘文濤君　錢熙棠君　何幼廉君　陳歷耕君　季吉相君　孫憩章君均調查員

紹興醫藥學報社

刊行

醫藥叢書一

醫醫病書

淮陰

吳鞠通先生

遺著

越醫何廉臣君校勘

本報下期要目預告

論文●對客問……（王以鈞）增訂醫醫病書序……（黃壽袞）其二……（曹炳章）吾國有極效之古方往往有突過西人之處試各舉所知以對……（周小農）

學說●通俗內科學……四（張若霞）規定藥品之商榷……四（曹炳章）應驗良方……二（胡瀛嶠）

問答●問一……（夏希靈）問二……（夏希靈）問三……（夏希靈）問四……（夏希靈）問五……（夏希靈）問六……（夏希靈）問七……（夏希靈）答一……（曹炳章）……答二（曹炳章）

醫案●退廬醫案……二（陳心田）

雜著●俞星階先生傳略……（記者）客自遠來言及醫界時事有感口號二律……（王以鈞）記女鈴醫……（闕名）調查事件△紹興醫俗……完（裘吉生）

專件●神州醫藥總會會章……二●神州醫藥會紹興分會簡章

古籍選刊●馬培之先生醫論……一（馬叔循評）（高德僧校勘）●醫學妙諦附驗案……一（何書田原著何廉臣校增）

（凡有遠處寄稿再於臨印時增入）

民國四年十月一日出版

第四十九期

紹興醫藥學報

神州醫藥會紹興分會發行

本期之目錄

外埠代派處

山西○鎗樓底　閱報社
奉天○開原縣　濟生藥房
江蘇○常熟　張汝偉君
江西○九江　郭肖貽君
福建○連江縣　林文愚君
江蘇○松江　查育甫君
浙江○處州　何夢君
安徽○歙縣　胡天中君
湖北○蘭陵街　圖書館閱報社
雲南○　共和滇報社
廣西○桂林　黎蕭軍君
北京○北城　王文璞君
安徽○蕪湖　穆春甫君
江蘇○盛澤　王鏡泉君
廣東○汕頭　楊源蓀君
江蘇○無錫　周小農君
浙江○台州　羅燎彤君
廣東○潮州　曾師仲君
福建○泉城　張鳴謙君

湖南○常德　沅湘日報社
江蘇○吳縣　陳鵬先君
浙江○寧波　徐友丞君
福建○福州　黃良安君
浙江○餘姚　壽明齋
江蘇○揚州　吳傑三君
江蘇○上海　神州醫藥總會
廣東○廣州　余翰垣君
浙江○嘉興　春和堂
江蘇○上海　謝惠周君
浙江○杭州　李雲年君
浙江○百官　壽明齋
浙江○杭州　大原施醫局
四川○　李國珍君
河南○南營門　閱報社
江蘇○鎮江　袁桂笙君
吉林○　吉長日報社
黑龍江○南城　閱報社
陝西○西安　秦中公報社

本邑代派處

漓渚○張君霞君
馬山○高德僧君
安昌○嚴織春君
昌安○壽明齋
昌安○嚴紹岐君
城中○和濟藥局
城中○教育館
西澤○陳柏儀君
馬安○朱仙年君
東關○錢柏初君
嵩壩○魏芳齋君
城中○育新書局
城中○墨潤堂
城中○明達書莊
楚江○吳詠棠君
東浦○許東山君
城中○裘氏醫廬
嘯唫○陳定山君
平水○施雁康君
城中○笑報社

對客問

王以鈞

客曰今之懸壺者輙言大江以南無眞傷寒春夏之際概禁用桂然則金匱玉函之方皆宜於北土而便於冬日乎曰不然荆揚之地勢雖卑下易生濕溼然病傷寒者正復不少特腠理既疎偶染外邪輕入易出故微者香蘇甚者敗毒冲和數服之後亦能俾痊第時日久而津液耗不能收桴鼓之效耳若春夏之禁用桂尤今日專理時症者之所樂道然平心論之伏熱未宣暴寒驟襲當此之時用乎不用故昔人痘疹之治無論春夏爲冷所折卽以桂枝葛根等湯加荆蟬諸味不甯惟是千金外臺固嘗用之在彼之所藉口者無非曰時症時症今卽以時症論彼所擬之方寒涼尅伐一味攻擊往往體弱之人疾未盡而羸已甚其視二書之治天行熱病標本兼籌相去果何如者夫二書固仲景之私淑也客曰金匱玉函之可施於南人既聞命矣若千金外臺毒藥峻劑間見層出亦可用之乎曰是不難張石頑已先子及之其言曰法前修者法其意而已故其釋菊花湯去麻黄之峻而易以蘇葉之和推此意也

無論烏頭大黄即蜈蚣蜥蜴火硝礬石之類凡驅風利水攻積破冷諸品詎未可由暢旁通取而代之乎況毒藥雖二書之所不免然往往兼和解之品而用之且其飲服不過一二丸此如痧症予蟾酥龍腦有病則病受之未必果能爲厲也曰雖然四書之旨與泰西之新術有同否曰瑣碎者不必論請言其大者昔仲師剖胸而納赤餅而千金外臺之治代指丁腫即用刀割針刺已爲今日解剖之嚆矢又膽汁甜肉汁之入胃化穀西醫發之唐氏取之以釋內經然觀傷寒論少陽陽明負與不負二語又所施治一以養液爲主千金外臺之療中風諸症多用柔潤育陰洄溪徐氏曾極口稱之此尤見至人首出先覺先知而卓識精詣中西一貫徵之故籍班班可考非僕一人之曲學阿世也故知四書之治已寓新法則不必强分乎畛域知其方之本可消息則不必過慮乎瞑眩知隨人隨症之可以試用則更不必妄泥乎天時與地利悟此而四書之施治明識此而四書之爲百世師者定客唯唯遂退因誌其語於簡

中國近代中醫藥期刊彙編 第一輯

代論

增訂醫醫病書敘

醫所以醫病者也醫病者而干醫之病則病者之爲病不可言矣炎黃以來醫者夥頤醫之病者亦夥頤病者之死於醫者之病亦正不知夥頤傷心人類悇憛孰甚此淮陰吳鞠通氏所以有醫醫病書之作也原書七十餘條龐雜無紀讀者瞀目曹子炳章醫之好學者也爲之鉤鉥其義犁次其文目門爲四曰學醫曰病理曰證治曰用藥吳說多濶曹乃剔之吳說尙微曹乃顯之吳說不免罅漏曹乃爲之補苴吳說有時矜張曹乃爲之折當吳氏學力全在溫病於是書亦確有見地然文不足以濟其質其論學醫也語多概略獨於病理證治上詆諆陰常不足之說而能辨陰邪之王於陰分異於陰虛因力排苦寒諸方并及痘科外科眼科而特舉建中此與臟腑體用藥餌隨之之說皆仁術慧心足以起天下之死於不少曹子惟習之久服之深故三匝月而殺青將以付工問言於余余不知醫特竊悲悠悠人世病者不死於病

增訂醫醫病書叙 四

者之病多死於醫者之病而醫者又不自知其所以病病者將愈益重其病若欲救病者之病則不得不先醫醫者之病欲醫醫者之病則吳氏之書不得不急行曹子其孟晉哉

中華民國四年乙卯七月於越黃壽袞圃人甫志

其二

昔裴子有云學不貫今古識不通天人才不近仙心不近佛者斷不可作醫以誤世醫固神聖之業非後世讀書未成生計未就擇疾而居之具也是必慧有夙因念有專習窮致天人之理精思竭慮於古今之書而後可以言醫淮陰吳君鞠通研究醫書上自軒岐仲景下迄葉氏香巖先以醫術名於北與越人莫寶齋尙書交最密切嗣因莫患痰飲喘不得臥病頗重是年吳君回南省墓畢探望莫君遂留紹或住莫家或居趙園適紹城任濟堂九先生名盛一時彼此討論古今醫籍心心相印遂出溫病條辨一書互相辨析任君獨贊揚解兒難解產難兩篇謂多發前人所未發餘

則謂自條自註。著書無此成例。且其中缺誤處亦多。由是拂吳君之意。交遂疏。厥後果見識於會稽章氏虛谷。載在醫門棒喝之中。越中名醫。所見略同。益以見著書之難。此皆趙晴初老名醫。對余友何君廉臣之語也。吳君又著有醫案、及醫醫病書兩種。吳氏醫案。余從 高君德僧處。假歸轉錄。醫醫病書。從 何君廉臣處假錄一通。余讀醫案議論高超。方藥精切。確能爲後學師範。堪作診斷術之專書。惜乎立方有流於過重者。學之不善。生命攸關。尙宜逐條批明。庶幾可法可師。不致貽誤來學。讀醫醫病書。原文體例混淆。先後陵躐。未盡妥善。乃不自揣譾陋。爲之益其體例。第其先後。分爲上下兩卷。類分四編。初編曰學醫總論。計二十三條。二編曰病理各論。計十七條。三編曰證治要論。計二十四條。四編曰用藥統論。計十七條。其原書七十六條。新增五條。共計八十一條。以成黃鍾之數。間有未盡之義。逐條加以按語。或言其未盡。或補其未備。閱三月而始竣。俾後人讀之。猶可想見 先生臨證時。沉思渺慮。診病制方之概。庶乎不負先生之苦心也。爰誌其原起於簡端。

中華民國四年七月一日　四明後學曹炳章赤電氏序於古越之和濟藥局

吾國有極效之古方往往有突過西人之處各試舉所知以對

周小農

吾中國四千年來實驗之古方均經名人收效於前是以流傳至今稱道勿衰如金匱、外臺、千金、聖惠皆彰明較著班班可考者也。例如肺癰一症爲肺有瘀熱馴至熱鬱爲膿。西國有剖解之法去其腐敗而症卽以瘳治方不逮手術之速固已然華人氣體較弱非盡人可剖割也。張師聿青謂古聖知壅熱而肺生癰逕治其瘀熱有葦莖湯焉寥寥數味遵一方而收效彌捷。葦莖一味非蘆之根乃挺生水面之莖幹中空而虛能入肺經。輔以瓜瓣之潤肺化濁桃仁之清瘀活血薏仁之引熱達下直趨州都。以伸治節而保肺金。蒙嘗主用此方兼入鮮蕺一味以治肺癰未之動刀剖割亦能告痊。世固有蘇沈其人而良方云秘者。閱歷所得公之於世亦保國粹之一法也。

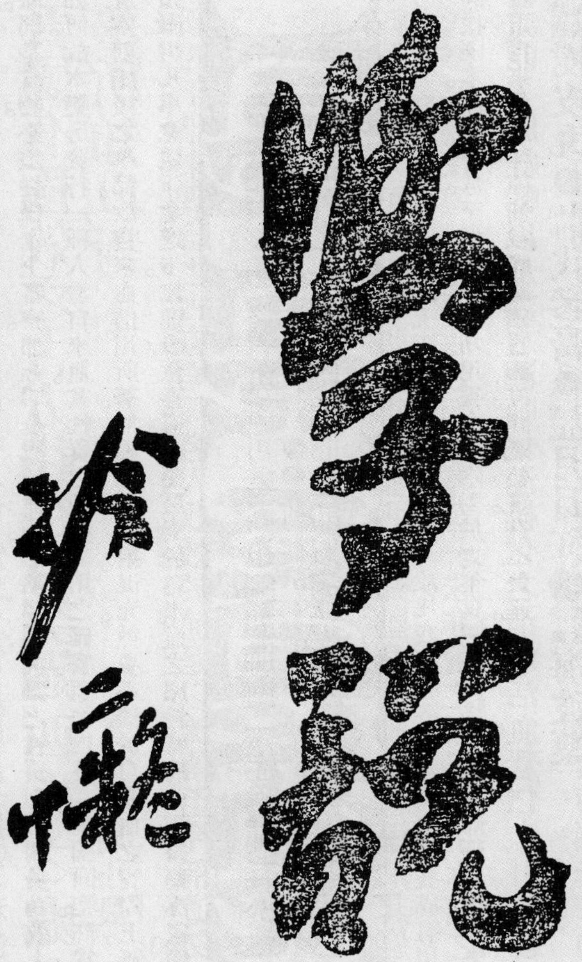
醫學說

檀香油
右日服二三十滴。
明礬　一分　茴香水　二百分
右注入尿道。
膽礬　一分　水一千分
右注入劑。用於慢性淋疾。

癩病（痲瘋）

（原因）由於癩病桿狀菌而發。其傳染性極弱。雖夫婦亦少傳染。或謂遺傳而發。本病者頗多。

（症候）此症有斑紋癩。神經癩。結節癩。三種之別。斑紋癩。全體發大小不同之斑紋。呈赤或紫或褐色。皮膚失其知覺。或發生潰瘍。神經癩。初發知覺過敏及神經痛而後知覺消失。運動痲痺。營養障害。毛髮脫落。潰瘍壞疽。漸及於骨與關節之間。其手足與指宛如失去之狀。結節癩、先發紅赤色之斑紋。於四肢關節。及手掌足蹠之間。經數月或一年後。其顏面生如粟米或豌豆大之硬節。此後皮膚轉黃。毛髮脫落。結節潰瘍。此時雖似花如玉之美人。一變而爲不堪之醜態。

(經過)六年至二十四年。(類症)狼瘡。梅毒性結節。(豫後)不良。

(治法)本症雖世界名醫。均無療法。近時之治法。以內用大楓子油。外行硫黃浴。十人中或可治愈二人。或注射大楓子油於臀部。又施燒灼或灸點。或施電氣療法。潰瘍可用制腐藥。

(藥方)

大楓子油 一兩 苦參末 三兩

右酒糊丸。梧子大。每服五十丸。空心溫酒下。外以苦參湯洗之。(普濟方)

(特方)

大楓子油 一錢九分

右為丸。一日二次分服。

大楓子油　椿油　等分

右注射臀部。

感冒

（原因）本病由於冒寒、冒濕、體溫不調、或垢污留積、有流行性者。（或謂本病係黴菌傳染尙未明確）曰流行性感冒。

（症候）惡寒。發熱。熱在三十八度以上。鼻孔閉塞。或流清涕。頭痛。咯痰。咳嗽。咽喉痛楚。甚者或發譫語。聲音嘶嗄。呼吸苦促。

（治法）預防此症之法。避冒寒冒溼。冬日早起。戒外出。用發汗劑。行蒸氣浴。其他用左方。

（藥方）

香白芷　一兩　荆芥　一錢

右爲末。每服二錢。溫茶下。（百一選方）

川芎　荆芥　各四錢　薄荷　八錢　白芷　羌活　甘草　各二錢　細辛　一錢　防風　一錢五分

右爲末。食後溫茶送服二錢。日服三次。（川芎茶調散）

紫蘇葉　三錢　陳皮　川芎　蔓荆子　防風　秦艽　荆芥　各一錢五分　甘草　一錢　薑　三片　葱白三枚

右水二盞半。煎一盞。溫服。蓋被發汗（加味香蘇飲）

（特方）

遠志根　一錢三分　溫湯　二兩六錢

右煎十五分時。加糖適宜。作三次。一日服盡。

肺勞　（肺結核）

（原因）本病之眞原。爲肺結核桿菌。常生活於咯痰呼氣中。凡人偶吸此菌。則直竄肺中之組織。逐漸繁殖。肺臟遂爲所傷而成肺勞。若以病者之咯痰。令動物食之。則必發本病。其他爲體質衰弱。營養不良。房勞過度。手淫。憂鬱。外感等。

（症候）初發身體瘦弱。面色光白。胸膈變窄。時有乾嗽。初早起咳嗽。後晝夜俱嗽。行路氣促。用力後面色發紅。上山登樓。氣促特甚。咯血稠痰。亦有咳血者。脉甚數。每一分時約一百至。此時左右肺葉其上半已有多粒成塊。尚未腐爛。次則咳嗽漸增。常有鬆痰。脈極細弱。呼吸愈促。常發潮熱。顏色鮮紅。晨起多冷汗。熱度漸退。言語有沙聲、或啞。咽喉發炎。胸膈常痛。此時肺胞膜已有發炎處也。大便溏泄。時有瀉利。最爲危險。此時結核菌已侵入腸內也。舌苔紅色。穀氣或佳、或不佳。身愈瘦弱。久則精力耗散而死。

（經過）數月或數年。（豫後）不良。

（治法）宜移居於郊外、或海濱。呼吸新鮮之空氣。眺野外之風景。食滋養之物品。行適宜之運動。飲少量之黃酒。行深呼吸。施海水浴。冬季轉移於和暖之地。早起宜遲。

宜廢止使用腦力之事如有發熱症候亦無須禁止旅行若肺之組織非常傷損而已成爲空洞者則命安靜療養轉地旅行反爲有害但至此時期雖有極高明之醫士僅能用法緩其死期而已蓋本病實無確效之根治藥品然有不得不用藥品之時則施行對症療法如咳嗽則投以鎭嗽劑發熱則投以解熱劑胃弱則投以健胃劑虛弱則投以強壯劑等且患本病之唾壺必須消毒（酒精或生石灰）加以覆蓋以防咯痰之乾燥飛散清潔病室及衣衾手巾及飲食器具亦須時常消毒勉戒接吻

（預防）防本病之法莫妙於多吸空氣多見日光行適宜之運動使強壯其身體凡遇患本病之友朋切勿與其對坐談笑吸其呼出之氣手巾面盆及飲食器具不得互換使用又小兒不可用結核性母乳

（藥方）

蘆根　麥冬　地骨皮　生薑　各一錢　橘皮　茯苓　各五分

右水二鍾煮八分。溫服。(蘆根飲)

百部根　二十觔

右搗取汁煎如飴。服方寸七。日三服。深師、加蜜二觔。外臺、加飴一觔。宜於咳嗽。

(轉方)

銀耳　五分　白糖　適宜

右水煮服。

鬧羊花膏　一分三釐　白糖　一錢三分

右分十五包。一日三次。每次服一包。咳嗽劇甚之症

蘇木膏　一錢三分　阿片番紅花酒　二分六釐　薄荷水　四兩　橙皮糖漿

二錢六分

右二時服一調羹。下利

杏仁水　一錢五分　糖漿　四錢

右每二時服一調羹。

䨥麥　一錢五分　水　二兩六錢

右爲浸劑。一日六回。二日分服。

喀血

龍膽草　二錢六分　水　四兩浸出　橙皮糖漿　五錢

右每二時服一瓢羹。

咳嗽

（原因）本病爲氣管支加答兒有急慢二性之別。急性者由於感冒。其他別由吸入煤烟與刺戟性之瓦斯。營養不良。肺結核之遺傳。流行性感冒。猩紅熱。痲疹。天痘。及心肺諸病。慢性者爲急性症之延緩不愈。多發於演說。唱歌。及嗜酒者。其他爲肺氣腫。肋膜炎。氣管支粘膜刺戟。經久腺病性。武雷篤病。或慢性肺炎。結核炎性刺戟之波及等。

（症候）急性症必發之症候爲惡寒發熱。食欲不振。身體疲倦。脈搏增加。咳嗽不已。

紅靈丹、平安散之用淡牙硝。(即焰硝)亦治時氣之鬱熱。大承氣湯、調胃承氣湯、柴胡加芒硝湯。即所以治腑中之結熱、大陷胸湯丸、木防已去石羔加茯苓芒硝湯、即所以治腑中之留瓣。紫雪丹中二硝並用。是熱鬱欲其達。熱結欲其降也。徵之古人治鬱、治結之旨。及辨性、辨質、諸說。而於樸硝屬水。焰硝屬火。尤爲吻合。二硝非一類。不辨自明。李時珍曰。火硝與硫黃同用。則配類二氣。均調陰陽。有升降水火之功。煆製礞石。則除積滯痰飲。盖硫黃暖而利。其性下行。火硝暖而散。其性上行。硝石之性寒而下。火硝之性暖而上。一升一降。一陰一陽。此製方之妙也。奈汪訒菴醫方集解中、之礞石滾痰丸。亦誤以樸硝製礞石。藥肆不察。竟遵其法。蓋同名硝石。汪氏不及詳考。一字之訛。藥性頓異。大背古人立方之意。且其本草備要。礞石條下。亦附滾痰丸方。則用火硝煆礞石。同是一人之書、尙有此是而彼非。此我醫界讀書之難也。且汪氏之書。已風行海內。炳章特遵前賢諸說而辨正之。總之元明粉、芒硝、風化硝、皆用樸硝遵古而製煉。如痧藥所用之牙硝。則用火硝所煎提以符古人立方之本旨。

紫草茸（即紫草嫩苗）紫鉚（音礦）（今作紫草茸即紫色樹脂）

本草綱目、紫草名紫丹。別錄名紫芙。又名地血。初無所謂紫草茸者。惟時珍註中曾言其根間嫩苗白毛如茸。後人因此添一茸字。以眩人目。吳醫彙講云。痘科所用紫草茸。即紫草嫩苗也。今市肆所備色紫。形似松膠者。乃係洋松內樹脂與紫草迥異。醫家不察。受害非淺。鼠疫抉微云。今藥肆中。每以紫色樹膠代紫草茸。不知紫草氣味苦寒。治痘毒斑疹。用以活血凉血。若誤用此樹膠。反使熱毒膠黏。不能透泄。一字之微。人之生命係矣。吾願後之用紫草者。幸勿再書茸字。痘科釋義云。痘科用紫草。古方推用其茸（即嫩苗）取其氣輕味薄。而有清凉發散之功。活幼新書云。紫草性寒。小兒脾氣虛寒者。反能作瀉。惟用茸。取其初得陽氣。以類觸發。所以透發痘瘡耳。葉氏痘學真傳云。紫草茸古本不見。近刻但見紫草項下注明。紫草茸染手者佳。竟不知另有一種。予幼時見世叔葉弘卿家有紫艸茸。因方書未載。不敢擅增本草。近見神農心書云。紫草茸。色淡紅。出烏思藏。著大樹枝上。如生白蠟然。實蟲所釀之窠。如蜂之釀蜜。劉濤一云。此實是紫鉚。本經逢原云。紫鉚俗名紫草茸。乃麒麟竭樹上。蟻釀聚其脂液而成。與蜂釀蜜無異。出眞臘爲上。波斯次之。治五臟邪氣。金瘡崩漏。破積血。生肌止痛。并治濕癢瘡疥。齒縫出血。經水不止。產後血運。化學易知云。拉克、又名舍來克。中國名紫草茸。爲工藝內多用之料。出於數種樹上。其樹有小蟲。刺通樹枝。流出之汁。變爲深紅色。包住樹枝。折取之。卽得拉克條。從枝上剝下。考紫鉚唐本草名赤膠。又名紫梗。蘇恭云。紫鉚紫色如膠。作赤麖皮及寶鈿。用爲假色。亦以膠黏寶物云。（近今膠黏玻器金石品亦用）酉陽雜俎云。紫鉚樹出眞臘國。彼人呼爲勒佉。亦出波斯國。木高丈餘。枝葉鬱茂。葉似橘柚。經冬不凋。三月開花。白色。不結子。天有霧露及雨沾濡其枝條。卽出紫鉚。波斯使者所說如此。而眞臘使者言是蟻運土上於樹端作窠。蟻釀得而成紫鉚。李時珍曰。紫鉚出南番。乃細蟲如蟻虱。緣樹枝造成。正如今之冬靑樹上小蟲造白蠟一般。今吳人用造胭脂。炳章歷考諸家本草。祗有紫草紫鉚二種。紫鉚。條下亦無紫草茸之別名。紫草茸別爲一品。實始於趙恕軒本艸綱目拾遺。其所引諸說。亦多言紫艸嫩苗爲茸。惟葉氏痘學眞傳及神應心書。所言皆樹膠爲紫艸茸。葉氏亦云諸書未載。不敢擅增本艸。神應心書。非醫藥家言。言不足憑。且趙氏按語。亦云未曾試驗。故存其說。以俟後之博訪云。總之用紫草者。以其質味輕淸。能凉血解毒。透發痘瘄。豈可再以膠質膩黏之紫鉚。壅滯其氣血流行。反令熱毒不能透泄也。用紫鉚者。以其破瘀血。療金瘡生肌止痛。通婦人經閉。治齒縫出血。此辨二者效用之不同。及傳訛之異諦也。紫艸嫩苗之茸。近今無覔。余意不如正用老式紫艸。勿寫茸字。免再誤人。

桑寄生（桑上者眞）

江浙栽桑養蠶。童桑居多。農人時常整作。寄生無從可生。今市肆大抵用雜樹寄生爲多。其功用亦因各樹之性質而別。本草崇原集說云。如樟上寄生則行氣。槐

治咳痰氣喘方

老姜二片。用布包貼於膏肓穴。再用炭火熨斗。在生姜上面熨之。重者三四次。無不即效。

壽明還睛丸

西潞黨參四兩　川石斛三兩　酒炒杜仲二兩　炒甘草一兩　麩炒枳殼一兩　肉蓯蓉二兩　酒炒川連一兩　靑箱子三兩　酒炒黃柏一兩五錢　枸杞子二兩　酒炒當歸二兩　兎絲子三兩　鹽水炒牛膝二兩　決明子三兩　酒炒川芎一兩五錢　白茯苓三兩入乳蒸曬乾　酒炒知母二兩　淮山藥三兩　天門冬去心焙乾三兩　靑防風一兩五錢　麥門冬去心焙乾三兩　泡杏仁去尖三兩　炒白蒺藜去刺三兩　白菊花一兩五錢　五味子一兩　蕤菜子二兩　蓂菜子一兩

右藥共研細末。外加熟地六兩。生地八兩。蒸透搗爛。入藥粉煉蜜爲丸。如綠荳大。

（功用）遠年近日。一切目疾。內外障翳。迎風冷淚。胬肉攀睛。爛弦風眼。及年老虛弱。視物昏花。肝腎不足等症。此丸最能降虛火。升腎水。若久服之。可使到老不花。每服三錢。清晨開水送下。忌酒色氣怒。油膩發食。

（方論）語云。天無二曜。一物無所生。人無兩目。一事無能爲。此葢指人身爲患。莫二目甚焉。目之爲患。有外障。有內障。外障顯而易治。爲害尚輕。點藥所能及。內障與好目無異。爲害甚重。點藥所不逮。無腫痛。眵淚。翳膜等因。惟診脈沉濇或細弱。視物昏花或黑影纍纍。甚至若螢若電。頭暈耳鳴。時發時止。有臟腑陰陽屬病之分。而障成則一。原夫由來。非五味四氣。即七情六慾。不知節制所致也。由微而著。人不自省。臟腑血氣。日日斲喪。如不急治。目其盲矣。終身痼廢。可不懼哉。愼之維何。卽疾之初起。力自調養。正心寡慾。惜視緘光。勞役毋過。相火毋熾。則藏府之病。虛弱之症。可

問會

素吾題

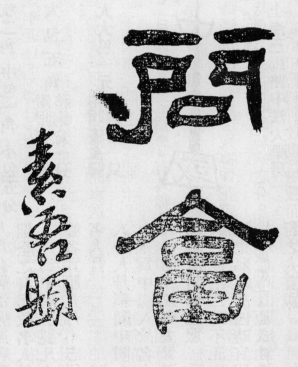

人丹

定價

玻瓶二角　中包一角　小包五分

大包五角　附贈賽金推移銅盒一只

大大包一元　附贈賽金彈簧銅盒一只

總經理　上海三馬路中法大藥房

各埠中法大藥房各藥房各洋廣貨號均有出售

人丹人人可服人人宜服故名人丹

人丹有病治病無病養身能使人人爲健全之身體故名人丹

人丹爲中國所製凡中國人之有愛國心者宜服人丹不忘巳身爲中國人故名人丹

人丹人丹竊願中國人顧名思義人人永永爲中國人故名人丹

人丹能袪風寒去暑濕開胃消食平肝順氣故男婦宜服

人丹能治四時不正之氣辟疫癘止洩瀉定嘔噦故四時宜服

人丹能辟山嵐瘴氣避道途臭穢故旅行之人宜服

人丹於茶餘酒後服之滿口生津甘留舌本且香氣襲人勝服砂仁豆蔻故每日宜服

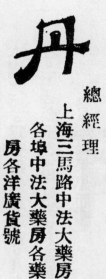

問答

本欄之設。爲交通知識之郵。凡各處有問題寄來。一經登載。必求四方學者。不吝金玉。隨時見答。未答者。當然應答。以副發問者之盼望。已答者。不妨再答。庶幾集思而廣益。

問一　　夏希靈

白木耳。近世所推爲補品。其實與桂耳。石耳。蕈耳。金耳。均含有毒質。請詳考其產地。性質。效用。及有無流弊。以正告服食家。

問二　　夏希靈

燕窩。爲近世所豔稱。惟產地。及人工製造之法。本草拾遺所載。多傳聞失實。請將目今產地。原料。種類。及製造之地點。名稱之異同。詳考之。

問三　　夏希靈

天竹黃。老式。新式。同一人造物。何以老式之價甚昂。此必有說。務乞詳言之。

問四　夏希靈

伽楠香。佳者難得。擬用烏藥。兒茶。合製以代之。能乎否乎。

問五　夏希靈

水安息。久絕不至中國。有無他藥可代。

問六　夏希靈

括蔞根。天花粉。今合而爲一。請分別論列其用。以告業醫藥者。

問七　夏希靈

兒茶不用火煆。有別法使之鬆脆否。

答一　曹炳章

白木耳。乃膠菌科之菌類。非木耳族也。近人不察。以爲白木耳者。木耳之白者也。剿謬可哂。莫此爲甚。試與木耳一相比較。微特形態不同。卽在植物學上之種類。亦適然各別。白木耳形似雞冠。溼時觸手有膠質。色白。乾則變爲角質。色轉微黃。收縮力甚著。能縮小至二十五分之一。此物遇水而漲。因乾而縮。食用之部。即其膠質之生殖體。厥味淡泊。用時和水加糖。或以火腿佐之。作餚。稱珍品。產出之區。以四川重慶府屬爲最多最佳。其次則福建湖北。發生於小槲櫟櫧之朽木。爲一種死物寄生菌。以其物質。置顯微鏡下窺之。見有平行之長形細胞四枚所成。每細胞各有一小柄。擔胞子於此。乃擔子柄也。以是爲擔子胞菌類。　又因其菌類中位置甚低。所以決其爲原始擔子胞菌類。在擔子細胞有二縱壁。則知爲膠菌科。而非木耳科明矣。夫膠菌科之菌類。分類法。全視分生子以定種屬。茲將博物雜誌吳水心君之試驗。摘錄如下。今試將胞子培養之。當見濃厚之培養液中。其分生子甚大。而在稀薄之培養液。及蒸溜水中。則生釀母狀之小分生子。因是又可決其隸於白木耳屬。　更就培養胞子菌絲之結果。述之如次。（一）胞子作卵形。直徑三至五密克倫。（二）胞

問答 四

子在蒸溜水。或小稻培養液中。則在攝氏二十八度之溫度。歷四十八時間。可生酵母狀分生子。若在攝氏十六度。則須歷五十二時間。乃得發生。(三)胞子觸攝氏零度之寒氣。雖歷二十四時間。猶能不失發芽力。若觸華氏零度之寒氣。則二小時間內。亦不失發芽力。(四)菌絲乾燥則枯死。(五)菌絲雖觸攝氏零度之寒氣。亦不枯死。(六)菌絲觸華氏零度之寒氣。歷二時間。始枯死。綜觀吳君所記。白木耳之菌絲。對於寒氣之抵抗力。其大如此。餘如治療上之作用。雖諸家本草未載。亦可據形性學理而斷定之。葢白木耳。色白。形如肺葉。其以長形細胞而成。亦如肺氣管枝有多數氣胞之組織。白木耳之張縮力。有二十五之一之比例。亦與肺之張縮力相似。其產於多陰少陽清靜之地。寄生於老朽古木上積土之間。得天地輕清之精氣最足。亦如肺之清虛。且無論日晒氷凍。不之爲夭。其形堅質膠。於此可知。攷其形質。旣同吾人肺臟。其性質且强於肺臟。故以其作肺虛滋養補品。必無疑義。至於主治效能。其味甘淡。性平無毒。質堅氣輕。能入肺胃二經。淸肺熱。治肺癰肺痿。潤肺燥。止咳嗽痰血。久咳喉癢可治。絡傷脇痛可醫。淸補肺津。溫養胃液。誠肺虛乾咳之要藥。爲風寒客肺之所忌。此就學理以决其效用也。大抵癆瘵質及陰虛火旺之體。以其作滋養調補則可。若風寒犯肺。溼熱釀痰致嗽。皆爲禁忌。誤服卽是流弊。服食家宜注意之。餘如桂耳。乃多年老桂樹蒸出蕈也。土人得之治血疾。石耳羣芳譜名靈芝。採曝作茹。蕣耳卽蒼耳。綱目列於隰草類。與金耳等屬。實則皆與白木耳不相類。玆就一得之愚。就正有道

答二　　曹炳章

燕窩內含蛋白汁甚多。能增多人身之脂肪。滋養肺臟之津液。近世因此珍貴之。其目今產地。以暹邏瓜哇南海閩粵沿海各島皆有之。乃燕食海面魚虫。至胃肉化。而所餘之精微。仍留凝於胃如筋。幷津液嘔出。結爲小窩。附於石上。以備冬月退毛之食。非人工所造作。實天產之自然。若鑒別種類與名稱。亦由

問答

六

產地之不同。福建廈漳等海石巖產者。夾毛者多。名曰毛燕。（外國亦產）以毛脚皆輕。盞厚。毛黑有光。肉白有紬者良。暹邏產者。曰暹燕。光潔而潤。盞厚。糙米色。內有細絲。質不易腐。亦附於巖石。瓜哇南海各島產者。有洞燕厝燕二種。在海島者曰洞燕。在家中者曰厝燕。厝燕較洞燕色白。黑毛亦少。龍牙島產曰龍牙燕。近年土人亦有將海島巖石上搭草棚。任其在內作窠。其質潔性鈍。色亦甚白。如龍牙大岵等燕皆是。然見沸湯易腐。其在草棚之下。少得天氣之故。其滋養料。實不及洞燕暹燕之豐。龍牙燕。亦以肉厚色白有紬。內網鬆透者爲良。考其效能。燕窩。味甘淡。微鹹。性平無毒。養胃液。滋肺陰。潤燥澀枯。生津益血。止虛嗽虛痢。理虛膈虛痰。病後諸虛。尤爲妙品。同冰糖煎服。治高年虛瘧。小兒元虛痘疹頂陷者爲最宜。調補虛損勞瘵者之聖藥。一切病由肺虛。不能清肅下行者。皆可治之。久任斯優。病邪方熾者勿投。此就目今名稱產地及效用之大要也。

醫案

幼舟題

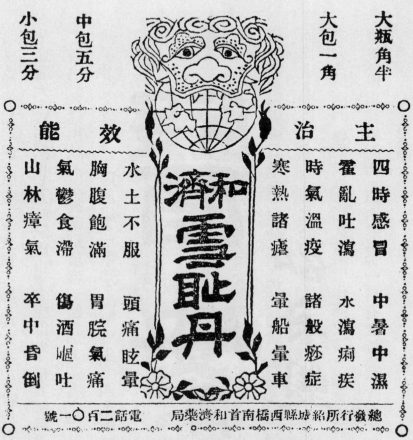

將枯。故氣爲之促。脈訣云。失血之脉。浮大者危。今脈浮大。當所忌也。要知失血脈大。實非熱也。乃肺氣虛也。金極似火。補其肺氣。而熱自退。此汪石山之醫也。余遂用秋石水拌蒸別直參一錢。加入黄耆。生甘草。馬兜鈴。阿膠。五味子。麥冬成劑。予以煎服。一劑知。兩劑熱退。四劑嗽減氣平。然後出入增損。調理而愈。此吾與病者無遺憾焉。

勞淋

淋症爲患。近醫大多數認爲交媾不潔所致。分別急性慢性兩種。男子則尿道腫痛。女子則陰唇紅爛。尿必淋瀝。倶帶濃液。或白。或黄。或青。治之不當。蔓延之殖諸器。殊爲危險。余於此症經過治驗。夷考其受病之源。犯不潔之交媾而成者。雖屬居多。而因忿怒醇酒厚味勞苦相感者。亦復不少。蓋忿怒動氣而之火。醇酒釀濕而成熱。積久成淋。作痛流液。而於膀胱腎盂精竅睪丸。不無發炎。但求其本而治。似多奏效。一日有金姓婦。年五十四歲。來余處求診。雙

退庵醫案　六

眉頻蹙。面色黃憔。倚凳半坐。診其脈細而濇。觀其舌紅淡無苔。問其症。少腹引痛。陰唇紅腫。痛若針刺。小便短澀。煎熬水液。稠濁如膏。若爲不潔而成也。則該婦年將望六。栢舟自操。何可混合。若爲淫熱而成也。彼平素並無嗜好。舌上既無苔膩。脈象又非濕熱。如不認爲熱蘊下焦。何來溲數水澀。白液頻仍。況痛不欲生。險形迭露。從何下手。思索既久。蓋此婦握主家政。年來觸怒甚多。勞傷肝腎。內生虛熱。熱傳膀胱。氣不施化。有以致淋澀作痛。反使癸竅閉而任竅開也。當予以兎絲子。西潞黨。滑石。木通。車前。鹿角霜。茯苓。鬱金琥珀成劑。服後痛勢富減。惟小溲尙澀。而濁猶未止。然脉波稍稍見滑矣。以是知正氣略轉。鬱熱猶留。蓋腎水不足。熱在下焦。壅塞不便。誠如素問所謂無陰則陽無以化也。遂處北方寒水大苦寒之藥。當將前方參內川柏知母兩味。引以北細辛二分。服後溺出如火。腫勢漸消。然而濁不肯止。脈濇而滑。因思濇緣血少。滑爲元氣不調。轉予生地。女貞旱蓮。龜版蠶砂龍牡等劑。遂愈。

俞星階先生傳略

記者

俞應泰先生。字星階。世籍山陰。居蠡城之後觀卷。一生厚德。凡濟人利物之事。往往傾橐爲之。習儒業。立志澹泊。不求進取。夫人周氏。亦賦性仁慈。里人多稱道之。初時夫人指間患螺疔甚劇。爲庸醫誤用腐藥。數日之間。一指驟然脫去。死而後甦者再。痛苦異常。先生惻然曰。爲人不可不知醫。蓋世之不死於疾病。而死於庸醫者。不知凡幾。可不懼哉。可不懼哉。遂究心醫學。自奏刀圭。夫人指賴以痊。於是棄儒業專心醫術。不數年學大進。博貫內外醫理。彙精傷科。求診者踵相接。貧乏均受其惠。聲譽甚隆。今尙有追道之者。洪楊之役。任軍醫數載。活人無算。著內科摘要四卷。外科探原二卷。傷科捷徑一卷。

客自遠來言及醫界時事不禁有感口號二律

王以鈞

太白山前半草萊。眞人已去杳難回。千金曾自留遺訣。百代誰能繼妙才。從古神方憑祖述。而今末學尙疑猜。龍吟虎嘯踪俱在。錯認閒談付酒杯。

檢束扁廬仗寸毫。求疵何必定吹毛。無端屈抑情殊忍。有意摧殘氣自豪。吉網羅鉗偏易遇。杏林橘井首難逃。祖龍也算淫刑甚。尚未株連到爾曹。

記女鈴醫

闕名

吾國業藥者。往往受僞藥欺人之誚。此必不爲無故而來也。蓋商人之習慣。無不自炫其貨高價廉。以爲招徠之計。久之則以欺成技。不知業藥者。豈可如是哉。况衆尚欺而我獨能誠。未始不是發達營業之一道。觀女鈴醫。可以悟矣。女鈴醫者。爲康南海先生游記中所載。鈴醫某之女也。海上香艷雜誌海外艷聞門中亦載之。姊妹二人襲父業。懸壺於美國。歷有年所。備藥祇五十三種。病者來求。如無備之藥。必從實告。其誠實爲美人所信服。因之生涯鼎盛。求購者踵門不絕。且無不應手奏效。當其父在日。尚須躑躅街市。俗所謂草頭郎中。必游走街頭而求售。後則設肆營業。宛然一藥房也。其父爲粵人。其藥皆採諸粵。近仍捆載而來。往者每年必數百。擔積貲已六十萬。有人勸其歸。爲美人挽留之云。

甲、嬰堂醫　由堂董聘定中醫小兒科二人。分日輪擔。又有義務外科一人。不規定到堂時間。堂內自設藥櫃。均備中藥。凡患者取藥。不必外求。亦不費錢。

乙、善堂醫　同善堂每年春季四十日間。聘中醫之能種牛痘者一人。助手一人、或二人。施種牛痘。四鄉來者。於此短期間不下三千人。均不收號金、及他費。聞包定醫生薪水共只六十元。又包定應用苗資藥費三十元。可謂廉矣。

丙、會醫　紅十字會紹興分會。設立市醫院一所。去年聘一西醫。派中國醫生。又助手一人。中醫一人。願西醫診視者、並捨藥。願中醫診視者、卽施一方而已。每日來診者。雙方多時至二百號。少時亦有三十號、或四十號。每號中醫例收錢十文。貼水一文。如提先掛快號者、小洋一角。西醫例收小洋一角。掛快號者、小洋二角。至冬月停止。另有施診券。形如鈔票者。正面印明某會員。送給某某。至某醫生處診視字樣。背面羅列城鄉各醫生姓名。俾病者任便指定。就可憑券往診。不費分文。此盡由各醫生、在會先行承認者。或全義務。或半義務。半義務者。憑劵向會中收回照例醫資之一半。各醫生診室門首懸一紅十字會施診處牌子。

六、醫局、地方之殷富好善者。一人或一人以上組織之。計城區今年新辦一局。擔任者均中醫共四人。一婦科一雜症一傷寒一種痘。醫藥並施。星期兼施各種膏藥。價甚貴。重藥料。均取中國之物。每日多至五百餘號。該局係一人獨創。詢大善舉也。鄉局素有數處。範圍較小。多不施藥。醫生亦中醫。就診頗多。

七、西醫、城區次第設有西醫院。均西醫派之中國醫生一人或二人同志組織之。收資上午每號一角。藥費外給。下午每號一元。出診每號三元。遠道按里計算。約每二里銀一元。均有居室。分一、二、三等。價以五角、一元、二元分別之。來診者多外科症。鄉區亦有一二西醫派以個人診室式。略備藥物。又有西醫派兩女醫。專司產婆職。又有專門牙科兩家。亦取用西法。

八、東醫、闔境祇一人。診斷治療。頗諳學理。配藥另行需費。外診資每號小洋二角。

出診、與西醫同。惟少住室耳。因組織亦等於個人診室。故不十分發達。

九、中醫 多分科執業。如傷科。眼科。喉科。痘科。產科。兒科。驚科。痧科。針科。外科。內科。間有內科兼婦科、兒科者。亦有少數內科、兼外科者。外科兼傷科者。兒科兼痘科者。尚有三五家專門下體病科。茲分述各科之俗尚於下。

子、傷科、 術有口口相傳而來。多寺廟僧人執其業。治用多取效於膏藥。內服用末藥。亦有用方劑者。取資不一定。必乘病人危急之際而重索之。傾其家而不顧。致求診者視若畏途。

丑、眼科、 向有幾家自稱為二十餘代世醫。兼治小兒驚疳。近來惟壽明齋一派盛行。則該世醫遂形衰落。大抵專科多秘方。故取效頗捷。用藥多貴重品之外搽劑。壽明齋派學生衆多。亦備住室。制度一似醫院。取費亦極廉。

寅、喉科、 向傳祗二家。且同出一姓。拘執於授受之成方。對於近時流行實扶的里性之白喉。往往遭害。常用粗鐵之刀針刺破患處。用藥多用升散。收資亦無規定。而病家之船戶。有回用可得。噫、眞醫家之末流也。

卯、痘科、 紹興至今信種鼻苗者甚多。所以山鄉中專有爲農爲販夫者。至春季則兼營種痘業。每名取資有男一元、女二角之別。沿門求售。最先於二月間。即到山村。山村人種痘較早。因爲兒女種痘後。就要蠶忙。次到水村。最後到城區。蓋水村尚有農事繼起也。城區則稍遲不妨。往來四十日間。同業中常常自相計算。今庚收成或豐或歉。豐者、言所種之痘家得生全者多。歉者、言所種之痘家。遭死亡者多。慘矣哉。聞其言而知其操術之不精且不仁也。奈何一般社會。多迷信而不回頭。致活活潑潑小頭一塊肉。不數日斷送於若輩之手而不知耶。近來種牛痘者漸多。亦胥效若輩之尤。而沿村沿鄉。上門種痘。收資兩角。本稱便利。然因之不負責。而用苗多不擇也。

辰、產科、 內科兼理婦女胎產者不少。然中下社會。多信於專科。專科祇一姓相傳之七八家。櫛比而設診室。又有竹林寺僧一派。亦稱產科專門。信者亦多取資。門診有一角或二角者。出診一元。外加輿金。遠道計里。較西醫減其半。尚有專門產科女醫二家。知者不多。至普通穩婆。到處皆有。俗稱曰、收生外婆。紹俗稱外祖母謂外婆。亦尊稱之也。

巳、兒科 兒科三五家。亦多世傳。然皆頗有儒醫風。內科兼治者亦多。近來兼種牛痘。取資與產科同。

午、驚科、 鄉區有兼治小兒急慢驚之醫生數家。治療多用刺灸。推拿。取資一角、至數角不等。邀診無規定。上流社會。多不信從。

未、痧科、 痧證本時令急症。理內科者。無不理之。且越中本有一二專家。頗負時望。累世相傳。其業不替。奈有剃頭之輩。(理髮匠)亦代病家針刺刮瀆。不問證之是痧非痧。妄投焉。取資不一。且多數人所贊成。商家尤信之。

申、針科、 針灸為岐黃最古之學。儒家反不知之。禮失求諸野。往往菴尼寺僧。有以針灸療病。其門如市。然方藥不識焉。現於城區。有專以針科名者。取資不一。

酉、外科、古之所謂瘍醫是也。內科兼理者。雖有不多。專門外科。無處無之。膏藥湯劑互用。刀圭之術亦頗精。以紹興之實地調査則西醫之久治不愈者。一經施治。着手成春。惜因取資如傷科往往乘人之急而需索之。致社會多畏視。又有一特別惡劣習慣爲識者所不取。即將病者換下膏藥貼於出入門口之牌上或門壁上以作招牌。取無數病菌而作治病之榮章。可謂惡作劇矣。

戌、內科、闔境二百八十餘家。均以個人診室式之辦理。有標其牌號曰、醫寓者。曰、醫家者。有兼理外科者。有兼理婦科、兒科者。亦有兼理灸治者。亦有兼理西醫藥者。有自設診室者有在藥肆中設診室者。用藥全取方劑。計城鄉藥舖一百九十餘家。每家年計多有數萬少亦千元之藥材消數而百分之九十五。皆出內科之手。取資與產兒科相若。惟鄉間內科之取資。較城區稍輕。且普通方中多有過午不候。貧乏不計。及復診須帶原方。下鄉先付看資之討頭詁。

亥、下體病科、共有數家。皆牌上大書專治楊梅、魚口、下疳、結毒等證。

擬訂醫師准許狀

醫生之營業關係人命各國非常注重須經政府考試及格方准懸壺問世並發給許可狀酌收手續費若干以示限制而增歲入內務部以京師各醫生雖經考驗而各省尚未舉行亟行從速辦理並仿各國成例擬訂醫師准許狀其辦法即照司法部之律師證書每紙收費十元凡中外醫學高等專門以上畢業者准予免考餘則須考試及格方准登錄云

西報記南滿日人之嗎啡營業

字林報八月二十六日吉林通訊云南滿各處近來中國貧民之喜注射嗎啡者日增月盛其害實勝於吸食雅片蓋貧民貪其費廉而效速雖以三銅元亦能爲之然久之則體弱不堪任事遂死於溝壑此誠今日華員急須注意之一事也余（通訊員自稱）嘗於哈爾濱長春吉林三鎮目覩一切今姑撮要述之於下哈爾濱爲俄人之居留地長春爲日人之居留地吉林固純由華員管理之三鎮狀態各不同而

醫藥界近聞　一二

其運售嗎啡業全經日人之手則一也故導華人中嗎啡之害者實日人也其物大都由日本取道大連運入所謂特許藥商皆從事此業獲利頗豐哈爾濱嗎啡消數不若南滿日本鐵路區域之駭人聽聞其故因俄國警吏查禁甚嚴凡查見俄人藏有嗎啡者卽寘之獄不能以罰錢抵罪也惟我國警察對於日人之行爲則漠然置之蓋凡拘捕日人須先請准日領事既捕之後又須卽交日領事審訊往返旣多故不欲自苦也哈爾濱日人售藥者多雇華人携嗎啡針四出兜人注射（中略）吉林所居日人爲數無多惟售藥者占其大部分消路最大者爲嗎啡也中國警察雖竭力查禁而日人以種種方法推廣消路若雇用華人按期以藥品送與購者往來秘密爲警察所不能覺其藥品皆由長春附火車運抵此間有時中國警察拘獲携帶大批毒品之日人數名卽移交日領事訊辦據中國警吏聲稱此輩一入日領事署皆被開釋無一受懲也嗎啡之害爲諸惡所不能及今於滿洲蔓延甚速且侵及僻遠之村落若不急加補救則爲禍將不堪設想矣

注：二十九至四十四頁佚。

古籍選刊

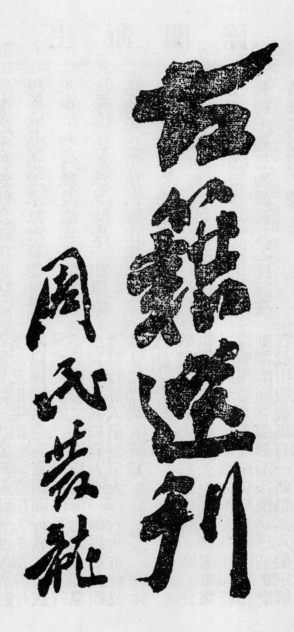

醫學妙諦附驗案

何書田先生遺著　　越醫何廉臣校增

緒論

曩著毛對山先生。精於醫。著有對山醫話。刋在周氏醫學報。又著墨餘錄。記述得體。其錄徐何辨症曰。蘇城徐秉楠。青浦何書田。皆精軒岐術。名重一時。時金閶劉氏饒於財。而僅有一子。春患傷寒。勢已危。羣醫束手。遂以重金延二人。徐至。診視久之。曰傷寒爲百病長。死生係於數日之內。苟識病不眞。用藥不當。則變異立見。古有七日不服藥之說。非謂傷寒不可服藥。謂藥之不可輕試也。若見之未審。寧不用藥。豈可妄投以速其殆。故醫者必先辨六經之形症。切其脈理。察其病情。究其病之所在。而後施治。如太陽陽明表症也。宜汗之。少陽則半表半裏。宜和解之。太陰邪入於裡。少陰入裡尤深。均宜下之。若手足厥冷自汗亡陽者。又宜溫之。至厥陰病則寒邪固結。非投大熱之劑。不能除。此等病勢雖危。但能對病用藥。始終無誤。不難治也。今診少

醫案妙諦附驗案緒言　二

君之症。為兩感傷寒。兩感者。如太陽受之。即與少陰俱病。以一臟一腑。同受其邪。表症裡症。一齊舉發。兩邪相遇。陰陽皆病。救表則裡益燃。救裡則表益急。譬之外寇方張。而生內亂。未有不覆其國者。察其形症。變在旦夕。雖和緩復生。能措手乎。晉未已。閽人報何先生至。徐退入夾室。何入診之曰。冬傷於寒。而春病溫。蓋寒必從熱化。今身反不熱。而脈形潛伏。此熱邪深陷。勢將內閉矣。頃按脈時。曾於沉伏中求之。左手尺寸得弦。右則微緩。見症耳聾脇痛。寒熱若有若無。聚之中滿囊縮。時或身冷如冰。夫脈弦而耳聾脇痛者。病在少陽。蓋脈循於脇絡於耳也。中滿囊縮。右脈微緩者。病在厥陰。蓋脈循陰器而絡於肝也。邪入陰分既深。故身冷如冰耳。辨其形症。是少陽厥陰俱病也。古人治少陽症。謂用承氣湯下之。反陷太陽之邪。麻黃湯汗之。更助裡熱之勢。故立大柴胡湯一方。解表攻裡。兩得其宜。今齒燥舌短。陰液已竭。若投柴胡承氣。解表峻下之劑。則更刦其陰。是速其殆也。若以厥陰論治。而進桂附等回陽之品。是抱薪救火耳。若用石膏黃連苦寒之藥。非惟不能撥動其邪。正助其冰擱之勢。

然醫家必於絕處求生。方切脈時。兩手雖奄奄欲絕。而陽明胃脈一線尚存。因思得一綫之脈。即有一綫之機。反覆研求。惟有輕可去實一法。以輕淸之品。或可宣其肺氣。冀得津液來復。神志略淸。可再圖別策。勉擬一方。服之於寅卯之交。有微汗。則可望生機。否則勢無及矣。是時徐獨坐室中。使僕往探。索方觀之。乃大笑曰。是方能愈是病耶。果然。可將我招牌去。終身不談醫道矣。言爲何僕竊聞。達於主。何謂劉曰。聞徐先生亦在此。甚善。今晚雖不及相見。明日立方。必與共。千萬爲我留。何舟泊河沿。遂下宿。徐欲辭歸。劉苦留之。服藥後至四鼓。果得汗。形色略安。天未明。何至復診。喜形於色曰。尺脈已起。可望生矣。但必留徐先生。余爲郞君療此病。徐若去。余亦去耳。劉唯唯。徐恐病有轉機。無以自容。急欲辭歸。劉曰。何曾有言。先生去。彼必不留。兒命懸於先生。惟先生憐之。雖日費千金。亦不吝。徐聞知前言之失。默然無語。何一日登岸數次。不數日。病者已起坐進粥。乃謂劉曰。今病已愈。我將返棹。徐先生已屈留多日。諒亦欲歸。但前有招牌一說。或余便道往取。或彼自行送來。乞代一詢。徐遂丐劉周旋。劉設席相勸。至爲屈膝。始得解。

觀此一則。深歎書田先生診察之精詳。心思之周到。故能辨症確切。用藥通神。特不知其所用輕清法。究係何種藥品耳。嗣於前清宣統元年。余赴滬江。與昔者同社友蔡小香君暢說前清名醫。最崇拜者葉香巖先生。其次何書田先生。蔡君曰。書田太夫子。係予先祖之受業師也。勤求古訓。博採葉法。而尤擅長於婦科。著有醫學妙諦及臨症驗案。余家世業產科。得力於此書爲多。卽將其書付余瀏覽。余一一閱畢。與余藏本學說則大同小異。篇章則援後移前。返紹後。爰爲斟酌其間。釐訂體例。先歌訣。次論文。又次葉法。又次驗案。如有缺點。則補以金鑑葉法。簡而明。幻而賅。切於時用而多效。初學得此。一覽瞭然。最便記悟。苟能熟讀此書。普通繁症。按法調劑。已可應手奏功。較之研究葉氏臨症指南。尤爲事半功倍。醫家不可不各置一編也。本報爲表彰前哲。發皋舊籍。特列古籍選刊一門。茲將陸續出板。爰誌其要略於簡端。

民國四年九月一號何廉臣識於紹城臥龍山麓之宣化坊

報價

新報	全年	半年	零售
冊數	十二冊	六冊	一冊
報價	一元	五角五分	一角
郵費	一角二分	六分	一分

代派或一人獨定十份者八折五十份者七折百份者六折郵票抵洋九扣計算空函恕復

舊報	一至十三期	十四至十七期	十八至四十四期
價目	五角	三角	八角
郵費	五分	三分	八分

廣告價

	地位	價金
一期	一行	二角
	一面	二元
三期	八	折
六期	七	折
一年	六	折

啓者本報自繼續出版按期不誤時刻且每星期必於古籍選刊門中登載先賢遺著如吳鞠通先生醫醫病書已告完竣可以拆訂成書現又刊載何書田先生醫學妙諦附驗案馬培之先生醫論兩稿均爲世所推重而不可得者今敝報皆覓得之而公諸世且每期連續號碼閱後均可拆訂餘如論文學術醫案雜著問答諸門皆爲有經驗有學問之作政府將訂考試章程讀之即可作一預備所費有限獲益良多應請勿吝區區從速訂購并希竭力推廣是爲至感專此即請

醫藥界鑒　本社敬啓

本報下期要目預告

論文●人身之氣左升右降論……（張汝偉）論桂枝麻黃兩湯之異同……（張汝偉）論內景譯本東文不足恃……（周小農）

學說●吐血論治……（香巖王曾耀述）　悶熱入血室主用小柴胡湯……（周小農）通俗內科學……五（張若霞）規定藥品之商榷……五（曹炳章）應驗良方……三（胡瀛嶠）

問答●答三……（曹炳章）答四……（前人）

雜著●醫界新智囊……三（曹炳章）醫士道……（裘吉生）

醫藥界近聞●數則

古籍選刊●傷科捷經……（俞星階先生遺著張若霞校勘）通俗傷寒論……（俞景初先生原著何秀山先生按孫廉臣校勘）

紀事●數則

（凡有遠處寄稿再於臨印時增入）